Kohlhammer

Der Autor und die Autorin

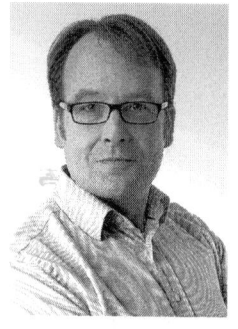

PD Dr. med. Dr. phil. Andreas Riedel studierte Philosophie und Medizin in Freiburg im Breisgau, Kathmandu und London. Er promovierte im Fach Neurologie mit einer Arbeit zum autonomen Nervensystem und im Fach Philosophie mit einer Arbeit zu wissenschaftlichen und nicht-wissenschaftlichen Erkenntnismethoden der Medizin, insbesondere anhand von Karl Jaspers' Werk. Weiterbildung zum Facharzt für Psychiatrie und Psychotherapie – mit tiefenpsychologischem Schwerpunkt – am Zentrum für Psychiatrie Emmendingen. Von 2009 bis 2020 Leiter der Spezialsprechstunde für Autismus-Spektrum-Störungen im Erwachsenenalter an der Klinik für Psychiatrie und Psychotherapie der Universitätsklinik Freiburg, seit 2016 auch Oberarzt der dortigen Spezialstation für Zwangserkrankungen. 2016 Habilitation zum Thema Autismus im Erwachsenenalter bei Prof. Mathias Berger. Seit 2020 Leitender Arzt und stellvertretender Chefarzt an der Luzerner Psychiatrie und Leiter der Fachstelle Autismus im Erwachsenenalter. Er ist Vater zweier fast erwachsener Kinder und arbeitet gerne und überzeugt in Teilzeit.

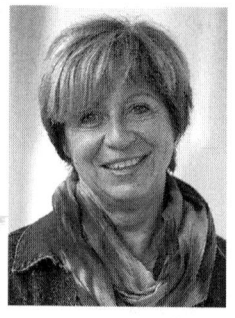

PD Dr. Monica Biscaldi-Schäfer studierte Medizin in Verona. Ihre Promotion hat sie zweimal, in Verona und in Freiburg, absolviert mit experimentellen Themen aus der Neurophysiologie und Verhaltensforschung. Nach einigen Jahren wissenschaftlicher Tätigkeit mit Schwerpunkt in der Messung von Blickbewegungen zur Erfassung visueller und kognitiver Prozessen bei der typischen und atypischen Entwicklung erfolgte die Facharztweiterbildung an der Klinik für Psychiatrie, Psychotherapie und Psychosomatik im Kindes- und Jugendalter am Universitätsklinikum Freiburg. Dort ist sie seit 2006 Oberärztin und seit 2020 kommissarisch Leitende Oberärztin und im Universitären Zentrum Autismus-Spektrum (UZAS-Freiburg) ist sie Leiterin des Kinder- und Jugendbereichs. In 2018 hat sie mit dem Thema »Kognitive und Optomotorische Leistungsmuster bei Kindern mit Entwicklungsstörungen« habilitiert. Ihre wissenschaftliche Tätigkeit umfasst, über die Untersuchung kognitiver Prozesse im visuellen System und die Erfassung der Blickmotorik bei Entwicklungsstörungen hinaus, die Erarbeitung und Evaluation von verhaltenstherapeutisch basierten, manualisierten Therapieprogrammen für Autismus-Spektrum-Störung. Sie ist Mutter zweier erwachsener Töchter.

Andreas Riedel
Monica Biscaldi-Schäfer

Sprache bei Menschen im Autismus-Spektrum

Interdisziplinäre Perspektiven

Mit Beiträgen von Charlotte Bellinghausen,
Matthias Huber, Miriam Nandi und
Verena Haser

Verlag W. Kohlhammer

Dieses Werk einschließlich aller seiner Teile ist urheberrechtlich geschützt. Jede Verwendung außerhalb der engen Grenzen des Urheberrechts ist ohne Zustimmung des Verlags unzulässig und strafbar. Das gilt insbesondere für Vervielfältigungen, Übersetzungen, Mikroverfilmungen und für die Einspeicherung und Verarbeitung in elektronischen Systemen.

Pharmakologische Daten, d. h. u. a. Angaben von Medikamenten, ihren Dosierungen und Applikationen, verändern sich fortlaufend durch klinische Erfahrung, pharmakologische Forschung und Änderung von Produktionsverfahren. Verlag und Autoren haben große Sorgfalt darauf gelegt, dass alle in diesem Buch gemachten Angaben dem derzeitigen Wissensstand entsprechen. Da jedoch die Medizin als Wissenschaft ständig im Fluss ist, da menschliche Irrtümer und Druckfehler nie völlig auszuschließen sind, können Verlag und Autoren hierfür jedoch keine Gewähr und Haftung übernehmen. Jeder Benutzer ist daher dringend angehalten, die gemachten Angaben, insbesondere in Hinsicht auf Arzneimittelnamen, enthaltene Wirkstoffe, spezifische Anwendungsbereiche und Dosierungen anhand des Medikamentenbeipackzettels und der entsprechenden Fachinformationen zu überprüfen und in eigener Verantwortung im Bereich der Patientenversorgung zu handeln. Aufgrund der Auswahl häufig angewendeter Arzneimittel besteht kein Anspruch auf Vollständigkeit.

Die Wiedergabe von Warenbezeichnungen, Handelsnamen und sonstigen Kennzeichen in diesem Buch berechtigt nicht zu der Annahme, dass diese von jedermann frei benutzt werden dürfen. Vielmehr kann es sich auch dann um eingetragene Warenzeichen oder sonstige geschützte Kennzeichen handeln, wenn sie nicht eigens als solche gekennzeichnet sind.

Es konnten nicht alle Rechtsinhaber von Abbildungen ermittelt werden. Sollte dem Verlag gegenüber der Nachweis der Rechtsinhaberschaft geführt werden, wird das branchenübliche Honorar nachträglich gezahlt.

Dieses Werk enthält Hinweise/Links zu externen Websites Dritter, auf deren Inhalt der Verlag keinen Einfluss hat und die der Haftung der jeweiligen Seitenanbieter oder -betreiber unterliegen. Zum Zeitpunkt der Verlinkung wurden die externen Websites auf mögliche Rechtsverstöße überprüft und dabei keine Rechtsverletzung festgestellt. Ohne konkrete Hinweise auf eine solche Rechtsverletzung ist eine permanente inhaltliche Kontrolle der verlinkten Seiten nicht zumutbar. Sollten jedoch Rechtsverletzungen bekannt werden, werden die betroffenen externen Links soweit möglich unverzüglich entfernt.

1. Auflage 2025

Alle Rechte vorbehalten
© W. Kohlhammer GmbH, Stuttgart
Gesamtherstellung: W. Kohlhammer GmbH, Heßbrühlstr. 69, 70565 Stuttgart
produktsicherheit@kohlhammer.de

Print:
ISBN 978-3-17-043208-6

E-Book-Formate:
pdf: ISBN 978-3-17-043209-3
epub: ISBN 978-3-17-043210-9

Inhalt

Geleitwort 9
Von Ludger Tebartz van Elst

1 Einleitung 13

2 Historische Einordnung 18
    2.1 Beobachtungen von Grunja Ssucharewa, Leo Kanner und Hans Asperger 18
    2.2 Autistische Störungen und Sprachentwicklungsstörung in der ICD-10 25
    2.3 Die Rolle der Sprache bei ASS in der ICD-11 26
    2.4 Die sozialpragmatische Kommunikationsstörung im DSM-5 und die pragmatische Sprachentwicklungsstörung in der ICD-11 28

3 Störungen der Sprachentwicklung bei Kindern mit und ohne ASS 31
    3.1 Klassifikation und Definition von Störungen der Sprachentwicklung 31
    3.2 ASS und Störungen der Sprachentwicklung 32
    3.3 Beeinträchtigungen der Sprachpragmatik bei Kindern mit und ohne ASS 35

4 Linguistische Pragmatik – Theorie und Empirie 38
    4.1 Warum linguistische Pragmatik? 38
    4.2 Kurze Einführung in die linguistische Pragmatik 39
        Verena Haser und Andreas Riedel
        4.2.1 Konversationelle Implikaturen 40
        4.2.2 Deixis 44
        4.2.3 Sprechakttheorie 44
        4.2.4 Weitere Gebiete der linguistischen Pragmatik 45
    4.3 Ironie als pragmatisches Phänomen 45
        Verena Haser
    4.4 Pragmatik und Autismus – empirische Befunde 55

	4.5	Sprachliches Alignment bei neurotypischen und autistischen Menschen – eine Übersicht	60
		Charlotte Bellinghausen und Andreas Riedel	
		4.5.1 Definition der Begriffe *Alignment* und *Prosodie*	60
		4.5.2 Erklärung und Wirkung von Alignment	65
		4.5.3 Bisherige Studien: Alignment in neurotypischer Kommunikation	67
		4.5.4 Alignment in der Kommunikation bei ASS	69
		4.5.5 Zusammenfassung	77
	4.6	Warum sich die klinisch oft eindeutigen pragmatischen Auffälligkeiten experimentell oft nicht gut nachweisen lassen	78
	4.7	Wie hilft uns die linguistische Pragmatik beim Verstehen autistischer Sprache?	79
5	**Elemente autistischer Sprache aus klinischer Perspektive**		**81**
	5.1	Einleitung	81
	5.2	Elemente autistischer Sprache bei Kindern und Jugendlichen	82
		5.2.1 Kinder mit minimal verbalem Sprachvermögen	82
		5.2.2 »Sprechfaulheit«, Beschränkung auf das Allernotwendigste (»Wovon man nicht sprechen kann, darüber muss man schweigen«)	84
		5.2.3 Flüssige Sprache mit Monologisierung, fehlender Dialogfähigkeit	85
		5.2.4 Sprache und Peergroup-Integration bei Adoleszenten mit ASS	89
	5.3	Elemente autistischer Sprache bei Erwachsenen	91
		5.3.1 Der Beginn des Gesprächs, grüßen, zustimmen, widersprechen	92
		5.3.2 Smalltalk	95
		5.3.3 Floskeln: »Wie geht's« und andere	97
		5.3.4 Ironie und Humor	99
		5.3.5 Sprachbilder und Metaphern.......................	103
		5.3.6 Sprechakte und »Das-zwischen-den-Zeilen-Lesbare« ..	108
		5.3.7 Konversationelle Implikaturen – warum manches so kompliziert ausgedrückt wird	110
		5.3.8 Synchronisation und Hierarchien im Gespräch, Organisation des Sprecherwechsels	112
		5.3.9 Das Ende des Gesprächs	114
		5.3.10 »High Visualizing« – Denken in Bildern	116
		5.3.11 »High Verbalizing« – Das Phänomen der hochexakten Semantik	116

6	**Autistisch-Neurotypische Kommunikation – Wie soll ich das verstehen?**	**121**
	Matthias Huber	
6.1	Einführung	121
	6.1.1 Autobiografische Erinnerungen	122
6.2	Zur Begriffsbildung	122
	6.2.1 Autobiografische Erinnerungen, ein Beispiel zum Thema hören, verstehen und einordnen:	123
6.3	Der egozentrische Fehlschluss	124
	6.3.1 Ähnliche Sozialisation	124
6.4	Erkennen von Kontextabhängigkeit	127
6.5	Die zwei autobiografischen Beispiele	128
	6.5.1 Annahmen von Menschen mit und ohne Autismus	129
6.6	Beispiele zur neurotypischen Kontextfixiertheit	130
6.7	Wie soll ich das verstehen? – Fazit	131
7	**Die Bedeutung der Sprache in der Diagnostik**	**132**
7.1	Diagnostische Bedeutung der Sprache in der pädiatrischen und kinder- und jugendpsychiatrischen Praxis	132
7.2	(Differenzial-)Diagnostik in Bezug auf Sprachproduktion und -kompetenz	133
7.3	Diagnostische Bedeutung der Sprache im Erwachsenenalter	135
	7.3.1 Stellung der Sprachpragmatik in der Diagnostik	135
	7.3.2 Untersuchungen mit Fragebogen	138
	7.3.3 Diagnostische Eigenanmnese	138
	7.3.4 Untersuchung und Verhaltensbeobachtung	141
8	**Die Bedeutung der Sprache in Therapie und Beratung**	**143**
8.1	Die Bedeutung der Sprache in Therapie und Beratung von Kindern und Jugendlichen mit Autismus	143
8.2	Die Bedeutung der Sprache in Therapie und Beratung von Erwachsenen mit Autismus	148
	8.2.1 Umgang mit Sprache in der Therapie	148
	8.2.2 Sprechen über Sprache in der Psychotherapie	152
9	**Das Ich in der Fremde: Autismus und Sprache aus literaturwissenschaftlicher Sicht**	**158**
	Miriam Nandi	
9.1	Schreiben über sich: Autobiografik und Authentizität	160
9.2	Das Ich als Vexierbild: Erzählendes und erlebendes Ich	162
9.3	Ein Leben in Listen: Enumeratives Erzählen	165
9.4	Erzählen über sich – Erzählen über ein Drittes	168
9.5	Hohe Erwartungen: Neurotypische Leser:innen und »autistische« Autobiografien	172
9.6	Kompromisse, Grenzgänge, Übersetzungen	177
9.7	Sprache als Klang und Bild	182

9.8	Resümee	185
9.9	Sekundärliteratur	186

Literatur **189**

Autorenverzeichnis **200**

Stichwortverzeichnis **203**

Anhang

Sprachpragmatikfragebogen **209**

Auswertungsalgorithmus Freiburger Sprachpragmatikfragebogen . **214**

Geleitwort

Von Ludger Tebartz van Elst

»Wovon man nicht sprechen kann, soll man schweigen!« Dieser berühmte Satz von Ludwig Wittgenstein (1889–1951) aus seinem Tractatus Logico-Philosophicus ist Teil einer der Kapitelüberschriften des Buches »Sprache bei Menschen im Autismusspektrum« von Andreas Riedel und Monica Biscaldi-Schäfer. Und dieses eigentümliche, viel diskutierte Zitat umreißt in seiner eigenen Unbestimmtheit gar nicht so schlecht den thematischen Raum, den Riedel und Biscaldi-Schäfer in ihrem Buch ausleuchten wollen.

Über Wittgenstein selbst wurde viel spekuliert, ob er womöglich eine autistische Persönlichkeitsstruktur gehabt habe – vieles spricht dafür (Fitzgerald, 2000a/b). Und es ist wirklich interessant festzustellen, dass die Themen, die Wittgenstein umtrieben, viele Anknüpfungspunkte bieten zu der Thematik, die Riedel und Biscaldi in diesem Herausgeberbuch bearbeiten.

So ist es zunächst einmal bemerkenswert, das Wittgenstein als autistisch strukturierter Mensch sich dem Problem der Uneindeutigkeit der Sprache im Sinne eines Lebensthemas zuwendet. Dabei geht er in seinem o. g. Frühwerk noch von einer Abbildtheorie der Sprache aus, gemäß der die Sätze der Sprache die Tatsachen der Welt abbilden sollten: das, was der Fall ist. Er postulierte – vielleicht wünschte er es sich auch nur vor dem Hintergrund seiner eigenen Schwierigkeiten im kommunikativen Miteinander mit anderen Menschen – dass sich die Bedeutung eines Satzes aus seiner Beziehung zu den ausgedrückten Sachverhalten klar ergebe. Er kam zu dem Schluss, dass viele philosophische Probleme sich aus Missverständnissen im Gebrauch der Sprache entwickelten. Dieser Intuition können sicher viele Leserinnen und Leser zustimmen, die sich auf die Abenteuer philosophischer Diskussionen in illustrer Runde einlassen und nach kurzer Zeit bemerken, wie die unterschiedlich gemeinten Bedeutungen identischer Begriffe mit jeder Stunde und jedem Glas Wein weiter auseinanderdriften. Aber es mag auch die Erfahrung der Dramatik desselben Phänomens in alltäglicher Kommunikation gewesen sein, die dieses »Feierabendproblem« für Wittgenstein zu einem existenziellen Problem machte. Die apodiktische Forderung seines Frühwerks, dass nur das, was klar gesagt werden könne, auch sinnvoll sei und man über den Rest doch bitte lieber schweigen möge, kann auch als verzweifelter Appell eines autistischen Menschen nachvollzogen werden, der sich mehr Klarheit und weniger Verwirrung in seiner alltäglichen Kommunikation wünscht.

Wäre diese Erfahrung eines autistisch strukturierten Menschen wirklich der motivationale Hintergrund für Wittgensteins frühe philosophische Überlegungen, so würde dieser motivationale Aspekt deren philosophischen Gehalt in keinster Weise beeinträchtigen oder schmälern. Im vorliegenden Buch werden viele Beispiele solcher Missverständnisse zwischen autistischem und neurotypischem – vielleicht besser durchschnittlichem – Begriffs- und Sprachgebrauch anschaulich dargelegt und unter unterschiedlichsten Perspektiven beleuchtet. Wittgenstein beschäftigte die Sprache sein Leben lang – sicher primär mit einem philosophischen Blickwinkel. Dasselbe Phänomen – die Sprache – ist Thema dieses Buches, wobei der Blickwinkel eher der der klinischen Diagnostik und Therapie im Kontext der Autismusthematik ist. Die vielen unterschiedlichen Blickwinkel auf die Musterhaftigkeiten eines autistischen und neurotypischen Sprachgebrauchs sind gut zu lesen und ebenso unterhaltsam wie lehrreich. Mir hat besonders gut der Impetus gefallen, Versuche zu unternehmen die häufigen Missverständnisse zwischen den verschiedenen Sprachteilnehmern und -teilnehmerinnen zu überwinden und zwar von beiden Polen musterhafter Ähnlichkeit her gedacht in die jeweils andere Richtung – also vom neurotypischen Pol Richtung autistischem Sprachgebrauch und umgekehrt. Dieses Anliegen war auch das Wittgensteins, wenn auch mit einer primär philosophischen Perspektive, während in diesem Buch eher die alltägliche sprachliche Lebenswirklichkeit ganz durchschnittlicher Menschen – seien sie nun autistisch strukturiert oder nicht – in den Fokus genommen wird.

Während Wittgenstein in seinem Frühwerk die Grenzen der Welt noch in den Grenzen der Sprache sieht, wobei zumindest für mich in Verbindung mit seinem Schweigegebot noch der Wunsch nach Klarheit und Eindeutigkeit mitschwingt, zeigen die überzeugenden Kerngedanken seines Spätwerks in meinen Augen die Weisheit und Lebenserfahrung eines klugen autistischen Menschen auf. Nun ist die Rede davon, dass sich die Bedeutung von Wörtern und Sätzen nicht so sehr aus klaren und festen Beziehungen zu Fakten und Tatsachen ergeben, sondern dass sie sich vielmehr im sozialen Miteinander, den Sprachspielen des alltäglichen Sprechens von Menschen, ergeben. Es könnte der Eindruck entstehen, Wittgenstein hat die Sprachpragmatik für sich und die Philosophie entdeckt und sich mit ihrer faktischen Relevanz für die alltägliche Kommunikation abgefunden. Nun hebt er darauf ab, dass Sprache durch Musterhaftigkeiten und Regeln strukturiert und geprägt wird, die im sozialen Miteinander der Sprachteilnehmer und -teilnehmerinnen entstehen, durch den spielerischen Gebrauch von Wörtern und Sätzen und den Gesang ihrer Melodien. Man könnte den Eindruck gewinnen, als habe er das vorliegende Buch gelesen und dessen Implikationen für die allgemeine Sprachphilosophie formuliert. Philosophie – so Wittgenstein nun – soll nicht abstrakte Theorien aufstellen, sondern Klarheit über die Verwendung von Sprache herbeiführen.

In diesem Sinne kann das vorliegende Herausgeberwerk auch als philosophisches Buch verstanden werden, auch wenn es diesen Anspruch nicht erhebt. Aber es will erklärtermaßen einen Beitrag dazu leisten, mehr Klarheit zu schaffen darüber, was in der sprachlichen Kommunikation zwischen durchschnittlich und autistisch strukturierten Menschen alles so passiert, welche Muster beobachtet werden können, und wie die unterschiedlichen Strukturiertheiten wiederum zu musterhaften Missverständnissen führen können. Dass diese Missverständnisse nicht nur Gegenstand witziger Anekdoten sind, hervorragend geeignet für jeden Table Talk, sondern zur Quelle heftigster zwischenmenschlicher Konflikte werden können und großes Leid verursachen können, weiß dieses Buch zu berichten – und dies musste Wittgenstein vielleicht ja auch am eigenen Leibe erfahren. Umso wichtiger ist jeder Beitrag der versucht, solche Missverständnisse zu überwinden.

Das vorliegende Buch sammelt dabei ganz unterschiedliche, lehrreiche, spannende und unterhaltsame Perspektiven auf das Phänomen Sprache als zentrales Kommunikationsmittel zwischen allen Menschen, seien sie nun autistisch oder nicht. Dass Autismus dabei in den allermeisten Fällen nicht als kategoriales Phänomen, sondern ebenso wie viele andere körperliche und mentale Phänotypen eher als dimensionales Strukturphänomen begriffen werden muss (Tebartz van Elst, 2023), wird in den letzten Jahren mehr und mehr deutlich.

Das Buch ist inhaltlich spannend, perspektivenreich, unterhaltsam und kann aus meiner Sicht nur empfohlen werden. Ich wünsche ihm eine breite Leserschaft und den Erfolg, den es verdient!

Freiburg im April 2025
Ludger Tebartz van Elst

1 Einleitung

Irgendetwas ist anders an der Sprache von Menschen aus dem Autismusspektrum. Sie klingt anders, sie hat oft eine andere Struktur, sie meint oft etwas anderes. Zwischen neurotypischen und autistischen Gesprächspartnern[1] gibt es dauernd Missverständnisse, auch und gerade bei sehr »hochfunktionalen« autistischen Menschen. Und das sind – wenn man genauer hinsieht – nicht etwa emotionale, sondern tatsächlich oft *sprachliche* Missverständnisse. Es scheint sich also zu lohnen, der Sprache von autistischen Menschen einmal genauer auf den Grund zu gehen.

»Wieso denn das?« könnte man fragen, schreiben doch die klassischen Klassifikationssysteme ICD-10 und DSM-IV die Sprach-(Entwicklungs)-Störung lediglich dem »Frühkindlichen Autismus« zu, wobei hier vor allem schwere funktionale und semantische Sprachstörungen gemeint waren und nicht die eher im Feingewebe der Sprache zu findenden Besonderheiten, die man bei höherfunktionalen Menschen aus dem Autismusspektrum findet. Damit war lange Zeit impliziert, dass Auffälligkeiten der Sprache bei sogenannten hochfunktionalen Autismusformen (i. e. das Asperger-Syndrom und Formen des Frühkindlichen Autismus ohne Intelligenzminderung und mit normalem Spracherwerb im Verlauf der Entwicklung) als vernachlässigbar angesehen werden könnten bzw. nur im Rahmen von Einschränkungen in der wechselseitigen Konversation thematisiert zu werden brauchten. So verwundert es nicht, dass die spezifischen Besonderheiten der Sprache bei »hochfunktionalem« Autismus lange wenig Beachtung fanden. Dabei zeigt sich der sehr »spezielle« Umgang mit Sprache, den viele Menschen mit Autismus aufweisen, den klinisch Tätigen in mannigfaltiger Weise: Bei Kindern z. B. kann oft beobachtet werden, dass sie einen ungewöhnlich ausgeprägten Wortschatz entwickeln, mit der Fähigkeit zu detailgenauesten und treffendsten Beschreibungen. Manchmal wirkt der Umgang mit Sprache geradezu spielerisch, mit Fokussierung auf Besonderheiten der Semantik, Verwendung treffender Fremdwörter oder sogar mit der Entwicklung von (der Sache oft angemessenen) Neologismen. Manche jugendlichen oder erwachsenen Autisten zeigen eine grammatische Korrektheit auch in der mündlichen Kommunikation, die eher in einem juristischen Fachbuch zu erwarten wäre; andere können spontan *Sachverhalte* mit einer sprachlichen Finesse beschreiben, die bei neurotypischen Sprechern langes Nachdenken erfordern würde. Gleichzeitig scheitern viele Autisten am Verstehen von mehrdeutigen Aussagen, Ironie, höflichen Andeutungen und (sinn-)bildlich Ausgedrücktem, sodass das neurotypische Gegenüber nicht selten am guten Willen

---

1 Im Folgenden verwenden wir das Generische Maskulinum und subsumieren hierbei männliche, weibliche und diverse Personen.

zum Verstehen zu zweifeln beginnt. Die Aufzählung der klinisch bedeutsamen Sprachbesonderheiten ließe sich beliebig fortsetzen, was aber selbstredend nicht Gegenstand dieser Einleitung sein soll.

Als Autoren dieses Buches sind wir froh, dass in der ICD-11 die sprachlichen Besonderheiten im Autismusspektrum nun ihren festen Platz gefunden haben, was nach Erfahrung der allermeisten erfahrenen Kliniker auch der Sache völlig angemessen ist. Es dürfte bereits implizit klar geworden sein, dass der »autistische Umgang mit Sprache« weder richtiger noch falscher als der »neurotypische Umgang mit Sprache« ist, sondern hier zuerst einmal als Variante aufgefasst werden soll, mit ihren Stärken und ihren Schwächen, so wie auch die »neurotypische Sprache« ihre Stärken und ihre Schwächen hat.

Da »autistische Sprache« und »neurotypische Sprache« nun einmal die gleichen Wörter verwenden und auf den ersten Blick auch die gleiche Syntax, liegt es auf der Hand, dass die Kommunikation zwischen den Sprechern dieser »Sprachen« zu heftigen und folgenreichen Missverständnissen führen und auch gründlich schiefgehen kann. Im klinischen Umgang und insbesondere in der Psychotherapie mit autistischen Menschen erwächst aus diesen Missverständnis-Erfahrungen sehr häufig ein explizites (und manchmal auch implizites) Bedürfnis nach *Übersetzung*. Nicht selten erscheint es autistischen Menschen so, als wären sie in der Kommunikation mit neurotypischen Menschen mit einer Sprache konfrontiert, die sie zwar zuerst einmal zu verstehen glauben, von der sie dann aber nach und nach feststellen müssen, dass es doch eine Fremdsprache ist, deren Bedeutung sie oft nicht erfassen. Viele autistische Menschen geben im Laufe ihres Lebens auf, leben resigniert mit den vielen Missverständnissen und lernen, gekonnt über das gegenseitige Nicht-Verstehen hinwegzugehen. Ein großes Anliegen dieses Buches ist es darum, zu verdeutlichen, dass die autistisch-neurotypische Verständigung zwar manchmal schwierig ist, aber durchaus gelingen kann. Die Aufklärung der Missverständnisse mithilfe von Übersetzungstechniken ist oft langwierig, aber sie führt tatsächlich zu gegenseitigem Verstehen und Empathie. Diese Übersetzungstechniken werden aus neurotypischer Sicht insbesondere in den klinischen Abschnitten besprochen; *vice versa* beleuchtet Matthias Huber die neurotypische Sprache aus autistischer Sicht – ebenfalls mit dem Ziel, Übersetzung zu ermöglichen.

Der vorliegende Band soll sich dem Thema aus unterschiedlichen Perspektiven nähern. Da die Perspektiven jeweils in sehr eigener Weise an das Phänomen der »autistischen Sprache« herangehen, unterliegen sie keiner gemeinsamen Systematik, sondern ergänzen sich in den von ihnen erzeugten Bildern. Das Buch versteht sich als Lesebuch, als Anregung zum eigenen »Übersetzen« und als Inspiration zum Weiterdenken. Es versteht sich nicht als Übersichtswerk zum Thema, betreibt nur wenig »systemizing« und hat keinerlei Anspruch auf Vollständigkeit.

Eine Leitperspektive soll dabei die *klinische* Warte sein, also die mannigfaltigen Erfahrungen, die wir und unsere Kollegen über die Jahre gesammelt haben (▶ Kap. 5, ▶ Kap. 7 und ▶ Kap. 8). Dies wird selbstverständlich durch zahlreiche Fallbeispiele erklärt, illustriert und ergänzt. Auch die wissenschaftlich-empirische Sicht soll ihren Platz haben (▶ Kap. 4.4 und ▶ Kap. 4.5), wobei die – oft widersprüchlichen – wissenschaftlich-empirischen Befunde nicht im Zentrum dieses Buches stehen sollen. Die theoretischere Perspektive der linguistischen Pragmatik wird einen etwas größeren Raum einnehmen (in den ▶ Kap. 4.2 und ▶ Kap. 4.3 von Verena Haser): Sie soll als Hintergrundtheorie dienen, anhand derer sich viele Phänomene *neurotypischen* Umgangs mit Sprache, die im alltäglichen Umgang meist unbewusst bleiben (und schwer sprachlich zu fassen sind), besser beschreiben lassen. Und gerade diese Phänomenbereiche sind es, in denen sich autistische von neurotypischer Sprache unterscheidet. Betrachtet man also autistisch-neurotypische Missverständnisse durch die »Brille« der linguistischen Pragmatik, lassen sie sich nach unserer Einschätzung deutlich besser in Worte fassen und aufklären. Wir möchten aber ganz explizit darauf hinweisen, dass die klinischen Kapitel auch ohne Kenntnis der (zum Teil etwas mühsamer zu lesenden) theoretischen und empirischen ▶ Kap. 5.2, ▶ Kap. 5.3 verstehbar sind. Eine historische Einordnung, die deutlich macht, dass sprachliche Phänomene schon in den drei Erstbeschreibungen autistischer Bilder mit im Zentrum standen, erfolgt in ▶ Kap. 2.

Welche Implikationen die autistischen Besonderheiten der Sprache für die Diagnostik im Kindes-, Jugend- und Erwachsenenalter haben, wird ausführlich in Kapitel 8 beschrieben und auch die Ableitungen für das therapeutische Herangehen (von der Psychoedukation über sprachliche Quellen von Kommunikationsproblemen in der Psychotherapie und detaillierte Situationsanalysen bis zum Umgang mit metaphorischen Deutungen) sowie für den pädagogisch-erzieherischen Stationsalltag werden mit vielen klinischen Beispielen dargelegt (▶ Kap. 8). Der Vielfalt der Sprachentwicklungsstörungen bei Kindern und den Störungen der funktionalen Sprache bei Menschen im Autismusspektrum (bzw. beim Frühkindlichen Autismus nach der ICD-10) widmen sich die ▶ Kap. 3 und ▶ Kap. 5.2 sowie die historische Einordnung (▶ Kap. 2). In den ▶ Kap. 7.1 und ▶ Kap. 8.1 werden die diagnostische Bedeutung und der Umgang mit *Störungen der funktionalen Sprache* kurz dargestellt. Das vorliegende Buch fokussiert dabei jedoch in seiner Gesamtanlage – das muss einleitend betont werden – mehr auf diejenigen Sprachauffälligkeiten, die insbesondere bei Menschen mit anscheinend unauffälligem Spracherwerb sowie relativ guten kognitiven Fähigkeiten und deutlich besseren Anpassungsleistungen auftreten.

Das Phänomen »autistischer Sprache« lässt sich natürlich nicht in scharfer Weise vom Bereich der »Kommunikation« trennen, Sprache ist Teil der Kommunikation und in der Natur immer eingebettet in nonverbalen und paraverbalen Ausdruck sowie Kontextfaktoren, die ihr erst ihre pragmatische und situative Bedeutung verleihen. Insofern geht es im vorliegenden Band auch immer wieder um Kommunikation in ihrer Gesamtgestalt. Beispielsweise ist mündliche Sprache immer mit einer Sprachmelodie (Prosodie) verbunden, die oft auch bedeutungstragend ist (vgl. ▶ Kap. 5). Auch hat der gelingende Dialog immer etwas damit zu tun, wie gut sich die Gesprächspartner aufeinander einschwingen können (Synchronisation, Entrainment). Auch diesem Thema soll sich ein eigener Abschnitt (von Charlotte Bellinghausen) widmen (▶ Kap. 4.5). Im Zentrum des Buches soll allerdings – wie der Titel schon sagt – die Sprache im engeren Sinne stehen. Die Perspektivenvielfalt wird schließlich ergänzt durch die »autistische Sicht« auf neurotypische Sprache (Matthias Huber, ▶ Kap. 6) und einen Blick in die Sprache von Literatur von (und über) Autisten (Miriam Nandi, ▶ Kap. 9).

1 Einleitung

Wir haben das Buch für alle am Thema »Autismus und Sprache« interessierten Leser geschrieben. Die Kapitel 5.2–5.5 enthalten viel Fachterminologie, können aber – wie gesagt – auch übersprungen werden. Wahrscheinlich sind auch die anderen Kapitel nicht frei von Fachbegriffen geworden, aber hoffentlich – zumindest in den klinisch-praktischen Teilen – doch so »jargonarm«, dass sie sich auch von Nicht-Fachleuten flüssig lesen lassen. Es richtet sich u. a. an professionelle Helfer, Pädagogen, Pflegekräfte, Psychotherapeuten, Sozialarbeiter, Ärzte, die sich um ein gegenseitiges Verstehen mit ihren autistischen Klienten bemühen, aber auch an autistische Menschen und ihre Angehörigen, die hoffentlich von der »Doppelperspektive« des Buches auf autistische und neurotypische Sprache profitieren und es als »Übersetzungsratgeber« nutzen können.

Einige kurze Anmerkungen zur Terminologie seien hier noch gemacht: Dieses Buch ist letztlich keines über *Krankheit* oder *Behinderung*, sondern ein Buch über menschliche Varianz, über Diversität. Es soll also um Autismus als Phänomen, nicht um Autismus als Krankheit gehen. Damit soll nicht gesagt sein, dass Autismus nicht auch als Krankheit auftreten kann, die großes Leiden verursacht, sondern nur die Perspektivnahme dieses Buches beschrieben werden. Aus diesem Grund sprechen wir nur dann von Autismus-Spektrum-*Störung* (abgekürzt ASS), wenn explizit ein psychiatrisches Leiden gemeint ist, und in allen anderen Fällen von Autistinnen, Menschen mit Autismus oder Menschen im Autismusspektrum.

Klärungsbedürftig ist der – umstrittene und hier verwendete – Begriff des »*hochfunktionalen Autismus*«: Historisch bezog er sich nur auf Menschen mit Frühkindlichem Autismus mit hoher Intelligenz und Sprachfähigkeit und war in der Abgrenzung zu Patienten von Bedeutung, die beispielsweise nicht sprechen. Im vorliegenden Text wird er weiter gefasst und bezeichnet keine genau abgegrenzte Kategorie. Gemeint sind Autisten (jedweden Untertyps) von mindestens mittlerer Intelligenz, guten Sprachfähigkeiten und mit hoher Anpassungsfähigkeit. Er umfasst das Fehlen einer intellektuellen Beeinträchtigung und das Vorhandensein eines vollständigen Spracherwerbs als Kommunikationsmittel. Dabei ist den Autoren bewusst, dass der Begriff umstritten ist und sich im Umbruch befindet. Seine Implikation, dass es damit einen »niedrigfunktionalen Autismus« geben muss, der dadurch eine Abwertung erfahren kann, sehen wir durchaus als problematisch an. In Ermangelung einer passenderen Bezeichnung für diesen »Teil des Spektrums« haben wir den Terminus einstweilen beibehalten.

In diesem Buch wird häufig von »*autistischer Sprache*« und »*neurotypischer Sprache*« die Rede sein, was zugegebenermaßen sehr danach klingt, als handle es sich um klar abgrenzbare, distinkte Kategorien. Dies ist so nicht gemeint. Es gibt keine einheitliche autistische oder neurotypische Sprache, jeder Mensch spricht anders, jede Gesprächssituation muss sich eine gemeinsame Sprache schaffen, die beidseits verstanden wird. Auch spricht kein Mensch »nur autistisch« oder »nur neurotypisch«, jeder mischt die Elemente in seiner Weise. Die verwendeten Begriffe »autistische Sprache« und »neurotypische Sprache« sind also lediglich als Idealtypen zu verstehen, nicht als schubladenmäßig voneinander abgegrenzte Kategorien. Damit gemeint ist, dass der durchschnittliche Autist sich wahrscheinlich mehr der »autistischen Sprache« bedient, der durchschnittliche neurotypische Mensch mehr der »neurotypischen Sprache«. Aufgrund der häufigen Verwendung dieser Begriffe haben wir uns entschieden, die Anführungszeichen wegzulassen; wir hoffen, dass das selbstironische Augenzwinkern in den Begriffen dennoch erhalten bleibt.

Dank

Wir bedanken uns bei Prof. Dr. Bernhard Schröder, bei Angela Debl, bei Dr. Nantke Pecht und bei Paula Dahmen, M.Ed. für Hilfe und Unterstützung beim Schreiben des Kapitels 4.5. und bei Jasmine Glauser für das Gegenlesen vieler Kapitel und die vielen konstruktiven Anregungen.

2 Historische Einordnung

2.1 Beobachtungen von Grunja Ssucharewa, Leo Kanner und Hans Asperger

Die Besonderheiten der Sprache, die aus klinischer Sicht bei Autismus häufig auftreten, ja sogar für ihn kennzeichnend sind, fanden leider nur einen beschränkten Eingang in das seit 30 Jahren gültige Klassifikationssystem der ICD-10 (vgl. ▶ Kap. 2.2), sodass sie lange Zeit einen etwas »unklaren Status« in Diagnostik und Therapie von ASS hatten. Während die bei Kanner beschriebenen semantischen und grammatikalischen Auffälligkeiten (s. u.) ihren Platz in der ICD-10 fanden (z. B. Pronominalumkehr und Echolalie), blieben die pragmatischen Auffälligkeiten, die alle drei frühen Autoren beschreiben, eher »unterbelichtet«. Erst in der ICD-11 fanden nun diejenigen Besonderheiten der Sprache, die sich auch bei hochfunktionalen Formen der ASS zeigen, unter dem Begriff der sprachpragmatischen Defizite ihren Platz (vgl. ▶ Kap. 2.3). Aus Sicht der Autoren: Besser spät als nie. Dabei sind die sprachlichen Besonderheiten mitnichten ein Phänomen, das erst in jüngster Zeit in den Blick genommen wurde. Das zeigt sich beim Blick in die Erstbeschreibungen erstaunlich deutlich. Insbesondere Hans Asperger legte dabei auch großen Wert auf das Phänomen »sprachlicher Ausdruckserscheinungen«, die heutzutage sicher als Teil der Sprachpragmatik aufgefasst würden und die ihm bei seinen jungen Patienten doch deutlich verändert schienen.

Grunja E. Ssucharewa beschreibt in dem 1926 erschienen Artikel »Die schizoiden Psychopathien im Kindesalter« (Ssucharewa, 1926), der vielen Autoren als Erstbeschreibung von ASS gilt, sechs Knaben zwischen 2 und 14 Jahren, deren Entwicklung sie jeweils über mehrere Jahre verfolgte. Alle zeigen mehr oder minder prägnante sprachliche Auffälligkeiten, die ersten vier beschriebenen Fälle lernten zwischen 4 und 5 Jahren lesen und schienen über das geschriebene Wort weitaus mehr Zugang zur Welt zu finden als über den Kontakt zu Gleichaltrigen, den alle Knaben eher vermieden. Am eindrücklichsten fällt die Beschreibung der Sprache des 13-jährigen, musikalisch-künstlerisch hochbegabten »M. Sch.« aus; unter anderem wird er folgendermaßen beschrieben:

> »(…) stellt an die umgebenden Menschen eine Menge absurder Fragen. Wiederholt mehrmals ein und dasselbe und beruhigt sich nur in dem Falle, wenn er eine erschöpfende Antwort erhält.« (Ssucharewa, 1926, S. 239)

Es scheint so, dass das Kind »die Wahrheit« wissen will und an Sprache in dem Sinne interessiert ist, dass sie Trägerin der semantisch richtigen Information ist.

Dass beispielsweise die gestellte Frage nicht paraphrasiert wird, wenn das Gegenüber sie offenkundig nicht versteht oder nicht beantworten kann, kann dahingehend interpretiert werden, dass die Verwendung von Sprache als Mittel zum sozialen Austausch deutlich unterrepräsentiert ist. Weiterhin wird vermerkt, dass die Sprache »nicht genügend moduliert« sowie »eilend und unbestimmt« erscheint, was insbesondere deshalb auffällt, weil der Knabe ein absolutes Gehör hat und als junger Erwachsener erfolgreich an einem Konservatorium Violone (Bratsche, A. R.) studiert. Eindrücklich wird herausgearbeitet, dass der Junge (semantisch klar gestellte, A. R.) Fragen »sofort auffasst« und »die logischen Prozesse vollkommen befriedigend verlaufen«, gleichzeitig aber Schwierigkeiten hat, die Frage, wie es ihm gehe, zu verstehen: »Ich weiß nicht, vielleicht gut, vielleicht schlechter, überhaupt geht es den Menschen verschieden« (ebd., S. 240). Hier scheint er wie nach einem objektiven Gehalt der Frage zu suchen, den er nicht finden kann (vgl. ▶ Kap. 5.2 und ▶ Kap. 8.1). Vorausgreifend auf das Kapitel zu Autismus und Literatur (vgl. ▶ Kap. 9), finden sich bei Ssucharewa auch Beschreibungen, die den literaturwissenschaftlichen Beobachtungen erstaunlich ähnlich sind. Der Patient schildert: »Oft kommt es vor, daß bei mir im Kopf sich ein Wort dreht, so daß ich von ihm auf keine Weise loswerden kann; (...)« (ebd., S. 241). Hier deutet sich eine ähnliche, sehr spezielle Wahl der Worte an, wie man sie auch bei Axel Brauns oder Birger Sellin findet. Auch den Sinn für sprachliche »Klänge« hat der geschilderte junge Patient offenkundig: »Macht Verse, die inhaltlich unoriginell, jedoch klangvoll sind« (ebd., S. 242). Auch das Kind »M. R.« zeigt eine monotone Stimmführung und eine reduzierte Dialogfähigkeit: »Wenn er unterbrochen wird, so kommt er nicht zur Ruhe, wartet bis auf einen bequemen Augenblick ab und fängt seinen Bericht von neuem mit den geringsten Einzelheiten wieder an« (ebd., S. 244).

Leo Kanner publizierte seine ersten elf Beobachtungen von Fällen »kindlicher Psychosen«, die den Fallbeschreibungen von Ssucharewa ähneln, in der 1943 erschienenen Ausgabe von »The nervous Child« (Kanner, 1943). Seinem Artikel gab er allerdings den vielversprechenden Titel »Autistic disturbances of affective contact« und brachte einige Argumente für die Notwendigkeit ein, die beschriebenen Störungsbilder in Abgrenzung zu Psychosen zu betrachten. Auch konnte er feststellen, dass in einigen der Fälle die sozialen, kommunikativen und emotionalen Fertigkeiten in deutlicher Diskrepanz zu den allgemeinen, teilweise sehr guten, kognitiven Fertigkeiten standen. Die Eigenartigkeit des sprachlichen Ausdrucks bei seinen Patienten wird sehr ausführlich beschrieben, Leo Kanner gibt einen differenzierten Einblick in die Besonderheiten der Kommunikation und Wahrnehmung der Patientinnen (drei davon sind weiblich). Bei diesen Kindern, die ausnahmslos ebenfalls eine schwere Störung der nonverbalen sozialen Kommunikation zeigen, ist die sprachliche Produktion meistens stark reduziert im Sinne von repetitiver, wenig variabler und wenig flexibler Sätze; es findet kaum Anpassung an Situationen, Kontexte und Bezugspersonen statt (was aus Sicht der Autoren klar als sprachpragmatisches Phänomen aufzufassen ist). Bis zum Alter von ca. 6 Jahren drücken sich die Kinder meistens mittels stereotyper Sprachäußerungen, ritualisierter Sätze und ständiger Wiederholungen von Fragen und Feststellungen aus. Nur drei der elf Kinder sind (fast) komplett stumm. Selbst hier jedoch werden hin und wieder plötzliche sprachliche Äußerungen beobachtet, die aus einzelnen Wörtern bzw. aus ganzen (dann grammatikalisch und artikulatorisch korrekten) verständlichen Sätzen bestehen (vgl. auch »Sprechfaulheit«, siehe ▶ Kap. 5.2). Kanner stellt Folgendes fest: »In none of the eight ›speaking‹ children has language over a period of time served to convey meaning to others« (Kanner, 1943, S. 243). Fast alle Kinder sind mit einem beträchtlichen Gedächtnis ausgestattet. Im sprachlichen Bereich bezieht sich dies auf Wörter (egal wie lang und ungewöhnlich) und manchmal auch auf Kinderlieder und -reime, Gebete oder auf lange Listen von Namen, die den eigenen Spezialinteressen entsprechen (Tiere, Abfolge der Präsidenten, Alphabet vorwärts und rückwärts, ausländische Wörter). Laut Kanner dient der Erwerb der Sprache in den ersten Jahren (später sind die Kinder mit Spracherwerb in der Lage, auf Fragen adäquate Antworten zu geben und weisen eine gewisse spontane Variation von Sätzen auf) weder semantischen (bezogen auf dem Zuhörer, siehe unten) noch kommunikativen Zwecken. Andere Besonderheiten bei diesen fallbasierten Beobachtungen sind z. B. die Verwendung von Pronomina wie in einer Art »Spiegelung« des Interaktionspartners, die Kanner mit folgenden Beispielen erklärt:

»… ›Now I will give you your milk‹ expresses the desire for milk in exactly the same words (he heard from his mother)«, »… The repetition ›Are you ready for your dessert‹« means the child is ready for his dessert« (Kanner, 1943, S. 244)

Ebenfalls häufig kommen Echolalien vor, z. B. im Sinne der Bestätigung der vom Interaktionspartner gestellten Frage, durch die buchstäbliche Wiederholung dieser und nicht durch ein zustimmendes »Ja« (normalerweise sind Kinder zur symbolischen Verwendung des Wortes »Ja« im 2. Lebensjahr fähig). Kanner ist davon überzeugt, dass die beschriebenen Sprachbesonderheiten (genauso wie das repetitive Verhalten und das Festhalten an Routinen und Abläufen, deren Unterbrechung zu extremer Irritation bis zu dramatischen, emotionalen Ausbrüchen führen kann) mit einem »… anxiously obsessive desire for the maintenance of sameness, that nobody but the child may disrupt on rare occasions« (Kanner, 1943, S. 245) in Verbindung stehen. Kanner bringt dann noch eine zweite Erklärung für diese autistischen Besonderheiten ein: »The inability to experience wholes without full attention to the constituent parts …« (Kanner, 1943, S. 246). Dabei zieht er einen Vergleich mit der Legasthenie, im Sinne einer erworbenen Unfähigkeit, Wörter aus ihren alphabetischen (bzw. phonetischen) Komponenten aufzubauen, in Betracht.

Drei Jahre nach seiner ersten Schrift ist die Anzahl seiner Fallbeobachtungen auf 23 gestiegen und Kanner widmet einen ganzen Artikel den sprachlichen Besonderheiten seiner Patienten und Patientinnen mit dem Titel »Irrelevant und metaphorical language in early infantile autism« (Kanner, 1946). Kanner bemerkte nach intensiven Beobachtungen der betroffenen Kinder, dass viele anscheinend bedeutungslose und merkwürdige Äußerungen dieser Kinder in der Tat für diese selbst eine völlig nachvollziehbare, semantische Bedeutung besitzen, und zwar, indem das Kind seine persönlichen, originellen und individualisierten Referenzen verwendet, statt sich an allgemein geläufige, bekannte Analogien zu halten. In dieser Schrift scheint Kanner daher seine erste Aussage über die »semantische Bedeutungslosigkeit der autistischen Sprachproduktion« in entscheidendem Sinne zu

2.1 Beobachtungen von Grunja Ssucharewa, Leo Kanner und Hans Asperger

revidieren. Ein Beispiel: Der fast 4-jährige Jay nennt sich selbst »Blum«, wenn seine Eltern vermuten, dass er gelogen hat. Kanner erklärt, was hinter dieser anscheinend sinnlosen Äußerung verborgen ist, wie folgt: »The mystery of this ›irrelevance‹ was explained when Jay, who could read fluently, once pointed to the advertisement of a furniture firm in the newspaper, which said in large letters: ›Blum tells the truth‹« (Kanner, 1946, S. 243). Das Kind meinte also damit, die Wahrheit gesagt zu haben (*er* ist Blum). Kanner nennt das ein Beispiel von »metaphorischem Ausdruck«, jedoch nicht auf allgemein akzeptierte Konventionen gerichtet, sondern auf konkrete, spezifische und sehr persönliche Erfahrungen basierend. Weiterhin wird der 5-jährige Anthony beschrieben, der eine Vorliebe für die Zahl »55« zeigte, auf die er sich unerklärlicherweise fast in jedem Satz bezog, bis das Umfeld darauf kam, dass er damit das Alter seiner geliebten Oma meinte und somit seiner Zuneigung für sie Ausdruck gab. Teilweise nehmen solche, nach Kanners Definition »metaphorische Substitutionen« quasi Züge einer ungewöhnlichen Begabung an. Als weiteres Beispiel sei der 5-jährige Donald genannt, der beim Malen plötzlich sagt »Annette and Cecile make purple«. Donald hatte nämlich seine fünf Farbflaschen nach den berühmten Dionne-Fünflingen (die ersten, damals aus der Zeitung bekannten, lebenden Fünflingsmädchen) genannt und bezog sich z. B. für die blaue Farbe auf das Mädchen Annette und für die rote Farbe auf deren Schwester Cecile (blau und rot gemischt ergibt die Farbe Lila!). Anhand solcher Beispiele erklärt Kanner:

> »The autistic child does not depend upon (such) prearranged semantic transfers. He makes up his own as he goes along.« (Kanner, 1946, S. 244)

Aus diesen und zahlreichen anderen Beobachtungen kommt Kanner zu einer sehr interessanten Schlussfolgerung, die leider in den Klassifikationen bzgl. der autistischen Symptomatik nicht weiterverfolgt wurde, und zwar, dass Kinder mit ASS sehr wohl zur metaphorischen, semantischen, generalisierenden Manipulation der Sprache in der Lage sind (unter Umständen besser und häufiger als typisch entwickelte Menschen). Der Unterschied liegt lediglich darin, dass sie ihre eigenen, völlig originellen Transferleistungen durchführen und als autistische Kinder nicht versuchen, den Zuhörer in ihre Denkwege zu involvieren und sich nicht darum kümmern (können), verstanden zu werden.

Aus der klinischen Erfahrung kann diese Ansicht zumindest für einige Individuen mit ASS bestätigt werden. Es wird daraus die Notwendigkeit deutlich, die autistische Perspektive annehmen und verstehen zu können, um in diagnostischen Konzepten sowie Interventionskonzepten und -prozessen effektiv arbeiten zu können.

Hans Asperger zeigt – ebenfalls in den 1940er Jahren – bei den vier von ihm ausgearbeiteten Fallvignetten (aus 200, der gleichen Typologie zugehörigen Fällen) sehr plastisch sprachliche Besonderheiten auf, denen er auch einen zentralen Abschnitt seiner Habilitationsschrift widmet (Asperger, 1944). Über die phänomenologische Beschreibung hinaus, versucht er, die sprachlichen Besonderheiten seiner Patienten in einer Systematik zu erfassen. Dabei schränkt er methodologisch entschieden ein: »Die Erfahrung hat uns gezeigt, daß das Streben, Persönlichkeiten nach vorher festgelegten Gesichtspunkten zu erfassen, den Blick einengt, die Gefahr in sich birgt, daß man gerade das Einmalige – und damit das Wesentliche dieses

Menschen übersieht« (ebd., S. 7). Es finden sich dann die folgenden konkreten Beschreibungen:

> »Ernst K. (…) Der Sprechbeginn war etwas verzögert (erste Worte mit 1 ½ Jahren), der Knabe soll auch längere Zeit Worte nicht richtig gesprochen haben (Stammeln), jetzt rede er aber besonders gut, wie ein Erwachsener.« (ebd., S. 32)

> »Fritz V. (…) lernte sehr früh reden: Mit 10 Monaten (…) sprach er die ersten Worte, lernte rasch sich in guten Sätzen ausdrücken, sprach bald ›wie ein Alter‹.« (ebd., S. 11)

> »Harro L. (…) die Formulierung seiner Gedanken erstaunlich gut. Er hat eine ganz ungewöhnlich reife, fertige, erwachsene Ausdrucksweise, (…) nicht als fertige unerlebte Redensart übernommen, sondern aus eigener unkindlich-reifer Erfahrung kommend. Man hat das Gefühl, er prägt sich im Augenblick das gerade passende Wort.« (ebd., S. 25)

Hier zeigen sich zuerst einmal die (autistischen) Stärken im semantischen Gebrauch der Sprache, wie sie auch schon Ssucharewa aufgefallen waren. Bereits einleitend entwirft er keine reine »Pathologie«, sondern ein (wie wir heute sagen würden) »Stärken-Schwächen-Profil«: »Steht auch in vielen Fällen das Versagen an der Gemeinschaft im Vordergrund, so wird es doch wieder in anderen Fällen kompensiert durch besondere Originalität des Denkens und Erlebens, die oft auch zu besonderen Leistungen im späteren Leben führen« (ebd., S. 9). Gleichzeitig bemerkt Asperger auch sehr treffend die sprachlichen Probleme, die seine jungen Patienten aufweisen. Um die Gemeinsamkeiten seiner Patienten im Gebrauch der Sprache zu beschreiben, führt er folgende Unterscheidung ein: Neben der Funktion von Sprache »sachliche Inhalte mitzuteilen«, kommt einer anderen, weniger bewussten Funktion »mindestens die gleiche Wichtigkeit zu«: dass sie »nämlich Träger von Ausdruckserscheinungen sei« (ebd., S. 42). Während die erste Kommunikationsebene von seinen Patienten überdurchschnittlich gut beherrscht wird, bereitet ihnen die zweite Ebene erhebliche Probleme. Dabei entlehnt Asperger den Begriff der »Ausdruckserscheinung« dem seinerzeit vielgelesenen Philosophen und Psychologen Ludwig Klages[2] (Klages, 1936). Die sinnhafte Bedeutung der Ausdruckserscheinungen beschreibt Asperger wie folgt: »Die Ausdruckserscheinungen eines Menschen sind es, die uns sein Wesen erschließen. Der Eindruck, den diese Erscheinungen auf uns machen, läßt uns ein Bild der uns gegenübertretenden Persönlichkeit« (Asperger, 1944, S. 42) entstehen. Ausdruckserscheinungen umfassen all diejenigen Aspekte und Funktionen von Sprache, die beim Sprechen durch Haltung, Gestik, Mimik, Tonfall und Situationsbezogenheit transportiert werden, aber nicht explizit zur Sprache kommen.

> »Alle Affekte drücken sich vor allem durch Ausdruckserscheinungen aus; wie die miteinander redenden Menschen zueinander stehen, in Über- oder Unterordnung, in Sympathie oder Antipathie – das spricht untrüglich aus dem Ton ihrer Worte – selbst wenn der Inhalt der Worte trügt; wes Geistes Kind einer ist, das drückt sich untrüglich in dieser Seite der Sprache aus – wer zu hören versteht, dem entlarvt sich der Mensch durch seine Rede; was Lüge und was Wahrheit, was ›tönendes Erz und klingende Schelle‹ und was wesenhaftes Sein sei, das erfahren wir vor allem aus jenen Ausdruckserscheinungen.« (ebd., S. 42)

---

[2] Es soll hier nicht unerwähnt bleiben, dass Klages überzeugter Antisemit war und in seinem Denken Wegbereiter nationalsozialistischer Ideologie.

Es kann (etwas freier) ergänzt werden, dass der Bereich der Ausdruckserscheinungen die mimische und gestische Kommunikation umfasst, das Verwenden und Verstehen von Tonfall- und Lautstärkemustern beim Sprechen, das Verwenden und Verstehen von Sprechpausen, von nonverbalen Lautäußerungen, prosodischen Markierungen und Veränderungen der Sprechgeschwindigkeit. Auch die Organisation des Sprecherwechsels ist abhängig von der Art der Bezogenheit der Kommunikationspartner aufeinander. Zudem sind diejenigen emotionalen und sozialen Botschaften mitgemeint, die in der spezifischen Wortwahl, im Satzbau und im Sprachstil verborgen sind. Viele Botschaften »zwischen den Zeilen« erschließen sich auch nur aus der spezifischen Situation, in der sie gesprochen werden, und nur demjenigen Hörer, der Situation und Aussage zu einer Bedeutung ***synthetisieren*** kann. Zuletzt sei hier noch das Verstehen sinnbildlicher Sprache, also übertragener Bedeutungen, und ironischer Bemerkungen genannt.

Aus heutiger Sicht wird schnell klar, dass es sich hier um Phänomene handelt, mit denen sich auch die Sprachpragmatik beschäftigt – und die Asperger offenkundig für einen Kernaspekt der »autistischen Psychopathie« hält. Umso erstaunlicher ist es, dass jene – bezogen auf ASS – erst mit der ICD-11, also mehr als 75 Jahre später, Eingang in die internationalen Klassifikationssysteme fanden (vgl. ▶ Kap. 2.3). In methodologischer Hinsicht interessant ist, dass Asperger bereits darauf hinweist, dass Ausdruckserscheinungen einem experimentellen Zugang nicht oder nur sehr schwer zugänglich sind:

> »Dieser Weg von den Ausdruckserscheinungen zum Wesen verzichtet bewußt auf ein von vornherein gegebenes System. Er geht bewußt vom Individuum aus, sucht seine Persönlichkeit in ihrer Einmaligkeit zu begreifen, sucht die gesetzmäßige Entsprechung von Außen und Innen, von körperlicher Konstitution und seelischem Wesen, von Motorik, Mimik, Gestik, von vegetativen Erscheinungen (an denen das Seelische sich ›abspielt‹), von Sprachmodulation und Redeweise – und charakterlichen Gegebenheiten zu finden. So wie wir an dem uns gegenübertretenden Menschen einfach das zu deuten und uns daraus ein Bild zu machen versuchen, was sich an ihm ›ausdrückt‹, so verzichten wir auch bewußt darauf, ihn in eine künstlich herbeigeführte Testsituation zu bringen, in eine stereotype Testmaschinerie einzuspannen, welche mit dem, was ihm im alltäglichen Leben begegnet, nichts zu tun hat.« (ebd., S. 7)

Die bis heute bestehenden Schwierigkeiten, Auffälligkeiten in der Sprachpragmatik experimentell nachzuweisen, dürften genau mit diesem, von Asperger beschriebenen Phänomen zusammenhängen (vgl. ▶ Kap. 2.1).

Asperger macht auch einen weiteren Punkt deutlich, der im vorliegenden Buch mehrfach herauszustellen sein wird: dass nämlich in der neurotypischen Sprache die allermeisten pragmatischen Phänomene unbewusst »mitlaufen« und nicht als bewusster Kommunikationsakt vollzogen werden. Asperger schreibt – bezogen auf nicht-autistische Kommunikationspartner –, dass »vieles von diesen Gegebenheiten gar nicht intellektuell verstanden, sondern nur als Eindruck gefühlsmäßig empfunden wird« (ebd., S. 43). Man macht sich nicht bewusst, dass man mit dem Vorgesetzten anders spricht als mit dem Untergebenen, es »passiert« einfach. Erst dann, wenn die lange Reihe unbewusster Erwartungen nicht erfüllt wird, rückt die Pragmatik in den Bereich des Bewusstseins – und selbst das oft nur diffus als das Gefühl, dass irgendetwas in der Kommunikation (oder gar in der Beziehung) nicht stimmt.

Die Unterscheidung zwischen Sprache als Träger sachlicher Information und als Ausdruckserscheinung dient nun – wie schon angedeutet – dazu, die Besonderheiten und Defizite seiner Patienten im Verwenden und Verstehen von Sprache als Ausdruckserscheinung zu verdeutlichen. Er kontrastiert die Probleme seiner Patienten beim Verstehen und Anwenden von Sprache als Ausdruckserscheinung mit der teilweise herausragenden Fähigkeit »zur begrifflichen Erfassung der Welt«. Dieses Ungleichgewicht zwischen sehr gutem Umgang mit dem begrifflichen Aspekt der Sprache auf der einen Seite und ausgeprägten Defiziten im Bereich der konkreten Anwendung und situativen Einbettung von Sprache in die Gesamtkommunikation auf der anderen Seite, kann man bis heute bei hochfunktionalen, autistischen Patienten als sehr häufiges Muster wiedererkennen.

Dass – und in welcher Weise – die Sprache für Asperger auch diagnostisch mit im Zentrum steht, macht er in der folgenden Passage deutlich:

> »Immer kommt uns bei den Autistischen Psychopathen, wenn wir genau darauf achten, die Sprache abartig[3] vor – ihre Erkenntnis ist uns daher diagnostisch besonders wichtig. Bei den einzelnen Fällen gibt es sehr verschiedene Arten von Anders-sein: einmal ist die Stimme auffallend leise und fern, vornehm-näselnd, dann wieder schrill, krähend, unangepaßt laut, daß es einem förmlich im Ohr wehtut; einmal geht sie monoton dahin, ohne Hebung und Senkung – auch nicht am Ende des Satzes, des Gedankens –, ist ein leiernder Singsang; oder aber die Sprache ist übertrieben moduliert, wirkt wie eine schlechte Deklamation, wird mit übertriebenem Pathos vorgetragen. So viele Möglichkeiten es da auch gibt, gemeinsam ist in allen Fällen: die Sprache wirkt auch auf den naiven Zuhörer unnatürlich, wie eine Karikatur, zu Spott herausfordernd. Und noch eins: sie richtet sich nicht an einen Angesprochenen, sondern ist gleichsam in den leeren Raum hineingeredet (…)« (ebd., S. 43)

Der bereits bei Ssucharewa benannte, besondere Umgang mit Worten und in der Wortwahl wird auch von Asperger beobachtet und herausgearbeitet. Er schreibt seinen Patienten ein »besonders schöpferisches Verhältnis zur Sprache« (ebd., S. 44) zu und die Verwendung von »neugebildeten oder wenigstens umgeformten Ausdrücken, die oft besonders treffsicher und bezeichnend, oft freilich auch recht abwegig sind« (ebd., S. 44). Auch diese Beobachtung trifft gut auf viele unserer Sprechstundenpatienten zu und spiegelt sich auch in literaturwissenschaftlichen Analysen von Texten autistischer Autoren (vgl. ▶ Kap. 9). Beispielhaft zitiert Asperger einen »6–7 Jahren alten Knaben«, der als Unterschied zwischen Stiege (Treppe, A. R.) und Leiter angibt: »Die Leiter geht so spitz und die Stiege so schlangenringelich« (ebd., S. 46). Die Wortneuschöpfung »schlangenringelich« könnte dabei gut einem der im Literaturkapitel vorgestellten Texte entstammen.

Es wird deutlich, dass viele der sprachlichen Charakteristika von autistischen Menschen, mit denen wir uns heute – und auch im vorliegenden Buch – beschäftigen, bereits in den Erstbeschreibungen autistischer Zustandsbilder beschrieben und – zumindest bei Kanner und Asperger – auch reflektierend in einen theoretischen Rahmen eingebettet wurden.

---

3 Der Begriff des »Abartigen« ist im Text weniger pejorativ gemeint als er für uns heute klingt.

2.2 Autistische Störungen und Sprachentwicklungsstörung in der ICD-10

Die Beobachtungen von Ssucharewa, Kanner und Asperger (▶ Kap. 2.1) waren bahnbrechend für die Einordung autistischer Symptomatik als eigenständiger Phänotyp, im Gegensatz zu Konzepten wie das der kindlichen Psychosen. Erst in den 1970er Jahren wurden diese Beobachtungen weiter konkretisiert, und vor allem wurde der von Kanner beschriebene Frühkindliche Autismus unter dem Schlüssel 299.0 der ICD-9 (International Classification of Diseases, Vorläufer der ICD-10) als »Infantiler Autismus« klassifiziert (WHO, 1986). Allerdings war dies immer noch der Diagnosegruppe 299, »typische Psychosen des Kindesalters« zugeordnet (AWMF, 2016b). Die Forschung der Arbeitsgruppe um Sir Michael Rutter wies dann klar in die Richtung, dass Autismus in den folgenden Jahren zunehmend als eigenständige Diagnose mit einer, im Vergleich zu Psychosen, deutlich unterschiedlichen Ätiologie und Nosologie betrachtet wurde (Rutter, 1972). Schließlich fanden Anfang der 1990er Jahre die autistischen Störungen (differenziert in Frühkindlichen Autismus, Atypischen Autismus und Asperger-Syndrom) Eingang in die ICD-10 als wichtigste Gruppe der Tiefgreifenden Entwicklungsstörungen im Kapitel F84 (WHO, Version 2019 [1990]) (BfArM, ICD-10-GM, 2025). Dabei steht der Begriff *tiefgreifend* als Gegenpol zum Begriff *umschrieben*. Dies wird durch die Stellung der diagnostischen Kategorien im in Deutschland verwendeten Multiaxialen Klassifikationsschema (Remschmidt et al., 2017) betont: Während die Tiefgreifenden Entwicklungsstörungen die Klassifikation auf der ersten Achse die klinisch-psychiatrischen Syndrome eröffnen, werden die umschriebenen Entwicklungsstörungen auf der zweiten Achse behandelt. Die Sprachentwicklungsstörungen werden demnach in der ICD-10 zusammen mit den Störungen schulischer Fertigkeiten und der Motorik unter den Ziffern F80–F83 klassifiziert und bilden als umschriebene Entwicklungsstörungen die zweite Achse des Multiaxialen Klassifikationsschemas (Remschmidt et al., 2017). Entwicklungsstörungen (ES) des Sprechens und der Sprache (F80.0 bis F80.2) werden nach ICD-10 dann diagnostiziert, wenn sprachliche Defizite nicht besser durch eine allgemeine kognitive Entwicklungsstörung im Sinne einer weit unterdurchschnittlichen Intelligenz (IQ < 70) erklärbar sind. Die genaueren diagnostischen Kriterien für die Sprachentwicklungsstörungen werden in ▶ Kap. 4 dieses Buches weiter ausgeführt.

Letztlich jedoch erfüllen alle Entwicklungsstörungen die gleichen allgemeinen Merkmale, im Sinne eines Frühbeginns (im Kleinkindalter bis spätestens Grundschulalter) in Verbindung mit Problemen bei der Bewältigung altersspezifischer Aufgaben sowie einem stetigen Verlauf ohne krankheitstypische Remissionen oder Rückfälle (Rutter, 2011). Darüber hinaus spielen abweichende Funktionen in den neuronalen Netzwerken, die eng mit der biologischen Reifung des zentralen Nervensystems zusammenhängen, die Hauptrolle in der Ätiologie.

Umschriebene Entwicklungsstörungen können im Multiaxialen Klassifikationsschema auf der zweiten Achse als Zusatzmerkmal, ergänzend zu den auf der ersten Achse kodierten Syndromen, verschlüsselt werden und somit könnten sie prinzipiell auch zusammen mit Autismus diagnostiziert werden. Allerdings stellen die Sprachdefizite auch ein eigenständiges Merkmal im zweiten Symptombereich der *Qualitativen Auffälligkeiten der Kommunikation* bei der Beschreibung der diagnostischen Kriterien des Frühkindlichen Autismus dar, sodass die Kodierung sprachlicher Defizite auf der zweiten Achse eigentlich dann vorgesehen sein sollte, wenn diese als Störung der expressiven und/oder rezeptiven Sprachentwicklung in deutlichem Missverhältnis zu den kognitiven Fähigkeiten eines Kindes stehen (was allerdings zu unterschiedlicher Handhabung zwischen Klinikern führen kann). In Bezug auf sprachliche Eigenschaften bei Frühkindlichem Autismus (F84.0) wird beschrieben: Eine »*Verspätung oder vollständige Störung der Entwicklung der gesprochenen Sprache*« (nicht kompensiert durch non-verbale Kommunikation) und/oder eine »*relative Unfähigkeit, einen sprachlichen Kontakt zu beginnen oder aufrechtzuhalten*« (im Sinne eines Defizits des gegenseitigen Kommunikationsaustausches) sowie auch eine (spezifisch für Autismus) »*stereotype, repetitive Verwendung der Sprache oder idiosynkratischer Gebrauch von Worten oder Phrasen*« (Remschmidt et al., 2017). Diese Charakteristika entfallen bei der Beschreibung des Asperger-Syndroms, wobei lediglich die Kriterien der *Beeinträchtigung der sozialen Interaktion* und »*das Fehlen einer **klinisch eindeutigen** allgemeinen Verzögerung der gesprochenen oder rezeptiven Sprache*« genannt werden (Remschmidt et al., 2017). Beschreibend, in den *diagnostischen Leitlinien*, wird jedoch auf das Vorliegen von Kommunikationsproblemen hingewiesen, die denen beim Autismus ähnlich sein können. Folgt man der ICD-10, wäre das Asperger-Syndrom also nicht von bedeutsamen sprachlichen Auffälligkeiten gekennzeichnet. Das mutet insofern etwas paradox an, als Hans Asperger in seiner Habilitationsschrift sich gerade sehr ausführlich den sprachlichen Auffälligkeiten (»Sprache als Ausdruckserscheinung«) seiner Patienten zuwendet (vgl. ▶ Kap. 2.1).

2.3   Die Rolle der Sprache bei ASS in der ICD-11

In der ICD-11 (WHO, Online 2024) – die im Bereich der Entwicklungsstörungen weitgehend mit dem amerikanischen Forschungsmanual *Diagnostic and Statistic Manual for Mental Disorders* (5th ed.; DSM-5; American Psychiatric Association [APA], 2013) harmonisiert wurde – werden alle ES im Kapitel der Neurodevelopmental Disorders zusammengefasst (BfArM: ICD-11 in Deutsch- Entwurfsfassung: Neuromentale Entwicklungsstörungen)[4]. Eine weitere Differenzierung der ES in »umschriebene« und »tiefgreifende« (pervasive), wie in der aktuellen Multiaxialen Klassifikation vorgenommen, wird es in der ICD-11 nicht mehr geben.

In der ICD-11 wird, wie im DSM-5, auf dem Hintergrund aktueller wissenschaftlicher Erkenntnisse von »Autismus-Spektrum-Störung« gesprochen und die

---

4   https://www.bfarm.de/DE/Kodiersysteme/Klassifikationen/ICD/ICD-11/uebersetzung/_node.html, Abruf am 28.03.2025

früheren, eng definierten Kategorien des Frühkindlichen Autismus, des Atypischen Autismus und des Asperger-Syndroms werden aufgegeben. Das Konzept eines Spektrums stellt die erhebliche Heterogenität im klinischen Phänotyp und in den ätiologischen Mechanismen dar, die nicht in kategorialen Entitäten wiedergegeben werden kann. Ein Teil der klinischen Heterogenität wird durch Spezifizierungen bezüglich intellektueller und sprachlicher Fähigkeiten ausgedrückt, was in der ICD-11 in klar definierte Subtypen zusammengefasst wird. Bei der Verabschiedung der ICD-11-Klassifikation im Mai 2019 wurden zusätzliche diagnostische Kriterien und Typisierungen der autistischen Störungen noch nicht im Detail genannt. Diese wurden mit der, am 1. Januar 2022 in Kraft getretenen, Online-Version veröffentlicht und weiterentwickelt. In den, bisher nur auf Englisch erhältlichen, umfassenden Beschreibungen der sprachlichen Defizite findet man folgende zusätzliche Anweisung und Definition:

> *»The degree of impairment in functional language (spoken or signed) should be designated with a second qualifier. Functional language refers to the capacity of the individual to use language for instrumental purposes (e.g., to express personal needs and desires). This qualifier is intended to reflect primarily the verbal and non-verbal expressive language deficits present in some individuals with Autism Spectrum Disorder and not the pragmatic language deficits that are a core feature of Autism Spectrum Disorder«*[5]

Bei der Verwendung dieser diagnostischen Kodierung besteht:

> *»eine deutliche Beeinträchtigung der funktionalen (bzw. funktioneller) Sprache (gesprochen oder gebärdet) im Verhältnis zum Alter der Person, wobei die Person nicht in der Lage ist, mehr als einzelne Wörter oder einfache Sätze für instrumentelle Zwecke zu verwenden, z. B. um persönliche Bedürfnisse und Wünsche auszudrücken«*[6]

Diese Definition geht über die allgemeine Definition eines Sprachdefizits oder einer Sprachentwicklungsstörung im klassischen Sinne hinaus. Wir werden die, für Autismus spezifische »Sprachreduktion«, im ▶ Kap. 5.2.1 im Sinne einer »Sprechfaulheit« oder »Kommunikationsunvermögen« diskutieren. Interessant ist, dass diese Art der Beeinträchtigung kommunikativer Sprache ausdrücklich – das erste Mal in der konzeptuellen Entwicklung der autistischen Störungen – von den als *autismustypisch* anerkannten Problemen in der Sprachpragmatik differenziert wird. Ein klares Statement über Schwierigkeiten bzw. Besonderheiten der Sprachpragmatik findet man bei der nachfolgenden Definition von zusätzlichen klinischen Merkmalen der ASS:

> *»Pragmatic language difficulties may manifest as an overly literal understanding of others' speech, speech that lacks normal prosody and emotional tone and therefore appears monotonous, lack of awareness of the appropriateness of their choice of language in particular social contexts, or pedantic precision in the use of language«*[7]

Die ICD-11 rückt damit deutlich näher als die ICD-10 an die Beschreibungen sprachpragmatischer Besonderheiten bei Asperger, die in Kapitel 2.1. genauer wiedergegeben wurden. Zusätzlich wird in der ICD-11 aus Sicht der Autoren eine

---
5 https://icd.who.int/browse/2025-01/mms/en#437815624, Abruf am 23.03.2025
6 https://www.bfarm.de/DE/Kodiersysteme/Klassifikationen/ICD/ICD-11/uebersetzung/_node.html, Abruf am 23.03.2025
7 https://icd.who.int/browse/2025-01/mms/en#437815624, Abruf am 23.03.2025

präzise Differenzierung der vielfältigen sprachlichen Besonderheiten, die bei einer Autismus-Spektrum-Störung auftreten können, vorgenommen, und zwar:

- Beeinträchtigungen der funktionalen (oder funktionellen) Sprache (sowohl gesprochen als auch gebärdet) im Sinne einer stark reduzierten sprachlichen Kommunikation.
- Besonderheiten in und Schwierigkeiten mit der »neurotypischen« Sprachpragmatik auch bei Individuen ohne sprachliche Beeinträchtigungen und ohne offensichtliche Defizite bei der Kommunikations- und Konversationsfähigkeit.[8]
- Probleme der expressiven und/oder rezeptiven Sprache im Sinne einer komorbiden Störung der Sprachentwicklung.

2.4 Die sozialpragmatische Kommunikationsstörung im DSM-5 und die pragmatische Sprachentwicklungsstörung in der ICD-11

Das DSM-5 (APA, 2013) hat im Jahr 2013 im Cluster der »Neurodevelopmental Disorders« die neue Diagnose der »Social (pragmatic) communication disorder« (»Sozialpragmatische Kommunikationsstörung« in der deutschen Ausgabe) eingeführt. Im DSM-5 gilt diese als eigenständige Diagnose neben der Sprachstörung sowie Artikulations- und Redeflussstörung. Als diagnostisches Kriterium werden *»anhaltende Schwierigkeiten im sozialen Gebrauch verbaler und nonverbaler Kommunikation, ... die nicht besser durch mangelnde strukturelle Sprachfertigkeiten (und kognitive Fähigkeiten) erklärt werden können«* (DSM-5, Deutsche Ausgabe, 2018, S. 62) angegeben, obwohl solche »strukturellen« Sprachdefizite sehr wohl *lebensgeschichtlich* sehr häufig *nachweisbar* sein können. Um die diagnostischen Merkmale zu definieren, werden viele Beispiele, meistens aus der Sprachpragmatik und sozialem Gebrauch der Sprache genannt, aber auch die Defizite in der non-verbalen Kommunikation werden hier angeführt. So werden bei der Operationalisierung der

---

8 Zur Sprachpragmatik: Ein Vergleich mit den Besonderheiten der nonverbalen Kommunikation bei ASS (Eigenartigkeit in der Körperhaltung, reduziertes Einsetzen von Mimik und Gestik zur sozialen Kommunikation) kann in Betracht gezogen werden. Genauso wie bei dem Mangel an »Spiegelung« des neurotypischen Gegenübers im motorischen Ausdruck einer autistischen Person, fallen die Besonderheiten in der Sprachpragmatik auf: Man hat in der Interaktion ein Gefühl von »Nicht-Kongruenz«. Das Phänomen genau zu beschreiben und zu quantifizieren ist allerdings sehr schwierig, weswegen experimentelle Untersuchungen bisher auch oft widersprüchliche Resultate erbracht haben. Ebenfalls noch unklar bleibt, welche Entwicklungsmodelle (Abweichende Funktion der Spiegelneuronen, verzögerte Entwicklung der Theory of Mind usw.) für diese Andersartigkeit verantwortlich sein könnten.

diagnostischen Kriterien vier verschiedene Bereiche genannt, bei denen Defizite auftreten können:

A. Anhaltende Schwierigkeiten im sozialen Gebrauch verbaler und nonverbaler Kommunikation, die sich in allen folgenden Merkmalen zeigen:
   1. Defizite im Gebrauch von Kommunikation für soziale Zwecke, beispielsweise beim Grüßen oder beim Austauschen von Informationen in einer dem sozialen Kontext angemessenen Weise.
   2. Beeinträchtigung der Fähigkeit, den Kommunikationsstil an den Kontext oder die Bedürfnisse des Zuhörers anzupassen, beispielsweise in unterschiedlicher Weise im Klassenzimmer oder auf dem Spielplatz zu sprechen, anders mit einem Kind als mit einem Erwachsenen zu reden oder die Anwendung übermäßig formaler Sprache zu vermeiden.
   3. Schwierigkeiten, Regeln für Konversationen und beim Erzählen zu beachten, beispielsweise den Gesprächspartner bei Unterhaltungen auch zu Wort kommen zu lassen, bei Missverständnissen eine andere Formulierung zu wählen oder verbale und nonverbale Signale zur Regulation von Interaktionen einzusetzen.
   4. Schwierigkeiten im Verständnis von nichtexpliziten Botschaften (z. B. Schlussfolgerungen zu ziehen) und von nicht wörtlicher oder mehrdeutiger Sprache (z. B. bei Redewendungen, Humor, Metaphern, mehrdeutigen Begriffen, deren Bedeutung vom Kontext abhängt). (Abdruck erfolgt mit Genehmigung vom Hogrefe Verlag Göttingen aus dem Diagnostic and Statistical Manual of Mental Disorders, Fifth Edition, © 2013 American Psychiatric Association, dt. Version © 2015 und 2018 Hogrefe Verlag)

Als wichtigste Differenzialdiagnose gilt daher – das liegt auf der Hand – die Autismus-Spektrum-Störung, wobei der Hauptunterschied darin liegt, dass bei der Diagnose einer sozialpragmatischen Kommunikationsstörung zu keinem Zeitpunkt »*in der Entwicklungsgeschichte Hinweise auf eingeschränkte und sich wiederholende Muster des Verhaltens, der Interessen oder der Aktivitäten zu finden sind*« (DSM-5, Deutsche Ausgabe, 2018, S. 63). Die Betonung liegt hier in dem Hinweis, dass diese Kriterien der ASS zu *irgendeinem Zeitpunkt* in der Entwicklungsphase und nicht zwangsläufig zum aktuellen Zeitpunkt manifest (gewesen) sein müssen. Eine solche Abgrenzung klingt unseres Erachtens allerdings eher nach einer Rechtfertigung für die Einführung einer neuen nosologischen Entität als nach einem validen diagnostischen Kriterium (N. d. A.). Man fragt sich, wie diese Diagnose wirklich reliabel und valide vergeben werden kann. Es entsteht der Eindruck, dass die Hauptintention dieser zusätzlichen diagnostischen Kategorie darin besteht, eine allzu leichtfertige Vergabe von ASS-Diagnosen zu vermeiden. Aus unserer klinischen Erfahrung bestehen keine Zweifel daran, dass der Übergang zwischen ASS und sozialpragmatischer Kommunikationsstörung fließend ist, was allerdings im diagnostischen Klassifikationssystem des DSM-5, das die beiden nosologischen Entitäten kategorial voneinander trennt, nicht angemessen abgebildet erscheint. Offen erscheint uns damit auch, ob die sozialpragmatische Kommunikationsstörung nicht als Subtyp der ASS aufgefasst werden kann (Tebartz van Elst et al., 2021; Constantino & Charmann, 2016), zum Beispiel in Verbindung mit dem weiblichen autistischen Phänotyp.

Auch in der ICD-11 findet man die Pragmatische Sprachentwicklungsstörung (von der BfArM frei übersetzt, aus der originalen englischen Version der WHO: *Developmental language disorder with impairment of mainly pragmatic language*), allerdings etwas abgemildert als Subgruppe der Sprachstörungen (Biscaldi-Schäfer et al., 2023; First et al., 2021). Bei der Charakterisierung der Störung wird angegeben, dass die diagnostischen Kriterien für eine pragmatische Sprachentwicklungsstörung nicht verwendet werden sollten, wenn die Beeinträchtigung der pragmatischen Sprache besser durch eine Autismus-Spektrum-Störung erklärt werden kann (*This qualifier should not be used if the pragmatic language impairment is better explained by Autism Spectrum Disorder*).[9] Dies bedeutet im Vergleich zum DSM-5 eine Schwerpunktverschiebung und stellt somit aus Sicht der Autoren dieses Buches einen wichtigen Fortschritt dar.

Im DSM-5 werden also Probleme und Besonderheiten der Sprachpragmatik zwar ausführlich beschrieben und operationalisiert, dies aber lediglich für eine Diagnose, die in Abgrenzung zu der ASS eingeführt wurde. Nur im Umkehrschluss lässt sich aus den differenzialdiagnostischen Überlegungen (*bei Betroffenen mit einem sozialen Kommunikationsdefizit wird zuerst die Diagnose einer ASS in Erwägung gezogen …*, DSM-5, Deutsche Ausgabe, 2018, S. 63) ableiten, dass die beschriebenen Kommunikationsbeeinträchtigungen ebenso auf Individuen mit ASS zutreffen, und zwar auf diejenigen, bei denen keine sonstigen sprachlichen oder intellektuellen Beeinträchtigungen (*Die Schwierigkeiten (…) können nicht besser durch eine intellektuelle Beeinträchtigung oder eine Allgemeine Entwicklungsverzögerung erklärt werden*, DSM-5, Deutsche Ausgabe, 2018, S. 53) vorliegen. Eine explizite Beschreibung sprachpragmatischer Probleme bei ASS fehlt im DSM-5.

In der aktuellen Online-Version der ICD-11 werden die Auffälligkeiten in der Sprachpragmatik, wie in ▶ Kap. 2.3 beschrieben, erstmalig explizit als Symptome der ASS benannt. Dies lässt hoffen, dass die Thematik bei der zukünftigen Einführung der ICD-11 in das Gesundheitssystem und Veröffentlichung eines Manuals für den alltäglichen klinischen Gebrauch ebenfalls weiter Beachtung findet.

Der »verworrene Weg« sprachpragmatischer Auffälligkeiten bei ASS in den unterschiedlichen Klassifikationssystemen zeigt, wie fließend die Grenze zwischen Diagnosen eigentlich sein kann, sodass eine deutliche Abgrenzung oft als »gekünstelt« erscheint. Darüber hinaus soll an dieser Stelle betont werden, dass spezifische Symptome am besten dann erkannt und quantifiziert werden können, wenn es eine ausreichende Operationalisierung und geeignete Erhebungsinstrumente dafür gibt. Dabei gilt es außerdem zu beachten, dass Sprachpragmatik sowohl erheblichen kulturellen Einflüssen unterliegt als auch von den jeweiligen Strukturen der verschiedenen Weltsprachen beeinflusst wird. Da Sprachpragmatik keineswegs anthropologisch einheitlich vorgegeben oder transkulturell und geschichtsübergreifend regelhaft normiert ist, sondern der Verständigung zwischen Individuen dient, sollten potenzielle Erhebungsinstrumente nicht bloß die Messung von Defiziten zum Ziel haben, sondern eher der Erkennung von Besonderheiten in der verbalen Kommunikation dienen (siehe auch ▶ Kap. 7).

---

9 https://icd.who.int/browse/2025-01/mms/en#854708918

3 Störungen der Sprachentwicklung bei Kindern mit und ohne ASS

3.1 Klassifikation und Definition von Störungen der Sprachentwicklung

Unter einer Entwicklungsstörung der Sprache werden Schwierigkeiten in Sprachproduktion und -verständnis gezählt, die sowohl persistierenden Charakter haben als auch in deutlicher Diskrepanz zu einer altersgemäßen Entwicklung stehen. Verzögerungen in der Sprachentwicklung sollten auch immer in Diskrepanz zu der allgemeinen Intelligenzentwicklung betrachtet werden, um über das Vorliegen einer spezifischen, nach ICD-10 umschriebenen Entwicklungsstörung entscheiden zu können. Der Begriff »Umschriebene« Entwicklungsstörungen« (Remschmidt et al., 2017) wurde hingegen in der ICD-11 aufgegeben (6 A01.2 Störung der Sprachentwicklung; BfArM, ICD-11 in Deutsche Entwurffassung). Die Art der sprachlichen Beeinträchtigungen und die oben genannten Diskrepanzen können durch standardisierte Testverfahren festgehalten und quantifiziert werden (vgl. ▶ Kap. 8). Die Beeinträchtigungen können Lautbildung (Artikulationsstörung), Wortschatz, grammatikalischen Satzbau (bzw. Schwierigkeiten in der Anwendung von grammatikalischen/morphosyntaktischen Regeln) und Verständnis von gesprochener Sprache beinhalten. Während die ICD-10 (WHO, 2019) eine strikte Einteilung zwischen Störungen der expressiven und rezeptiven Sprache verlangt (wobei bei rezeptiver Sprachstörung die Sprachproduktion als in der Regel mit beeinträchtigt vorausgesetzt wird), wird diese als eine Kategorie im DSM-5 mit unterschiedlicher Gewichtung der jeweiligen Störungsanteile aufgefasst (APA, 2013). In der ICD-11 spricht man von »*Developmental language disorder with impairment of mainly expressive language*« bzw. »*… with impairment of receptive and expressive language*«[10]. Eine Störung der Sprachentwicklung mit Einschränkungen in der Sprachproduktion und im Sprachverständnis kann zu erheblichen Problemen in der Kommunikation führen. Tatsächlich fasst das DSM-5 alle Beeinträchtigungen im sprachlichen Bereich unter dem Überbegriff »*Kommunikationsstörungen*« zusammen. Diese Zwangsläufigkeit muss allerdings kritisch betrachtet werden. Die ICD-11 bleibt weiterhin beim Begriff »Störungen der Sprachentwicklung« (BfArM, 2025). Über die Charakteristiken und Symptomatik der neuen Diagnose »Soziale (pragmatische) Kommunikationsstörung« im DSM-5 bzw. »Pragmatische Sprachentwicklungsstörung« in der ICD-11 wurde im ▶ Kap. 2.2

---

10 https://icd.who.int/browse/2025-01/mms/en#437815624, Abruf am 23.03.2025

ausführlich berichtet. In Bezug auf den Zusammenhang zwischen Störungen der Sprachentwicklung als vorwiegend Beeinträchtigungen der strukturellen, vor allem morphologisch-syntaktischen Aspekte der Sprache und Störungen der Sprachpragmatik, wird angenommen, dass erstere zu Auffälligkeiten führen können, sprachliche Äußerungen situations- und kontextangemessen adäquat zu entwickeln und einzusetzen (Achhammer et al., 2016). Letztendlich entwickelt ein Teil der Kinder mit Sprachentwicklungsstörungen auch Probleme in der Sprachpragmatik, jedoch sollten die Kinder mit überwiegend sprachpragmatischen Beeinträchtigungen die Diagnose einer pragmatischen Entwicklungsstörung bekommen. Norbury argumentiert in ihrem Review (2014), die direkt nach der Einführung der neuen Diagnose nach DSM-5 erschien, dass diese Gruppe von Kindern erhebliche Symptomüberlappungen zu anderen neuronalen Entwicklungsstörungen (u. a. ADHS), jedoch auch Störungen des Sozialverhaltens zeigt. Daher wird die Möglichkeit diskutiert, dass die Beeinträchtigungen der Sprachpragmatik eher den Charakter eines dimensionalen, transdiagnostischen Symptomprofils aufweisen und weniger eine eigenständige nosologische Entität darstellen (Norbury, 2014).

Eine Entwicklungsstörung der expressiven Sprache tritt ohne Ausnahme in der frühen Kindheit auf, normalerweise ist die Entwicklung von morphologisch-syntaktischen Aspekten der Sprache in ihren Grundsätzen bis zum 6. Lebensjahr abgeschlossen. Die sprachpragmatischen Kompetenzen entwickeln sich in ihrer Komplexität (Verständnis zweideutiger Sprache, Anwendung von impliziten Voraussetzungen in Gesprächen, Erklärung von vielschichtigen Inhalten und Abläufen) erst später, ab dem Grundschulalter (Achhammer et al., 2016). Störungen der Sprachentwicklung insgesamt können, je nach Schwergrad und Persistenz, unterschiedliche, teilweise dramatische Konsequenzen für soziales Verhalten und schulische Laufbahn haben, mit erheblichen Einschränkungen in der Teilhabe. Der Großteil der Kinder erreicht motorische und sprachliche Entwicklungsmeilensteine in der Regel spielerisch und mühelos. Ihre Motivation sich zu verbessern und immer Neues auszuprobieren, steigt quasi proportional zum Erfolg, auch durch Nachahmung des Umfelds und mit wachsenden sozialen Erfahrungen. Kinder mit sprachlichen Einschränkungen sehnen sich meistens nach Interaktion und Austausch mit dem Umfeld und vor allem mit Gleichaltrigen, aber sie scheitern häufig in ihren Versuchen, sprachliche Kommunikation anzubahnen. Der Stellenwert der Entwicklungsstörung der Sprache und des Sprechens (Artikulationsstörung und Stottern inklusiv) für die Entwicklung von Persönlichkeit und Selbstwert ist von überragender Bedeutung.

3.2 ASS und Störungen der Sprachentwicklung

In ▶ Kap. 2.2 wurde bereits erläutert, dass bei ASS das Vorhandensein einer Sprachreduktion bzw. Eigenartigkeit des sprachlichen Ausdrucks im Sinne einer starken Einschränkung der Konversationsfähigkeit und des verbalen Austausches sowie Eigenartigkeit sprachlicher Äußerungen, wie z. B. verbale Rituale in den neuen Klassifikationen explizit durch eine spezifische Subkategorie ausgedrückt werden soll. Im ICD-11 Kapitel zu Sprachentwicklungsstörungen wird in Bezug auf Differenzialdiagnostik zur ASS folgende Aussage gemacht: »*Individuals with Autism Spectrum Disorder often present with delayed language development. The extent of functional language impairment, which refers to the capacity of the individual to use language for instrumental purposes (e. g., to express personal needs and desires), should be coded using the Autism Spectrum Disorder qualifier for functional language impairment rather than using a separate diagnosis of Developmental Language Disorder.*«[11] Diese Art der sprachlichen Beeinträchtigungen wird in der vorläufigen Übersetzung von der BfArM (2025) wie folgend ausgedrückt:

> »Es besteht eine deutliche Beeinträchtigung der funktionellen Sprache (gesprochen oder gebärdet) im Verhältnis zum Alter der Person, wobei die Person nicht in der Lage ist, mehr als einzelne Wörter oder einfache Sätze für instrumentelle Zwecke zu verwenden, z. B. um persönliche Bedürfnisse und Wünsche auszudrücken« (vgl. ▶ Kap. 2.2)

Bei ASS heißt es also, ganz im Sinne der ersten Beobachtungen durch Leo Kanner (▶ Kap. 2.1), Beeinträchtigung der funktionellen Sprache in ihrem kommunikativen Zweck und nicht Störung der Sprachentwicklung. Allerdings bleiben die Klassifikationen bei einem stark defizit-orientierten Konzept, statt – wie bei Kanner und Asperger – die Besonderheiten und Eigenartigkeiten des sprachlichen Ausdrucks von autistischen Menschen detailliert und differenziert zu betrachten. Darüber hinaus ist eine Erhebung der genauen Kompetenzen in Bezug auf grammatikalische Regeln, Satzbau und Semantik oft missverständlich, da insbesondere diejenigen autistischen Kinder, die semantische und grammatikalische Defizite aufzuweisen scheinen, sich oft nur sehr spärlich ausdrücken, ihre (potenziell vorhandenen) Fähigkeiten also in Untersuchungssituationen evtl. nicht zeigen. Nahezu bis 30 % aller Kinder mit ASS bleiben auch nach dem 6. Lebensjahr. minimal verbal, einige von ihnen weisen jedoch einen nonverbalen IQ im Grenzbereich oder gar im Bereich der normalen Intelligenz (Schaeffer et al., 2023) auf. Wenig ist bisher darüber bekannt, ob die sprachliche Entwicklung in diesen Fällen eher durch das fehlende Interesse an Sprache als Kommunikationsmittel, durch einen besonderen Schweregrad der autistischen Symptomatik (u. a. als extrem repetitive und ritualisierte Verwendung von umschriebenen sprachlichen Inhalten) oder durch strukturelle, neurobiologische Unterschiede behindert wird. In einer aufwendigen, prospektiven Längsschnittstudie, mit Einbeziehung des Infant Brain Imaging Study-Network, wurden frühe Anomalien des Fasciculus Arcuatus (ein Bündel von Nervenfasern, die verschiedene sprachliche Areale verbinden und möglicherweise zur Entwicklung von Theory of Mind (ToM) beitragen) bei Kleinkindern gefunden, bei denen später eine ASS diagnostiziert wurde (McFayden et al., 2024).

Die diagnostischen Präzisierungen und Erweiterungen in den neuen Klassifikationen DSM-5 und ICD-11 stellen einerseits eine deutliche Verbesserung im Vergleich zu den Beschreibungen in der ICD-10 dar, bei der lediglich eine »Ent-

---

11 https://icd.who.int/browse/2025-01/mms/en#862918022, Abruf am 23.03.2025

wicklungsstörung der gesprochenen Sprache ohne Kompensation durch Gestik oder Mimik« als eines der Symptome im Rahmen der Beeinträchtigungen der sozialen Kommunikation bei ASS genannt wird (Remschmidt et al., 2017). Auch wird in der ICD-11 bei der differenzialdiagnostischen Operationalisierung zwischen den beiden Störungsbildern zusätzlich über die Möglichkeit der Komorbidität von ASS und Sprachentwicklungsstörung gesprochen, sowohl im Kapitel über ASS: »*... An additional diagnosis of Developmental Language Disorder should not be assigned to individuals with Autism Spectrum Disorder based solely on pragmatic language impairment. The other forms of Developmental Language Disorder (i.e., with impairment of receptive and expressive language or with impairment of receptive and expressive language) may be assigned in conjunction with a diagnosis of Autism Spectrum Disorder if language abilities are markedly below what would be expected on the basis of age and level of intellectual functioning*«[12], als auch im Kapitel über die Störungen der Sprachentwicklung: »*... both diagnoses may be assigned if there are additional specific impairments in semantic, syntactic and phonological development*«,[13] was jedoch eher bei Kindern mit relativ flüssiger Sprachproduktion und sonstigen ausreichenden kognitiven Ressourcen festgestellt werden kann, während bei Kindern mit unterdurchschnittlichen kognitiven Kompetenzen die Gründe einer schwachen Leistung in sprachlichen Testverfahren oft nicht eindeutig zugeordnet werden können (Schaeffer et al., 2023). Die Relevanz einer oder mehrerer komorbider, neuronaler Entwicklungsstörungen, zusätzlich zur ASS (Störungen der motorischen Koordination und spezifische Lernstörungen zählen ebenfalls dazu), festzustellen ist erheblich, da zusätzliche sprachliche oder motorische Einschränkungen im Hinblick auf die gesamte Lebensspanne die Entstehung von psychischen Störungen begünstigen, auch bei Kindern mit eher »leichter« autistischer Symptomatik, die sonst ausreichend kompensiert werden könnte.

Letztlich werden, wie bereits im ▶ Kap. 2.2 beschrieben, die verschiedenen Möglichkeiten einer Sprachstörung bei ASS in der ICD-11 abzubilden, zu einer für Autismus pathognomonischen Störung der Sprachpragmatik – als Kern autistischer Merkmale – deutlich differenziert. Auch im ICD-11-Kapitel zu den Störungen der Sprachentwicklung wird das ausdrücklich wiederholt, wenn deren differenzialdiagnostische Abgrenzung zur ASS diskutiert wird: »*...Moreover, pragmatic language impairment is a characteristic feature of Autism Spectrum Disorder even when other aspects of receptive and expressive speech are intact.*«[14]

Zusammenfassend können Entwicklungsstörungen der expressiven Sprache, der Lautbildung und des Redeflusses bei Kindern mit ASS im Sinne einer Komorbidität im Rahmen von anderen neuronalen Entwicklungsstörungen auftreten und durch geeignete Testverfahren diagnostiziert werden, zumindest wenn die Sprachproduktion und -variation ausreichend vorhanden ist. Störungen der funktionalen Sprache im Sinne ihrer Verwendung als Kommunikationsmittel sind, vor allem in den ersten Lebensjahren, häufig bei schwereren Ausprägungsgraden von ASS. Sie sind in Pathogenese und Bedeutung deutlich von den Sprachentwick-

---

12 https://icd.who.int/browse/2025-01/mms/en#437815624, Abruf am 23.03.2025
13 https://icd.who.int/browse/2025-01/mms/en#862918022, Abruf am 23.03.2025
14 https://icd.who.int/browse/2025-01/mms/en#862918022, Abruf am 23.03.2025

lungsstörungen zu differenzieren und werden mithilfe einer zusätzlichen Spezifizierung im Rahmen der ASS kodiert. Zuletzt sind Störungen der Sprachpragmatik nach ICD-11 pathognomonisch für die ASS aufzufassen, praktisch Kern der autistischen Symptomatik per se. In mehr oder weniger ausgeprägter Form sind sie bei (fast) allen Kindern (und Erwachsenen) mit ASS vorhanden und treten unabhängig von den sonstigen Sprachkompetenzen der Kinder auf (La Valle et al., 2020).

3.3 Beeinträchtigungen der Sprachpragmatik bei Kindern mit und ohne ASS

Auffälligkeiten der Sprachpragmatik und Kommunikation werden im gleichen Ausmaß sowohl bei minimal verbalen autistischen Kindern, mit oder ohne begleitende Störung expressiver Sprachfertigkeiten (vgl. Kanner, ▶ Kap. 2.1) als auch bei Kindern mit guten und sehr guten grammatikalischen Kompetenzen (vgl. Asperger, ▶ Kap. 2.1) beobachtet. In ihrer qualitativen Studie über den Vergleich pragmatischer Sprachprofile zwischen flüssig verbalen und minimal verbalen autistischen Kindern und Jugendlichen mittels ausführlicher Sprachanalyse während der ADOS-Untersuchung stellen La Valle et al. (2020) fest, dass auch minimal verbale autistische Menschen pragmatische Fertigkeiten in ihrer sprachlichen Äußerungen teilweise anwenden können, jedoch häufiger im funktionalen Sinn als Zustimmung oder nicht Zustimmung/Wunschäußerung/einfaches Antworten verwenden, während diejenigen mit flüssiger Sprache viel Zeit für Erläuterungen aufwenden und dabei einen sprunghaften und detaillierten Erzählungsstil aufweisen. Minimal verbale Autisten würden außerdem drei Mal so viele stereotype (Skript-ähnliche) Äußerungen verwenden (La Valle et al., 2020).

Die Studienlage über die Besonderheiten der Sprachpragmatik bei autistischen Menschen sowie mögliche Entstehungsmodelle werden im ▶ Kap. 4.4 ausführlich dargestellt. Nicht nur die ToM ist eine wichtige Voraussetzung für den Ausbau pragmatischer, kommunikativer Kompetenzen bei Kindern, auch die zentrale Kohärenz spielt auf jeden Fall eine große Rolle (vgl. ▶ Kap. 4.4) und beide sind bei ASS nicht in neurotypischer Form entwickelt bzw. ausgeprägt. Ebenfalls könnte die Theorie der schwachen *Bayesian Priors* von Pellicano & Burr (2012) bzw. die von Van de Cruys et al. (2014) postulierten Schwierigkeiten, Fehler im *Predictive Coding* zu tolerieren, die pragmatischen Probleme bei autistischen Menschen zumindest teilweise erklären. In anderen Worten könnten Menschen mit ASS eine eingeschränkte Fähigkeit aufweisen, aus vorausgegangenen Erfahrungen neue (sprachlichen) Reize adäquat zu verarbeiten, d. h. sprachliche Inhalte situativ von einem Kontext zum anderen zu abstrahieren.

Testverfahren für die Erhebung der Sprachentwicklung und ihrer Beeinträchtigungen erfassen normalerweise das gesamte Spektrum der sprachlichen Kompetenzen und im besten Fall enthalten sie auch Teile zur Sprachpragmatik (z. B.

Heidelberger Sprachentwicklungstest – HSET (Grimm & Schöler, 1991); Elternfragebogen für die Erkennung von Risikokindern – ELFRA 1 (Grimm et al., 2019); Pragmatisches Fähigkeitsprofil von CELF-5 in Wiig et al., 2013). Ergänzt werden diese Testverfahren durch sinnvolle, systematische Interviews und Beobachtungen, um spontane Äußerungen in einer natürlichen Umgebung einschätzen zu können (Spreer & Sallat, 2015). Beispielsweise wurde der videobasierte Beobachtungsbogen für pragmatische Fähigkeiten (BFP) von den Sprachtherapeut*innen Schelten-Cornish, Hofbauer, Wirts 2012 erarbeitet und als geeignetes Instrument für das gesamte Kindesalter als OpenSource-Material online gestellt (Beobachtungsbogen für pragmatische Fähigkeiten, 2012[15]). Im Bereich der Heilpädagogik und Sprachtherapie findet man auch ausführliche Interventionskonzepte für die Förderung und den Ausbau der Sprachpragmatik bei Kindern allgemein (Achhammer et al., 2016). Im Projekt KoPra wurden die pragmatischen, kommunikativen Kompetenzen von Kindergartenkindern systematisch erhoben und publiziert (Bergau & Liebers, 2015), mit dem Ziel, Konzepte zur allgemeinen Förderung der Kommunikationsfähigkeiten bei jungen Kindern zu entwickeln und spezifisch im Alltag auszubauen. Die Autorinnen bemerken, dass basale rezeptive pragmatische Kompetenzen sich normalerweise schon im Kindergartenalter verfestigt haben, während sich komplexere sprachliche pragmatische Kompetenzen für die Kommunikation darüber hinaus weiterentwickeln, sodass für Kinder, die bereits in der Kindergartenzeit im unterdurchschnittlichen Bereich liegen, die Diskrepanz zu typisch entwickelten Kindern im Verlauf immer größer wird. Die Entwicklung von Verfahren für eine genaue Erhebung der vielfältigen Aspekte der Sprachpragmatik sei daher dringend notwendig (Bergau & Liebers, 2015; Spreer & Sallat, 2015).

Da die vorliegenden Testverfahren zur differenzierten, reliablen und spezifischen Erhebung von pragmatischen und kommunikativen Sprachfähigkeiten unzureichend sind bzw. Beobachtungsinstrumente eine sehr aufwendige Durchführung erfordern und kaum Standardisierung aufweisen, ist es schwierig, festzustellen, ob Probleme in der Sprachpragmatik, wie von Norbury diskutiert, in ihrem qualitativen Profil bei allen neuronalen Entwicklungsstörungen in der gleichen Art und Weise zu finden sind (Norbury, 2014) oder störungsspezifische Profile aufweisen. Es stellt sich also die Frage, ob autistische Menschen besondere Charakteristika der Sprachpragmatik zeigen, wie von Ssucharewa, Kanner und Asperger angenommen und eindrücklich dargelegt.

In einem aktuellen umfassenden Review stellen Schaeffer et al. (2023) verschiedene Profile der pragmatischen und strukturellen sprachlichen Charakteristika autistischer Menschen dar und ihre potenzielle Bedeutung für eine gezielte, individuelle Anpassung supportiver und fördernder Interventionen. Die Autoren stellen wiederum auch fest, dass adäquate Instrumente für eine systematische und differenzierte Erhebung des sprachlichen Profils bei Menschen mit ASS nach wie vor fehlen. Entsprechend fehlen bis heute Modelle, welche die Art und Komplexität der Interaktion zwischen autistischen Symptomen und verschiedenen pragmatisch-

---

15 https://sprachtherapie-sc.de/g_pragmatik.htm

linguistischen Fertigkeiten darstellen, um die Ziele von Förderung und Coaching entsprechend zu definieren (Schaeffer et al., 2023).

Pragmatische Kompetenzen können als Schnittstelle zwischen Sprache und der Fähigkeit, mentale Zustände anderer Menschen zu interpretieren, angesehen werden. Diese sind bei ASS eindeutig beeinträchtigt (Schaeffer et al., 2023). Sprachlich-kommunikative Fähigkeiten entwickeln sich bei autistischen Menschen, wie bereits gesagt, aufgrund ihrer Besonderheiten, die auch die Reaktionen bei Veränderungen im Umfeld (»insistence on sameness«), die eingeschränkte holistische Wahrnehmung und das sensorische Erleben betreffen, möglicherweise anders als bei Kindern mit einer isolierten Beeinträchtigung der Sprachentwicklung. Das lässt sich allerdings aus den oben genannten Gründen bislang noch nicht endgültig sagen. Außerdem hängen der Grad der Beeinträchtigungen in der Sprachpragmatik und die Möglichkeit sie (zumindest partiell) zu kompensieren von der großen Heterogenität – unter anderem in Bezug auf die sonstigen strukturellen und linguistischen Fertigkeiten – des autistischen Phänotyps ab (Schaeffer et al., 2023). Darüber hinaus bewirken differenzialdiagnostische Herausforderungen, trotz der stetigen Erarbeitung diagnostischer Konzepte in den Klassifikationen, deutliche Unterschiede in der diagnostischen Einschätzung durch unterschiedliche Kliniker. Beispielsweise ist es noch zu früh zu sagen, wie zuverlässig die Differenzialdiagnose zwischen sozialpragmatischer Entwicklungsstörung und ASS in Zukunft gewährleistet werden kann. Eine alternative Option wäre es, einen verstärkten Fokus auf die dimensionale Betrachtung und Konzeptualisierung von neuronalen Entwicklungsstörungen zu legen, statt einen zu starken kategorialen Ansatz zu verwenden, der Misch- und Übergangsphänomenen und Symptomen, die transdiagnostisch auftreten, nur unzureichend gerecht wird.

4 Linguistische Pragmatik – Theorie und Empirie

4.1 Warum linguistische Pragmatik?

Will man die Besonderheiten der »autistischen Sprache« besser verstehen, ist es aus unserer Sicht unumgänglich, auch »neurotypische Sprache« zu beleuchten und ihre Mechanismen bewusster und einer sprachlichen Beschreibung zugänglich zu machen. In unseren »Übersetzungsbemühungen« zwischen neurotypischer und autistischer Sprache sind wir immer wieder auf den paradox wirkenden Befund gestoßen, dass auch neurotypische Menschen häufig die Vorstellung haben, dass ihre eigene Sprache primär und vor allem semantisch kodiert ist und sie genau das sagen, was sie meinen. Sie gehen von einer weitgehenden Übereinstimmung von Wort und Bedeutung aus und denken, dass sie sich ebenso weitgehend exakt ausdrücken. Anders ausgedrückt: Neurotypische Menschen kommunizieren zwar neurotypisch, haben dabei aber die Vorstellung, dass diese Kommunikation simpel kodiert und leicht zu entschlüsseln sei. Zugespitzt gesagt: Die meisten neurotypischen Menschen haben – in ihrem Vorstellen von Sprache – ein primär autistisches Konzept ihrer eigenen Sprache. Das ist ein überaus überraschender Befund, er erklärt aber zumindest zu einem Teil, inwiefern auch die neurotypische Seite das gegenseitige Verstehen hemmt. Wer aufgrund der eigenen Erfahrung immer denkt: »Es geht doch ganz leicht mit der sprachlichen Kommunikation« und »Ich drücke mich doch sowieso schon maximal klar aus«, wird sich kaum mehr bemühen, die Komplexitäten der Sprache gemeinsam zu entwirren.

Den meisten Menschen ist es nicht bewusst, wie sie Sprache im Alltag verwenden und verstehen und wie komplex das Zusammenspiel von verbaler Aussage, paraverbaler Kommunikation und Einbettung in die Situation ist. Sprachliche Kommunikation ist ein sehr viel komplexerer Vorgang als wir im Alltag so annehmen. Und wenn das Bewusstsein für diese Komplexität – und für das Wunder, dass sie trotz dieser Komplexität meist gelingt – nicht vorhanden ist, fehlt eine der zentralen Grundlagen, um zwischen neurotypischer und autistischer Sprache zu übersetzen. Um übersetzen zu können, muss Vieles von dem, was man neurotypisch unbewusst einfach tut, ins Bewusstsein gehoben und der Reflexion zugänglich gemacht werden.

Aufgrund der beschriebenen Konstellation werden die Charakteristika autistischer Sprache erst dann sichtbar, wenn sie sich von den (zuerst einmal unbewussten) Mechanismen und Funktionsweisen neurotypischer Sprache abheben können. Das vorliegende Kapitel beschäftigt sich deshalb ausführlich mit neurotypischer Sprache. Dabei soll die Perspektive der »*linguistischen Pragmatik*« eingenommen werden, da sie viele der Phänomene zu beschreiben vermag, die alltägliche neurotypische Sprache so komplex machen. Aus ihr heraus und mit ihrem Vokabular ist nach unserer Erfahrung auch am besten zu beschreiben, an welchen Stellen sich autistische und neurotypische Sprache unterscheiden. Auch wenn man sich fragt, was die unterschiedlichen Phänomene, die in den klinischen Kapiteln (vgl. ▶ Kap. 5.3) beschrieben werden, im Kern zusammenhält, sind die Theorieelemente der linguistischen Pragmatik hilfreich. Durch sie erhält die Aufzählung der klinischen Phänomene zumindest ein Stück weit eine innere Struktur. Es empfiehlt sich, beim Lesen der klinischen Beispiele die Theorie »mitzudenken«, um über den anekdotischen Charakter hinaus die Tiefenstruktur der Charakteristika autistischer und neurotypischer Sprache besser zu verstehen.

Dass die sprachlichen Probleme im Bereich des hochfunktionalen Autismus nun auch in der ICD-11 als »pragmatisch«, also die linguistische Pragmatik betreffend, benannt werden, ist ein zusätzlicher Grund, sich an dieser Stelle ausführlich mit der linguistischen Pragmatik zu beschäftigen.

4.2 Kurze Einführung in die linguistische Pragmatik

Verena Haser und Andreas Riedel

Die linguistische Pragmatik befasst sich – im Kontrast zur *Grammatik*, deren Gegenstand die Struktur der Sprache ist, und zur *Semantik*, deren Gegenstand der *kontextunabhängige Inhalt* von sprachlichen Äußerungen ist, – mit dem, immer in einen konkreten Kontext eingebetteten, *Gebrauch* von Sprache. Sie entstand als Disziplin in der zweiten Hälfte des 20. Jahrhunderts infolge wegweisender philosophischer Arbeiten zu sprachlicher Interaktion (z.B. Wittgenstein, 2001; Grice, 1989a oder Austin, 1975). Heutzutage dienen pragmatische Ansätze in der Linguistik der Modellierung einer breiten Palette von Phänomenen, deren gemeinsamer Nenner ihre *Kontextbezogenheit* ist. Ausgewählte Beispiele pragmatischer Phänomene sind im folgenden Kasten dargestellt. Einige der wichtigsten Ansätze und Phänomene der philosophisch-linguistischen Pragmatik werden in den folgenden Abschnitten beschrieben.

> **Beispiele pragmatischer Phänomene**
>
> - Ironische Äußerungen, wie z.B. »Das hast du ja wieder mal ganz toll hingekriegt!« Wörtlich ein Lob, wenn aber z.B. gerade ein Teller auf den Boden gefallen ist, ein Vorwurf.
> - Metaphern: »Sorry, ich stehe grade auf dem Schlauch ...«

- Ellipsen: Wenn Menschen, die sich z. B. jeden Mittwochabend miteinander zum Joggen treffen, sich dienstags zufällig über den Weg laufen und einer fragt: »Morgen?«
- Höfliche Umschreibung: Am Ende der Therapiestunde sagt der Analytiker: »Nun muss ich einmal auf die Uhr schauen ...« und meint damit: »Ich möchte die Stunde in den nächsten Minuten beenden.«
- Selbst »Können Sie mir helfen?«, ist oft ein *Sprechakt*, der hier nicht wörtlich, im Sinne vom Abfragen einer Möglichkeit, sondern als Bitte gemeint ist.

4.2.1 Konversationelle Implikaturen

Der Begriff konversationelle Konversationsmaxime bezeichnet nach Grice (1989a) bestimmte Bedeutungskomponenten von Äußerungen, die kommuniziert werden, ohne explizit zur Sprache zu kommen; Implikaturen umfassen also »implizierte« Information. Daneben wird der Begriff der Implikatur in der modernen Linguistik auch für Hörerinferenzen verwendet (vgl. dazu die kritischen Bemerkungen von Horn (2004); im Folgenden wird der Begriff jedoch flexibel verwendet).

Theoretische Überlegungen zu konversationellen Implikaturen gehen auf das Kommunikationsmodell von Grice (1989a) zurück. Grice zufolge basiert erfolgreiche sprachliche Interaktion auf dem Kooperationsprinzip: Diesem liegt die Annahme zugrunde, dass Konversationspartner in der Regel ein gemeinsames Ziel verfolgen (etwa sich zu verständigen), das sie bei der Wahl ihrer Äußerungen leitet. Grice (1989a, S. 26–27) beschreibt dabei vier Maximen, die kooperativem Sprechen zugrunde liegen und hier in vereinfachter Form wiedergegeben werden:

1. Maxime der Qualität: Sag die Wahrheit.
2. Maxime der Quantität: (1) Sag nicht weniger als nötig. (2) Sag nicht mehr als nötig.
3. Maxime der Relation: Sei relevant in deinen Äußerungen.
4. Maxime der Art und Weise (Modalität): Sei klar im Ausdruck, d. h. vermeide eine mehrdeutige oder unnötig lange Ausdrucksweise und bringe deine Äußerungen in geordneter Form vor.

In der einschlägigen Literatur wird zwischen unterschiedlichen Typen konversationeller Implikaturen unterschieden, insbesondere zwischen Standard-Implikaturen und Nicht-Standard-Implikaturen (Levinson, 1983, S. 104, 126), sowie zwischen generalisierten und partikulären konversationellen Implikaturen (vgl. Grice, 1989a, S. 37).

Im Fall der **Standard-Implikaturen** werden die Konversationsmaximen vom Sprecher beachtet. Rezipienten können das Gesagte um zusätzliche Informationen erweitern. Grundlage für diese inferenzielle Anreicherung des Gesagten ist die Annahme, dass die Maximen vom Sprecher befolgt wurden. Rezipienten wählen unter den möglichen Interpretationen einer Äußerung diejenige aus, die mit den Maximen am besten harmoniert. Eine Äußerung wie *Susanne stolperte über ihr langes Kleid und brach sich das Bein* kommuniziert beispielsweise die Implikatur, dass das

Stolpern dem Unfall vorausging und ihn verursachte. Die Konjunktion *und* wird also temporal im Sinne von »und dann« sowie kausal im Sinne von »und deshalb« interpretiert – und nicht lediglich als rein logische Verknüpfung zweier Ereignisse verstanden, die auch in umgekehrter Reihenfolge genannt werden könnten. Die Basis für die temporale Interpretation liefert die vierte Maxime Grices (Maxime der Modalität): Rezipienten gehen in der Regel davon aus, dass Äußerungen entsprechend dieser Maxime »geordnet« vorgetragen werden: Was zuerst passiert *(Susanne stolperte über ihr langes Kleid)*, wird auch zuerst erwähnt. Die kausale Interpretation wiederum ergibt sich aus der zweiten Submaxime der Quantität (Sag nicht mehr als nötig): Der Kausalzusammenhang zwischen Stolpern und Beinbruch lässt sich leicht aus dem Weltwissen erschließen und muss daher nicht explizit erwähnt werden.

Nicht-Standard-Implikaturen: Selbst Äußerungen, die auf den ersten Blick gegen die Konversationsmaximen zu verstoßen scheinen, können sich bei näherer Betrachtung als durchaus mit dem Kooperationsprinzip vereinbar erweisen. So liegt oberflächlich betrachtet im folgenden (modifizierten) Beispiel Grices (1989a, S. 37) eine Verletzung der *Maxime der Modalität* vor: *Gegen Ende der Opernvorstellung produzierte die Primadonna eine Reihe von Lauten, die eine frappierende Ähnlichkeit mit dem Klagelied der Dido aufwiesen.* Die umständliche Formulierung verstößt offensichtlich gegen die Modalitätsmaxime, wobei – nicht zuletzt aufgrund der Offensichtlichkeit des Verstoßes – der Verstoß selbst hier als Implikatur aufgefasst werden muss. Die Aussage legt den Schluss nahe, dass der Rezensent die Gesangsleistung als derart unterirdisch erlebte, dass der konventionelle Ausdruck *singen* fehl am Platz gewesen wäre. Die so transportierte Botschaft ist ein typisches Beispiel einer Nicht-Standard-Implikatur, also einer Implikatur, die dadurch für Adressaten erschließbar wird, dass die Konversationsmaximen in auffälliger Weise verletzt werden.

Nicht-wörtliche Äußerungen wie Metaphern und Ironie gelten als paradigmatische Fälle von kontextabhängigen Bedeutungen. Auch sie stellen auf den ersten Blick Verletzungen der Griceschen Maximen dar. In vielen Fällen verstoßen z.B. Metaphern (*Julia ist Romeos Sonne*) und ironische Bemerkungen (*Schönes Wetter heute*, geäußert bei strömendem Regen) gegen die *Maxime der Qualität* – sie sind wörtlich verstanden falsch. Dadurch, dass die Griceschen Maximen aber in ganz offenkundiger Weise verletzt werden, können (neurotypische) Rezipienten die eigentliche Bedeutung des Gesagten – die Implikatur – in der Regel vergleichsweise leicht und meist intuitiv erschließen.

Grice führt eine weitere grundsätzliche Unterscheidung zwischen partikulären und generalisierten konversationellen Implikaturen ein. **Partikuläre konversationelle Implikaturen** werden im Gegensatz zu generalisierten konversationellen Implikaturen nur in ganz spezifischen Kontexten erzeugt. **Generalisierte konversationelle Implikaturen** dagegen werden standardmäßig generiert, es sei denn, es liegen spezielle kontextuelle Indizien vor, die zu ihrer Blockierung führen. Im Gegensatz zu partikulären Implikaturen sind generalisierte Implikaturen mit bestimmten Wörtern oder Phrasen verknüpft.

Diese Unterscheidung kann anhand von Bernds Äußerung in den folgenden beiden Beispielen illustriert werden. Bernds Kommentar geht jeweils eine andere

Frage voraus. Der außersprachliche Kontext ist in beiden Fällen identisch: Susanne und Bernd trainieren zusammen eine Jugend-Fußballmannschaft.

Susanne zu Bernd: »Sollen wir das Training beenden?«
Bernd: »Manche Kinder sind schon vollkommen erschöpft.«

Susanne zu Bernd: »Hast Du auch das Gefühl, dass das Training die Mannschaft unterfordert?«
Bernd: »Manche Kinder sind schon vollkommen erschöpft.«

In beiden Fällen kann aus Bernds Verwendung des Wortes *manche* geschlossen werden, dass »nicht alle« Kinder bereits vollkommen erschöpft sind; diese Inferenz ist ein Beispiel einer generalisierten konventionellen Implikatur. Die mit der Äußerung jeweils kommunizierte partikuläre Implikatur ändert sich dagegen in Abhängigkeit vom Kontext; sie ist jeweils mit Bernds Äußerung insgesamt verknüpft. Im ersten Fall kann aus Bernds Äußerung geschlossen werden, dass das Training seiner Meinung nach beendet werden sollte. Im zweiten Fall dagegen wird eine andere partikuläre konversationelle Implikatur kommuniziert: Bernd widerspricht Susannes Andeutung, dass das Training die Mannschaft unterfordert haben könnte.

In der Nachfolge von Grice lassen sich grob zwei Hauptströmungen unterscheiden – die sogenannten Neo-Gricesche Pragmatik (vgl. Atlas & Levinson, 1981; Horn, 1984; Horn, 1993; Horn, 2006; Levinson, 2000) und die Post-Gricesche Pragmatik, zu deren prominentesten Vertretern Sperber und Wilson mit ihrer Relevanztheorie zählen (z. B. Sperber & Wilson, 1995). Während die Neo-Gricesche Pragmatik sich speziell mit generalisierten konversationellen Implikaturen auseinandersetzt, den Griceschen Ansatz weiterentwickelt und systematisiert, stellt die Relevanztheorie von Sperber und Wilson in vielerlei Hinsicht ein Gegenmodell zu Grice dar.

Horn (1984) zufolge lassen sich die Griceschen Maximen (mit Ausnahme der Qualitätsmaxime) aus einem für Sprachstruktur und Sprachwandel grundlegenden Prinzip ableiten, dem **Ökonomieprinzip** bzw. der Aufwandsminimierung (vgl. Zipf, 1949). Was als minimaler Aufwand zu betrachten ist, hängt allerdings davon ab, wessen Perspektive in den Blick genommen wird – die der Sprecher oder die der Adressaten. Die radikalste Form der Aufwandsminimierung für Sprecher würde zu Äußerungen führen, die einen einzigen Laut umfassen – und damit maximal vieldeutig wären. Bezogen auf Hörer würde die unkontrollierte Anwendung des Ökonomieprinzips zum gegenteiligen Ergebnis führen, also zu maximal detaillierten und expliziten Äußerungen, die beim Hörer zu einem höchst differenzierten und genauen Verständnis führen. Diese beiden Ökonomieprinzipien bezeichnet Horn (1984) als Q- und R-Prinzip. Das Q-Prinzip (Hörer-Ökonomie) umfasst die erste Gricesche Submaxime der Quantität (*Sag nicht weniger als nötig*). Das R-Prinzip (Sprecher-Ökonomie) umfasst die Gricesche Relationsmaxime, die zweite Submaxime der Quantität (*Sag nicht mehr als nötig*) und die Modalitätsmaxime. Die Maxime der Qualität bleibt als Grundvoraussetzung gelingender Kommunikation in ihrer ursprünglichen Form bestehen und wird keinem der beiden Prinzipien zugeordnet. Vereinfacht dargestellt ergibt sich also folgende Dichotomie (vgl. Horn, 1984, S. 13).

Das Q-Prinzip: Mache deinen Beitrag hinreichend (damit Adressaten dich verstehen können); sag so viel du kannst (unter Berücksichtigung des R-Prinzips).

Das R-Prinzip: Mache deinen Beitrag notwendig; sag nicht mehr als du musst (unter Berücksichtigung des Q-Prinzips).

Unterschiedliche Gewichtungen dieser beiden Prinzipien sind eine Quelle von Missverständnissen. Nicht immer ist offenkundig, weshalb in einem Fall das Q-Prinzip für die Interpretation relevant sein sollte, im anderen Fall jedoch das R-Prinzip. Die folgenden Sätze zeigen die Wirkungsweise der zwei Prinzipien am Beispiel des unbestimmten Artikels im Deutschen (vgl. hierzu die Diskussion in Levinson, 2000, S. 17–18, 91–92; Levinsons Ansatz ist dem Modell Horns sehr ähnlich).

»Ich habe im Training einen Finger verletzt.«
»Ich habe in einem Auto übernachtet.«

Im ersteren Fall ist die naheliegendste Interpretation, basierend auf dem R-Prinzip, dass vom Finger des Sprechers die Rede ist: Weltwissen lehrt uns, dass man zumeist den eigenen Finger verletzt. Im zweiten Beispiel dagegen hat der Sprecher vermutlich nicht im eigenen Auto übernachtet. Diese Interpretation ist eine Anwendung von Horns Q-Prinzip (*Sage, soviel Du kannst*): Hätte der Sprecher im eigenen Auto übernachtet, hätte er dies im Sinne des Q-Prinzip spezifizieren müssen (»*in meinem Auto*«). Da er dies nicht getan hat, kann davon ausgegangen werden, dass der Sprecher nicht im eigenen Auto übernachtet hat. In nicht wenigen Fällen bleibt allerdings unklar, welchem der Prinzipien Priorität zukommt.

Das Prinzip der *pragmatischen Arbeitsteilung* (Horn, 1984, S. 22) beantwortet diese Frage für solche Fälle, in denen eine Sprache Paare von Ausdrücken mit gleicher oder ähnlicher Referenz besitzt, die sich in ihrer formalen Komplexität stark unterscheiden (z.B. *töten/kill* im Gegensatz zu der komplexeren Umschreibung *den Tod verursachen/cause to die*, vgl. McCawley, 1978; Horn, 1984). Die einfacheren Ausdrücke sind im Sinne des R-Prinzips mit typischeren Situationen assoziiert. Die Verwendung eines komplexen und umständlichen Ausdrucks signalisiert dagegen im Sinne des Q-Prinzips, dass eine eher untypische Situation beschrieben werden soll, also eine Situation, für die ein einfacherer Ausdruck nicht geeignet wäre (vgl. Horn, 1984, S. 22). So wird eine Umschreibung wie *John caused the cat to die* dann notwendig, wenn John nicht direkt den Tod der Katze verursacht hat, sondern indirekt dafür verantwortlich ist (z.B. durch seine Weigerung, die Katze auf Krankheiten untersuchen zu lassen).

Während die Neo-Gricesche Pragmatik ihr Hauptaugenmerk auf generalisierte konventionelle Implikaturen legt, bestreiten die Vertreter der Post-Griceschen Pragmatik (z.B. Sperber & Wilson, 1995) deren Existenz. Sperber und Wilson gehen vielmehr davon aus, dass alle Implikaturen partikulär sind. Darüber hinaus schlagen sie eine Neukonzeption pragmatischer Prinzipien vor, die auf das Relevanzprinzip reduziert werden. Die Relevanz einer Äußerung kann als Kompromiss zwischen der mit ihr transportieren Information, im Verhältnis zum Verarbeitungsaufwand betrachtet werden. Mit dem Gebrauch einer Äußerung wird deren Relevanz unterstellt. Dieses Relevanzprinzip ermöglicht die Identifizierung des von Sprechern Gemeinten: Von allen möglichen Interpretationen hat diejenige Priorität, die vereinfacht formuliert zu einem möglichst großen Informationsgewinn bei möglichst niedrigem Verarbeitungsaufwand führt (vgl. Sperber & Wilson, 1995, S. 155–162).

Beispielsweise lassen sich mit diesem Prinzip Äußerungen erklären, die mit Griceschen Maximen nicht vollständig kompatibel sind. Man stelle sich beispielsweise folgendes Szenario vor. Mirko fragt seinen Freund Lukas: »*Kannst Du mir einen Termin nennen, wann wir uns zum Schachspielen treffen können?*« Beantwortet Lukas diese Aufforderung mit den Worten: »*Morgen gegen 16 Uhr oder übermorgen gegen 19 Uhr,*« dann verletzt seine »überinformative« Antwort die Griceschen Quantitätsmaxime *Sag nicht mehr als nötig*. Dagegen ist die Antwort kompatibel mit dem Relevanzprinzip von Sperber und Wilson: Indem Lukas zwei mögliche Termine nennt, wird seine Antwort informativer, in einer Weise, die den zusätzlichen Verarbeitungsaufwand rechtfertigt. Die von Lukas formulierte Antwort ist relevanter als eine mögliche Alternativantwort, die nur einen einzigen Termin nennt, insbesondere wenn Mirko nur wenig freie Zeit hat und die Nennung zweier Termine die Wahrscheinlichkeit erhöht, dass es zu einem Treffen der beiden kommen kann.

4.2.2 Deixis

Als Deiktika werden Ausdrücke bezeichnet, die auf meist klar identifizierbare Parameter des Äußerungskontexts bezogen sind (vgl. Levinson, 1983). Zu diesen Parametern zählen *Sprecher*, *Adressat*, *Ort* und *Äußerungszeit*. Auf wen sich beispielsweise *ich* bezieht, hängt davon ab, wer der *Sprecher* der Äußerung ist, in der das Wort verwendet wird; ebenso variiert der Bezug von *du* systematisch mit dem *Adressaten* einer Äußerung und was genau unter *hier* oder *dort* zu verstehen ist, hängt davon ab, wo sich Sprecher und/oder Rezipient aufhalten, wo sie hinschauen und hindeuten. Auch was zum Beispiel *vor* bedeutet, ist sehr kontextabhängig: *Vor dem Auto* kann sich sowohl auf die intrinsische Perspektive des Autos beziehen (also vor dem Bug) als auch auf die Perspektive des Sprechers (also zwischen Sprecher und Auto). Das jeweilig Gemeinte muss der konkreten Situation entnommen werden.

4.2.3 Sprechakttheorie

Sprechakte sind zentraler Gegenstand der von Austin (1975) entwickelten Sprechakttheorie, die Äußerungen als Handlungen begreift, also als »Akte«, die nicht (oder zumindest nicht ausschließlich) der Beschreibung der Welt dienen, sondern diese auch verändern können. Besonders deutlich wird der Handlungsaspekt von Sprache im Fall von Äußerungen, die im Rahmen bestimmter institutioneller Kontexte gemacht werden. Z. B. stellt ein Richterspruch wie *Ich spreche Herrn XY schuldig*, eine Handlung im Sinne einer Veränderung der – sozialen – Realität Herrn XYs dar: Eine solche Äußerung ist somit keine reine Beschreibung. Im Zentrum der Sprechakttheorie steht unter anderem die Klassifikation von Sprechakten: beispielsweise werden Versprechen, Beileidsbekundungen und Behauptungen verschiedenen Sprechakttypen zugeordnet. Ein weiteres zentrales Thema sind indirekte Sprechakte (Searle, 1979), also Äußerungen, die in einem bestimmten Kontext einen anderen, als den mit ihrer wörtlichen Bedeutung assoziierten Sprechakttyp realisieren: *Können Sie mir die Uhrzeit sagen?* oder gar: *Haben Sie eine Uhr an?* sind wörtlich verstanden Fragen; in den meisten Kontexten drücken solche Sätze jedoch eine Bitte – und damit einen anderen Sprechakt – aus. In diesem Fall ist die Bitte der »indirekte« Sprechakt, die Frage der »direkte« Sprechakt (vgl. dazu auch das klinischen ▶ Kap. 5.3.6).

4.2.4 Weitere Gebiete der linguistischen Pragmatik

Weitere Gebiete, die der linguistischen Pragmatik zugeordnet werden, sind die Konversationsanalyse, die sich mit konversationellen Strukturen befasst, etwa der Organisation von Sprecherwechseln (Liddicoat, 2022, vgl. ▶ Kap. 4.5, ▶ Kap. 5.3.8), die Diskurs- und Textlinguistik, die sich unter anderem mit der Frage beschäftigt, welche sprachlichen Mittel Kohärenz innerhalb eines Textes oder einer Erzählung herstellen (z.B. können Pronomen sowie räumliche und zeitliche Ausdrücke Bezüge zwischen unterschiedlichen Abschnitten eines Textes herstellen) und die Höflichkeitstheorie, die sich mit dem sozial angemessenen Gebrauch von Sprache beschäftigt. Auch die Erforschung von Intonation und sprachbegleitenden Gesten stellt mittlerweile einen wichtigen Bereich sprachpragmatischer Forschung dar.

4.3 Ironie als pragmatisches Phänomen

Verena Haser

Der Begriff Ironie wird in einer Vielzahl unterschiedlicher Bedeutungen verwendet. Gegenstand dieses Überblickes ist allein die sprachliche Ironie, die sich von den verschiedenen Spielarten der situativen Ironie klar abgrenzen lässt. Situative Ironie bezeichnet ein nicht intendiertes Ereignis, das den Erwartungen bzw. dem eigenen Weltverständnis zuwiderläuft (z.B. ein Zahnarzt mit Zahnschmerzen oder ein Feuerwehrhaus, das niederbrennt; vgl. Attardo, 2000). Im Gegensatz dazu bezeichnet sprachliche Ironie eine vom Sprecher intendierte sprachliche Handlung (vgl. Attardo, 2000), die in der Alltagssprache oftmals auf eine knappe Formel gebracht wird: *Das Gegenteil dessen meinen, was wörtlich gesagt wird.* Ob diese Formel eine für Sprecher und Adressaten tatsächlich reale Kategorie abzubilden vermag und wie sie in der sprachwissenschaftlichen Forschungstradition abgewandelt wurde, soll Gegenstand dieses Kurzüberblicks sein. Beispielhaft sollen die drei bekanntesten linguistischen Modelle der Ironie skizziert werden – die Konzeption von Ironie als Gegensatz (z. B. Grice, 1989a, 1989b), als distanzierendes Echo (Sperber & Wilson, 1995) und als transparente Verstellung (z. B. Currie, 2006). Die an die Kurzdarstellungen anschließenden, kritischen Überlegungen sind meist auch auf andere Ironiemodelle übertragbar, können aber aus Platzgründen jeweils nur für eine Theorie veranschaulicht werden. Besonderes Gewicht wird dabei auf umstrittene »Kandidaten« für sprachliche Ironie gelegt werden, da sie in eindrücklicher Weise offene Fragen der Ironieforschung in den Blickpunkt rücken.

Überlegungen zu Ironie reichen bis in die Antike zurück. Seit Cicero (*De oratore* 2, Cicero, 2007, S. 269–270) und Quintilians *Institutio oratoria* gilt Ironie (auch) als rhetorisches Stilmittel, das Quintilian als die Verwendung von Wörtern, Phrasen, Sätzen oder längeren Passagen beschreibt, die das Gegenteil des wörtlich Gesagten kommunizieren (*Institutio oratoria*, Quintilian, 9.2.44).

Eine an diese antike Tradition in Teilen anknüpfende Konzeption schlägt Grice in seinen vielbeachteten, wenn auch knappen Ausführungen zu Ironie vor (vgl. Grice, 1989a, 1989b). Nach Grice dient Ironie dem Ausdruck von Emotionen, Bewertungen oder Einstellungen. Ironische Sprecher kommunizieren eine spezielle Art von Implikaturen, also Inhalte, die nicht allein aus der kontextunabhängigen Bedeutung des verwendeten Satzes erschließbar sind. Der Begriff *kontextunabhängige Bedeutung* umfasst grob vereinfacht die Informationen, die aus Wörterbuchdefinitionen und syntaktischen Strukturen ableitbar sind. Ironie wird zu den Nicht-Standard-Implikaturen gezählt (vgl. Levinson, 1983, S. 104, 126; vgl. auch ▶ Kap. 3.2).

Im Fall von Standard-Implikaturen werden die Konversationsmaximen befolgt; dies ermöglicht es Adressaten, das wörtlich Gesagte mit impliziten Inhalten anzureichern (vgl. zu den Konversationsmaximen ▶ Kap. 3.2). Beispielsweise wird die Aufforderung: *Stell die Musik leiser!* von Adressaten normalerweise so verstanden, dass die Musik sofort leiser gestellt werden soll – und nicht etwa erst Stunden später. Obwohl die Aufforderung zeitlich nicht spezifiziert ist, können (neurotypische) Adressaten ihre Dringlichkeit leicht erschließen. Die Adressaten unterstellen dabei, dass Sprecher sich an die Konversationsmaximen halten. In diesem Fall sind die Maximen der Relation (*Sei relevant!*) und der Quantität einschlägig. Aus dieser Grundannahme können Adressaten folgern, dass die Musik sofort leiser gestellt werden soll.[10].

Im Gegensatz zur Standard-Implikatur kommunizieren Sprecher im Falle von Ironie Nicht-Standard-Implikaturen: Das von Sprechern eigentlich Gemeinte oder

---

10 Die explizite Spezifikation *sofort* ist dabei unnötig, da dies in den meisten Kontexten die naheliegendste Anreicherung des Gesagten darstellt – im Sinne der Quantitätsmaxime *Sag nicht mehr* als nötig! Andererseits müsste ein Sprecher konkret den Zeitpunkt des Leiserstellens benennen, wenn die Musik erst in zwei Stunden leiser gestellt werden sollte, etwa weil in zwei Stunden ein wichtiges Telefongespräch ansteht. Da ein derart spezifischer Wunsch für Adressaten gewöhnlich nicht erschließbar ist, hätte der Sprecher in diesem Fall den Zeitpunkt der Ruhepause ausdrücklich benennen müssen, im Sinne der Maxime Sag nicht weniger als nötig!

zumindest *Mit*gemeinte kann vom Hörer dadurch erschlossen werden, dass die ironische Äußerung auf offensichtliche Weise Konversationsmaximen verletzt. Grice nennt diese Art einer, für Sprecher wie Hörer offensichtlichen Verletzung von Konversationsmaximen, *flouting*. Die von Grice (1989a, S. 34; 1989b, S. 53–54) angeführten Beispiele für Ironie verletzen die Qualitätsmaxime, der zufolge Sprecher nichts sagen sollten, was sie für falsch halten; genauso wenig sollten sie Behauptungen aufstellen, für deren Richtigkeit sie keine hinreichenden Anhaltspunkte haben. In der Tat sind viele, wenn auch nicht alle ironischen Äußerungen in offensichtlicher Weise wörtlich falsch, z. B. die Bemerkung: »*Tolles Wetter heute!*«, während es gerade in Strömen regnet.

Allerdings gibt es auch Beispiele von Ironie, die gegen andere Konversationsmaximen verstoßen. Als Beispiel sei folgende Frage an einen unhöflichen Restaurantbesucher genannt, der seine Suppe mit derart lautem Schlürfen zu sich nimmt, dass sich die Tischnachbarn gestört fühlen: *Wie alt sind Sie eigentlich?* In diesem Fall wird die Maxime der Relation verletzt, da die Frage auf der wörtlichen Ebene offensichtlich irrelevant ist.

Das Beispiel zeigt nicht nur, dass Ironie nicht notwendigerweise mit einer offenkundigen Verletzung der Qualitätsmaxime einhergeht, sondern auch, dass ironische Sprecher nicht immer das Gegenteil dessen meinen, was sie wörtlich sagen. Im obigen Fall könnte zwar argumentiert werden, dass eine Art Kontrast vorliegt zwischen der wörtlichen Deutung des Satzes als interessierter Frage und der ironischen Interpretation als empörter Kritik. Und in der Tat kann bei Ironie meist von einem Spannungsverhältnis zwischen Gesagtem und Gemeintem gesprochen werden, allerdings ist dies kein Alleinstellungsmerkmal von Ironie. Beispielsweise kontrastiert die wörtliche Bedeutung von Metaphern ebenfalls in der Regel mit ihrer übertragenen Bedeutung (z. B. *Mona hat einen scharfen Verstand* für *Mona ist intelligent*). Manche Autoren bevorzugen den Ausdruck *reversal of evaluation* oder *semantic reversal* (vgl. Partington, 2007; Seto, 1998) anstelle von *Gegensatz*, *Kontrast* oder ähnlichen Termini, jedoch ist in vielen Fällen unklar, inwiefern der Begriff *Umkehrung* die spezifische Qualität vieler ironischer Äußerungen besser erfasst als der Begriff *Gegensatz*. Im Fall von: *Wie alt sind sie eigentlich?* scheint dies nicht der Fall zu sein.

Ein, in diesem Zusammenhang aufschlussreicher, jedoch in der Ironieforschung bisher wenig beachteter Beispieltyp, sind ironisch intendierte Höflichkeitsfloskeln. Wenn ich einen erklärten Atheisten absichtlich mit *Grüß Sie Gott* anspreche, dann kann dies ironisch gemeint sein, besonders bei starker Betonung auf *Gott*, langsamer Aussprache des Nomens *Gott* und den mit Ironie assoziierten prosodischen Merkmalen (vgl. z. B. Attardo et al., 2003; Larrouy-Maestri et al., 2023). Es besteht in diesem Falle kein direkter Gegensatz zwischen Gesagtem und Gemeintem – schon weil der Gruß durch den ironischen Unterton nicht aufgehoben wird; er ist Teil des Gemeinten. Ähnlich liegt der Fall bei der Abschiedsfloskel *Schönen Tag noch*. Mit ironischem Unterton ausgesprochen, kann etwa die Mitarbeiterin eines Schuhgeschäftes damit ausdrücken, dass ihr Kunde sich äußerst unhöflich verhalten hat. Auch hier liegt im Falle der ironischen Verwendung kein Gegensatz zwischen Gesagtem und Gemeintem vor: Eine solche konventionelle Formel wird auch in Fällen verwendet, in denen die Mitarbeiterin dem Kunden gegenüber indifferent oder sogar feindlich gestimmt ist, also ihm keineswegs tatsächlich einen schönen Tag wünscht. Mit anderen Worten, der semantische Gehalt solcher Formeln ist verblasst – sie dienen dem Austausch von Höflichkeiten, wie sie selbst unter Feinden möglich sind. Umgekehrt kann die Formel auch dann verwendet werden, wenn die Sprecherin aus reiner Gutmütigkeit dem Kunden trotz dessen unfreundlichen Verhaltens von ganzem Herzen einen schönen Tag wünscht, durch ironisch übertriebene Intonation aber darauf hinweisen möchte, dass der Kunde sich unpassend verhalten hat.

Ein weiteres, viel diskutiertes Beispiel wurde zuerst von Kaufer (1981, S. 502) analysiert. *America's allies – always there when they need you.* Dieser Satz spielt auf eine bekannte Wendung an – *America's allies – always there when you need them* – und verkehrt sie ins »Gegenteil«. Mit der ironischen Version des Satzes wird präzise die Meinung des Sprechers ausgedrückt. Sollte man den Satz daher als wörtliche – und keinesfalls ironische – Äußerung einstufen? Einige Argumente scheinen dafür zu sprechen, andere wiederum dagegen. Beispielsweise spielt der Satz genauso wie klassische Fälle von Ironie mit der Erwartung von Adressaten: Anstelle des zu erwartenden Satzendes wird genau das Gegenteil formuliert. Im Fall des Beispiels ist überdies die erste Satzhälfte formuliert wie klassische Beispiele für Ironie: *America's allies – always there* ist interpretierbar im Sinne von »die Verbündeten sind immer für die USA da«, eine Lesart, die allerdings durch die Fortsetzung (*when they need you*) revidiert werden muss. In diesem Zusammenhang sollte der sogenannten intrinsischen Inkrementalität von Sprachverarbeitung (Gregoromichelaki & Kempson, 2016) Rechnung getragen werden: Sobald ein Satzfragment wahrgenommen wird, wird es verarbeitet; gleichzeitig werden Erwartungen generiert, wie eine Äußerung fortgesetzt werden könnte (vgl. z. B. Altmann & Kamide, 1999; Kamide et al., 2003; Rayner & Clifton, 2009; Schumacher, 2013). Besonders in den Fällen, in denen Sprecher kurz zwischen den Phrasen *always there* und *when you need them* pausieren, können Adressaten daher eine vorläufige Interpretation der ersten Satzhälfte generieren. Die erste Satzhälfte wird also von Adressaten mit entsprechendem Hintergrundwissen sehr wahrscheinlich als ironisch interpretiert werden: Die Verbündeten sind eben gerade NICHT immer für die USA zur Stelle. Diese ironische Interpretation – »die Verbündeten sind völlig unzuverlässig und kommen nur, wenn sie was wollen« – wird durch die Fortsetzung *always there when they need you* noch bestätigt, was aus sprachpsychologischer Sicht für eine Interpretation der Äußerung insgesamt als Fall von Ironie spricht (vorausgesetzt, die Rezipienten verfügen über das notwendige Hintergrundwissen).

Auch das obige Beispiel spielt also auf mehreren Ebenen mit dem Element der Gegensätzlichkeit. Wird es dadurch zu einem Fall von Ironie? Letztlich kann diese Frage ohne eine theorieunabhängige Methode zur Identifizierung ironischer Äußerungen nicht abschließend geklärt werden. Es scheint rein arbiträr, ob bei der Klassifikation des Beispiels die Ähnlichkeiten zu klassischen Ironietypen priorisiert werden (z. B. Kontrastivität zwischen bekannter Wendung und tatsächlicher Äußerung; spöttische Distanzierung zu den kritisierten Verbündeten) – oder aber die Unterschiede (Kontrastivität zwischen Gesagtem und Gemeintem wird noch innerhalb des Satzes aufgehoben; Satz ist wörtlich wahr). Entsprechend unterschiedlich sind auch die Analysen dieses Beispiels (vgl. z. B. Attardo, 2000, S. 798; Partington, 2006, S. 187; Dynel, 2018, S. 197).

Das Beispiel zeigt exemplarisch ein Kernproblem der Ironieforschung auf: Ob eine Äußerung als ironisch betrachtet wird, hängt von der jeweils präferierten Konzeption von Ironie ab. Als hauptsächliche Evidenz für die jeweilige Konzeption von Ironie werden in der Regel Beispiele angeführt, deren ironische oder nicht-ironische Qualität als (neurotypisch) intuitiv offensichtlich betrachtet wird (vgl. Partington, 2006, S. 190). Dass Intuitionen unterschiedlich sein können, zeigt sich jedoch unter anderem in den teils recht unterschiedlichen Definitionen von Ironie in der einschlägigen Literatur (vgl. z. B. die Überblicksdarstellung von Garmendia, 2018). An die Stelle systematischer Begründung des jeweiligen Ansatzes, unter Berücksichtigung allgemeiner Erkenntnisse zu Sprachstruktur und Sprachverarbeitung, tritt somit eine zirkuläre Argumentationsstrategie. Gegenbeispiele werden mit dem Verweis entkräftet, dass sie im Widerspruch stehen zum eigenen Ironiemodell – und ggf. auch im Widerspruch zu anderen, gleichermaßen ausschließlich intuitiv begründbaren Ironiekonzeptionen (vgl. z. B. die Argumentation in Dynel, 2018, S. 194–195).

Auch Grices Ansatz basiert auf teilweise nicht ausreichend begründeten Annahmen:

> »I can for example say *What a scoundrel you are!* (*Was für ein Schuft Du bist!*) when I am well disposed toward you, but to say that will be playful, not ironical, and will be inappropriate unless there is some shadow of justification for a straightforward application—for example you have done something which some people (though not I) might frown upon.« (Grice, 1989a, S. 54)

Grice begründet nicht, weshalb das genannte Beispiel (sich spielerisch in beispielsweise einen spießigen Mitmenschen hineinversetzen) im besten Falle als sprachliche Spielerei zu betrachten sei, jedoch nicht als Ironie. Es überrascht daher kaum, dass die Ironizität dieser und anderer negativ formulierter, aber freundlich gemeinter Äußerungen, umstritten ist (vgl. Garmendia, 2008, S. 102; Garmendia, 2010, Dynel, 2013; Milanowicz et al., 2017).

Einen anderen Ansatz verfolgen Wilson und Sperber (2012). Sie konzipieren Ironie als eine Art echoischer Äußerung, die eine vorige Äußerung oder einen zuvor gefassten Gedanken (des Sprechers, des Hörers, eines Dritten oder einer Gruppe) wieder aufgreift und sich davon kritisch distanziert. Ein Paradebeispiel für diese Art von Ironie sind Situationen wie die folgende. Albert möchte im Meer schwimmen gehen und überredet seine Frau Tanja, ihn zu begleiten: *Das Wasser ist bestimmt angenehm warm!* Leider erweist sich Alberts Optimismus als unbegründet. Nach den ersten Schwimmzügen im Meer meint Tanja fröstelnd zu Albert: *Total warmes Wasser, findest Du nicht?*

In diesem Beispiel greift Tanja die Äußerung Alberts wieder auf und distanziert sich von ihr. Ironische Äußerungen können Sperber und Wilson zufolge auch lediglich unterstellte Überzeugungen des Adressaten echoisch »aufgreifen«. Wenn Barbara beispielsweise glaubt, dass Susi sich für in höchstem Maße intelligent hält, kann Barbaras ironischer Ausruf *Susi, du bist ein echtes Genie!* ebenfalls als Echo-

Äußerung analysiert werden. In diesem Fall wird das von Barbara unterstellte Selbstbild Susis echoisch reflektiert.

Als eine andere Variante von Echo-Äußerungen beschreiben Wilson und Sperber (2012) ironische Bemerkungen wie Utes Kommentar in einer Situation, in der ihr ein kleiner Hund heftig in die Hand beißt: *Das Hündchen ist aber wirklich niedlich!* In diesem Szenario bezieht sich das Echo auf eine gesellschaftliche oder kulturelle Norm – also auf »normative« Vorstellungen einer kulturellen Gemeinschaft – die kritisch aufs Korn genommen werden, etwa die Norm, dass kleine Hunde niedlich und brav sein sollten.

Der Ansatz von Sperber und Wilson eignet sich nicht gut zur Unterscheidung von Ironie und nicht-ironischen Äußerungen, da er zu einer unterschiedlichen Klassifizierung sehr ähnlicher Äußerungstypen führen kann. Dies kann an folgenden Beispielen veranschaulicht werden.

1. Mary: *That was fun* when used as a comment on a boring party
2. John: *That was graceful* when used as a comment on a clumsy ballet performance

Laut Wilson & Sperber (2012, S. 131–132), kann (1) in Abhängigkeit vom Kontext auf unterschiedliche Weise als distanzierende Echo-Äußerung verstanden werden. Beispielsweise könnte sich Mary vom Inhalt zuvor vorgebrachter Versicherungen ihrer Freunde distanzieren, dass die Party großartig werden würde. Sie könnte sich auch von ihren eigenen enttäuschten Erwartungen distanzieren, dass sich der Besuch der Party lohnen könnte. (1) kann jedoch auch zum Ausdruck bringen, dass die Party einer generellen »normativen« Vorstellung widerspricht, dass Partys Spaß machen sollten:

> *[Mary] might be dissociating herself from an application (to this particular party) of a widely shared normative representation of how parties are supposed to go. In that case, her utterance might communicate that this particular party has fallen ridiculously short of acceptable standards* (Wilson & Sperber, 2012, S. 132)

Mit einer Bemerkung wie: *Das hat Spaß gemacht!* können jedoch die verschiedensten Ereignisse ironisch kommentiert werden, auch solche, mit denen im Normalfall keine positiven Erwartungen oder »Normen« verknüpft sind, beispielsweise zahnärztliche Behandlungen oder eine anfangs belanglose Unterhaltung unter Fremden, die in einen handfesten Streit mündet. Im Fall des Zahnarztbesuchs könnte der Kommentar *Hat Spaß gemacht!* noch als »Echo« der optimistischen Erwartung analysiert werden, dass der Zahnarztbesuch schon »nicht so schlimm« werden würde. In dieser Lesart läge eine Kombination von Ironie und Übertreibung vor: Die gängige Versicherung, dass etwas schon »nicht so schlimm« werden würde, wird durch Übertreibung zu: »Es wird Spaß machen«; diese leere Versicherung wird ironisch gespiegelt. Diese Erklärungsstrategie läuft jedoch ins Leere, in Fällen von Ereignissen, die vom Sprecher weder mit Erwartungen noch mit Normen assoziiert werden. Man stelle sich beispielsweise vor, Ursula war noch nie beim Zahnarzt, hat daher keine Erwartungen bezüglich der Behandlung und besitzt auch kein Allgemeinwissen zu zahnärztlichen Eingriffen, da sie einer fremden Kultur entstammt. Trotzdem kann auch eine solche Sprecherin die Behandlung ironisch mit *Hat Spaß gemacht!* kommentieren. Allerdings ist die Verwendung der Äußerung in diesem Szenario nicht echoisch im Sinne Wilson und Sperbers (2012).

Die Echo-Theorie müsste daher zwei Beispiele, die sich sehr stark ähneln, unterschiedlich kategorisieren: als ironisch im ersten Fall (Sprecherin hat eine Vorstellung davon, was sie bei einer Wurzelbehandlung erwartet); als nicht-ironisch im zweiten (Zahnarztbesuch ohne Vorwissen und Erwartungen). Diese Art der Klassifikation wäre zirkulär und überdies in höchstem Maße willkürlich, da sich der intendierte Aussagengehalt in beiden Fällen (zumindest) sehr stark ähnelt, und auch das Verhältnis zwischen wörtlicher und intendierter Bedeutung in beiden Fällen dem klassischen Modell des ironischen Gegensatzes zwischen Gesagtem und Gemeintem entspricht. Obwohl uns das Ironiemodell von Sperber und Wilson also eine bestimmte Form von Ironie sehr einleuchtend erklärt, schließt es – wenn man es als »exklusives« Modell liest – zu viele Formen ironischer Äußerungen aus. Für die, mithilfe des Modells verstehbaren Formen von Ironie, ist es allerdings für den Bereich Autismus von wesentlicher Bedeutung, da im »Echo« häufig eine höhergradige Form von Theory of Mind enthalten ist. Um die »Echo-Ironie« gut interpretieren zu können, muss der Hörer sich in den Sprecher hineinversetzen, der sich gerade in den Hörer hineinversetzt (Theory of Mind, 2. Ordnung). Konkret: Im obigen Beispiel mit der Meerestemperatur muss Albert sich in Tanja hineinversetzen, die sich gerade (ironisch) in ihn hineinversetzt, um ihre Äußerung *Total warmes Wasser!* richtig zu verstehen.

Die in den Augen vieler Linguisten vielversprechendste Alternative zur relevanztheoretischen Konzeption von Ironie sind Ansätze, die Ironie als eine Art transparenter Verstellung (Pretense) auffassen. Die möglicherweise überzeugendste Version dieser Konzeption wurde von Currie (2006) entwickelt. Laut Currie sind ironische Sprecher vergleichbar mit Theaterschauspielern, die eine Rolle spielen, ohne dabei die Zuschauer zu täuschen – die Verstellung von Schauspielern ist mithin transparent, es besteht keine Gefahr, dass Zuschauer den Inhalt des Schauspiels mit der Realität verwechseln. Ironische Sprecher nehmen in ähnlich transparenter Weise[11] die Rolle einer Person ein, deren Blick auf die Realität verfälscht oder in anderer Weise problematisch erscheint:

> »In pretending to assert or whatever, one pretends to be a certain kind of person – a person with a restricted or otherwise defective view of the world or some part of it.« (Currie, 2006, S. 116)

Diese fehlerhafte Sicht der Welt ähnelt den Vorstellungen der Person, die mit einer ironischen Äußerung aufs Korn genommen werden soll. Dieser Ansatz erweist sich allerdings als schwer anwendbar auf Äußerungen, die sprachlich völlig absurd sind, wie z. B. Utes Reaktion auf den Vorwurf Marias, ihr strikter Verzicht auf jegliche

---

11 Hier ist kritisch anzumerken, dass Ironie auch intendiertermaßen doppeldeutig angelegt sein kann. Manche Sprechakte sind tatsächlich so »gedacht«, dass der Sprecher nicht offenlegen will, ob er etwas ernst oder ironisch meint. Dies kann z. B. in Situationen als »Fluchtweg« dienen, in denen Kritik nicht erwünscht ist. Somit ist die Transparenz der Verstellung in der Realität nicht immer gegeben.

sportliche Betätigung sei sehr ungesund: *Schade, dass ich schon vor Jahren aus genau diesem Grund gestorben bin, sonst hätte ich jetzt mit dir ein bisschen plaudern können.*

In solchen Fällen liegt keine Vortäuschung oder Verstellung vor, denn es kann nur vorgetäuscht werden, was überhaupt möglich, denkbar und sinnvoll sagbar ist. Das Konzept der transparenten Täuschung gerät hier an seine Grenzen, deckt also wiederum nur einen Teilbereich dessen ab, was wir unter Ironie verstehen. Die Vorstellung, dass eine längst gestorbene Person plaudernd bedauert, dass sie als Tote ja leider nicht plaudern könne, kann durch ironische Verstellung gar nicht erst erzeugt werden.

Jüngere Ansätze zeichnen sich oft dadurch aus, dass die, von verschiedenen Ansätzen postulierten Kriterien für Ironie miteinander kombiniert werden (z. B. Pattison, 2023.). Ironie könnte im Sinne dieser Entwicklung beispielsweise als Ausdrucksweise definiert werden, die entweder auf distanzierendem Echo oder transparenter Verstellung basiert und/oder einen Gegensatz zwischen Gesagtem und Gemeintem kommuniziert.

Doch selbst diese »hybriden« Konzepte kommen gelegentlich an Grenzen, wie an einem Beispiel aus der jüngeren Geschichte illustriert werden soll. Die frühere deutsche Bundeskanzlerin Angela Merkel war bekannt dafür, Personen ihr »volles Vertrauen« auszusprechen, deren Karriere aufgrund von Affären akut gefährdet war. Unter anderem mussten eine Bildungsministerin, ein Bundespräsident, ein Verteidigungsminister und ein Kanzleramtsminister kurz nach Merkels Versicherung abtreten. Denkbar ist folgende Interpretation[12] dieser wiederholten Vertrauensbekundungen: Der Satz *Frau/Herr X hat mein volles Vertrauen* könnte als Signal genutzt worden sein, um anzudeuten, dass die entsprechenden Politiker ihr Amt bald aufgeben müssen. Es ist auch vorstellbar, dass solche Bemerkungen mit gerunzelter Stirn oder ähnlich deutlicher Körpersprache vorgebracht werden, um klarzustellen, dass die Sprecherin lediglich dem Gebot der Höflichkeit und Gesichtswahrung Rechnung tragen möchte, den genannten Personen aber keineswegs mehr vertraut.

In diesem Beispiel sind alle Kriterien der drei behandelten Ironietheorien erfüllt. »Merkel« meint das Gegenteil dessen, was sie sagt, sie distanziert sich kritisch vom Gesagten, indem sie die Stirn runzelt, und sie verstellt sich im Sinne Curries (2006). Trotzdem wird man eine solche »Vertrauensbekundung« in der Regel nicht als ironisch interpretieren. Zwar ist theoretisch denkbar, dass die vermeintliche Vertrauenserklärung mit typischen prosodischen oder paraverbalen Signalen für Ironie vorgebracht würde – und damit tatsächlich kaum anders denn als ironische Spitze interpretierbar wäre. Dies würde jedoch gegen elementare diplomatische Grundprinzipien verstoßen. Vielmehr ist es das Anliegen der Sprecherin, ihre tatsächliche Haltung zu signalisieren, ohne die genannten Personen bloßzustellen.

Was aus dem Beispiel deutlich werden soll, ist, dass Aussagen zwar eine hohe Zahl an Ironiekriterien erfüllen können, aber dennoch keine Ironie sein müssen.

---

12 Ob diese Interpretation der Realität entsprechen, ist für die folgende Argumentation irrelevant, da der Fall lediglich der Veranschaulichung einer möglichen Kommunikationsstrategie dient. Sie muss lediglich *möglich* sein. Die als »Merkel« bezeichnete Politikerin ist damit also eine halb fiktive Person.

Keines der etablierten Ironiekriterien ist eine hinreichende Bedingung für eine ironische Äußerung.

Was allen bisher vorgestellten Ansätzen fehlt, ist eine systematische Rekonstruktion des Konzepts der Ironie unter Berücksichtigung relevanter Erkenntnisse über Sprachgebrauch und Sprachverarbeitung. Dieses Wissen könnte genutzt werden, um in einem ersten Schritt die Bandbreite ironischer Äußerungstypen so umfassend wie möglich auszuloten, um erst in einem zweiten Schritt die Kernmerkmale von Ironie zu identifizieren.

Wie können Varianz und Grenzen der Kategorie Ironie ausgelotet werden? Zum einen ist zu fragen, wie eine Äußerung in einem bestimmten situativen Kontext minimal abgewandelt werden müsste, damit sie als ironische Bemerkung interpretierbar wird (vgl. das obige Beispiel der Vertrauensbekundung einer Politikerin). Zum anderen müssen formal radikal verschiedene Ironietypen, unabhängig von theoretischen Vorfestlegungen, identifiziert werden.

Ein solcher Ansatz gründet in einer simplen Einsicht in die Funktionsweise von Sprache. Die Art einer Formulierung muss von Sprechern stets dem jeweiligen Kontext angepasst werden. Was z. B. in einem bestimmten Kontext mithilfe eines ganzen Satzes ausgedrückt wird, muss in einem anderen Kontext, in dem der Sprecher weitgehend auf die Zuhörerrolle beschränkt bleibt, notgedrungen völlig anders ausgedrückt werden, etwa mittels sogenannter Interjektionen (»Zwischenrufe«). Wie sich die Ironietheorie die Kontextbedingtheit von Formulierungen zunutze machen kann, soll anhand des folgenden Szenarios veranschaulicht werden: Harald freut sich sehr über die Tatsache, dass der ihm verhasste Nachbar Bertram tags zuvor eine regelrechte Pechsträhne hatte. Voller Schadenfreude erzählt Harald seiner Frau Annerose von Bertrams Pech: »*Bertram ist gestern ein kleines Missgeschick passiert. Auf dem Weg zum Bahnhof hat er sein Bein gebrochen, zwei Zähne verloren und sein Portemonnaie wurde ihm zu allem Überfluss auch noch gestohlen.*«

Der Verweis auf ein *kleines Missgeschick* ist zweifelsfrei ironisch im klassischen Sinn und damit ein sinnvoller Ausgangspunkt für das folgende Gedankenexperiment.[13] Die Varianz ironischer Äußerungen kann nämlich unter anderem dadurch erforscht werden, dass solche klassischen Fälle von Ironie in neue Kontexte transferiert werden und ergründet wird, wie der im Ursprungskontext ausgedrückte Inhalt im neuen Kontext vermittelt werden könnte.

Wie könnte Harald also seine Einstellung gegenüber Bertram und dessen Unglückstag, die er im obigen Szenario mit einem vollständigen Satz formuliert (*Bertram ist ein kleines Missgeschick passiert*), in einem Kontext ausdrücken, in dem seine Redebeiträge aufgrund geltender Konversationsnormen auf minimale Äußerungen beschränkt bleiben müssen? Man stelle sich vor, dass die Rollen von Harald und Annerose vertauscht würden. Annerose erzählt also Harald in aller Ausführlichkeit von Bertrams Pechsträhne. Harald sollte sich als Zuhörer in solchen Fällen auf kurze Rückmeldungen beschränken. Er könnte aber mithilfe einer Interjektion wie dem langgezogenen *Oooooops!* etwa die gleiche Haltung zum Aus-

---

13 Würde eine Ironietheorie solche klassischen Fälle nicht als ironisch anerkennen, hätte sie kaum Anspruch auf die Bezeichnung Theorie der *Ironie*; und könnte beliebig umbenannt werden (z. B. in *Humortheorie*, *Theorie sprachlicher Pointen*, etc.).

druck bringen, die er im ersten Kontext mittels der klassischen ironischen Bemerkung signalisiert hat. *Oops* ist in seiner Normalform als Reaktion genau dann angebracht, wenn jemandem ein kleines Missgeschick unterläuft. Wird das *Oooops* allerdings übertrieben intoniert und in die Länge gezogen, vergleichbar mit anderen ironisch gemeinten Äußerungen, kommuniziert es eine, dem erwähnten Satz entsprechende, ironische Einstellung des Hörers. Was ausgesprochen etwa hieße: *Es erfüllt mich mit großer Schadenfreude, dass diesem Idioten ein solches Missgeschick passiert ist,* wird im ersten Fall durch einen ironischen Satz ausgedrückt, im zweiten durch eine rein lautmalerische Interjektion.

Mit dieser Methode der kontextübergreifenden Entsprechungen kann die Menge, der als ironisch klassifizierbaren Äußerungstypen, um Beispiele erweitert werden, die in der einschlägigen Literatur bisher kaum Beachtung gefunden haben. Die zwei vorgestellten Strategien – also die Betrachtung kontextbedingter, sprachlicher Varianten in maximal unterschiedlichen Kontexten, sowie die Analyse unterschiedlicher Interpretationen einer einzigen Äußerung im gleichen Kontext (»Merkel«-Beispiel) – können die Grundlage bilden für eine methodisch fundierte Entwicklung eines Ironiebegriffs, der den realen Gegebenheiten kontextueller Sprachverwendung Rechnung trägt.

Was also haben *Oooops* und *Bertram hatte ein kleines Missgeschick* in den obigen Szenarien gemeinsam? Wie unterscheiden sich die ironische und wörtliche (gesichtswahrende Höflichkeitsfloskel) Interpretation von »Merkels« Vertrauensbekundungen? Was die unterschiedlichsten Formen ironischer Äußerungen miteinander gemein haben und was sie gleichzeitig von vordergründig ähnlichen Äußerungstypen unterscheidet, scheint folgendermaßen beschreibbar. Im Falle von Ironie liegt jeweils eine Kombination zweier Praktiken vor, die bereits in der vorsprachlichen Entwicklung angelegt sind. Zum einen ist dies die »Anpassung« an eine bestimmte Person, ihre Ziele, Interessen, Vorstellungen, etc., deren sprachliche Realisierung mit dem englischen Terminus *alignment* umschrieben wird, der in Psycholinguistik und Konversationsanalyse eine zentrale Rolle spielt (vgl. ▶ Kap. 4.5). Zum anderen zeichnen sich ironische Äußerungen durch eine Form von Spott bzw. Neckerei aus (*mockery*). Aus der Art des Alignments (scheinbares oder reales z.B.) und der Art der Neckerei sowie ihrer jeweiligen Gewichtung, ergeben sich unterschiedliche Spielarten der Ironie, von beißender Kritik zu humoristischer Frotzelei. Verschiedene Formen von Alignment sind Kernmerkmale sprachlicher Interaktion; Alignment wird auch als Grundvoraussetzung für das Funktionieren von Dialog betrachtet (vgl. Pickering & Garrod, 2006). Ironie gründet in dieser ohnehin omnipräsenten sozialen Praxis und verkehrt sie in vielen (wenn auch nicht allen) Fällen in ihr Gegenteil. Aus oberflächlichem Alignment mit einer bestimmten Person, inneren Haltung, etc. wird durch Beimischung spöttisch-neckender Elemente die oft konstatierte Distanzierung, die mit ironischer Sprache einhergeht. Der Gegensatz, der seit Cicero als zentral für Ironie betrachtet wird, ist in vielen Fällen daher in der Spannung zwischen oberflächlichem *Alignment* und tatsächlichem (z.B. inhaltlichem oder werteorientiertem) *Disalignment* zu verorten, und nicht im Verhältnis zwischen wörtlicher und übertragener Bedeutung.

Hierzu ein Beispiel: Zwei Kollegen arbeiten in einem Betrieb, der sich sehr der exakten Prozessbeschreibung verschrieben hat. Magnus sagt in tadelnder Weise zu seinem Kollegen Andreas: »*Da hast Du aber mal wieder die Standard Operating Procedure nicht ausreichend beachtet.*« Andreas versteht dies nicht als Kritik, sondern als ein ironisch-scheinbares alignment mit den Werten des Betriebes und realem Alignment der beiden Kollegen in ihrer Kritik an einer bürokratischen Kultur.

Auch Selbstironie kann auf der Basis dieses Paradigmas (dem Spiel mit realem und scheinbarem Alignment) gut verstanden werden. Um das Beispiel mit dem Meerwasser noch einmal abgewandelt aufzugreifen: Im kalten Meerwasser könnte auch Albert, der angekündigt hatte, dass das Wasser warm sei, zu Tanja sagen: »*Ich habs doch gesagt, das Wasser ist warm wie in einer Badewanne.*« Hier zeigt er ein scheinbares Alignment mit sich selbst und seiner (falschen) Erwartung sowie ein reales Alignment mit Tanja, der er (indem er sich über sich selbst lustig macht, sich selbst neckt) signalisiert, dass er seinen Irrtum einsieht und sich ihr verbunden fühlt.

Im obigen Beispiel der sich solidarisierenden Kollegen wird noch ein weiteres Moment von Ironie deutlich, das bislang noch nicht explizit genannt wurde: Ironie wird nicht selten als Zeichen von Zugehörigkeit oder Zusammengehörigkeit (mit dem Angesprochenen) verwendet, was zwar neckend vorgebracht wird, aber nicht selten als Verweis auf eine intakte Beziehung verstanden werden kann, im genannten Beispiel im Sinne von »Wir gemeinsam gegen die Bürokratie!« Dieser Aspekt von Ironie wird von Menschen mit Autismus sehr häufig nicht erfasst; manche Menschen mit Autismus erfassen komplexere Ironie gar nicht, andere verstehen jede Form von Ironie als beißend, trennend und entwertend. Dass dies zu massiven kommunikativen Missverständnissen und Störungen in Beziehungen führen kann, liegt auf der Hand (vgl. dazu ▶ Kap. 5.3.4).

4.4 Pragmatik und Autismus – empirische Befunde

Die folgenden beiden Kapitel (4.4, 4.5) befassen sich ausführlich mit den Ergebnissen wissenschaftlicher, hauptsächlich experimenteller Untersuchungen zum Thema Pragmatik (4.4) und Alignment (also der gegenseitigen Anpassung von Gesprächspartner aneinander, 4.5). Für Leserinnen und Leser mit größerem wissenschaftlichem Interesse bieten die Kapitel eine vertiefte Einführung in die Thematik; Leser und Leserinnen mit hauptsächlich klinischem Interesse können diese Abschnitte getrost überspringen.

Wie in ▶ Kap. 2.1 ausgeführt, gingen bereits die allerersten Anfänge der Autismusforschung mit Untersuchungen der Sprache und Sprachpragmatik sowie mit auffälligen Befunden in diesen Bereichen einher. Seitdem konnten zahlreiche Untersuchungen Auffälligkeiten im Sprachverständnis und im Sprachgebrauch von Menschen mit ASS belegen, die fast alle in den ▶ Kap. 4.2 und 4.3 genannten

Aspekte pragmatischer Kompetenz betreffen können[14]. Schon früh fiel etwa auf, dass Kinder mit ASS deiktische Ausdrücke (*ich*, *du*) oftmals falsch verwenden (Fay, 1971). Nichtsdestotrotz ist das Bild bis heute nicht kohärent, und die wissenschaftlichen Befunde sind mitunter widersprüchlich. Noch in einem aktuellen Review zum Verstehen figurativer Sprache (u. a. Metaphern, Gleichnisse, Redewendungen, Sprichwörter, Humor und Ironie) von 2024 wird die unklare Befundlage benannt, obwohl 131 einschlägige Artikel herangezogen wurden (Lampri et al., 2024). Obgleich immer wieder betont wird, dass ASS eine große Heterogenität in den sprachlichen Fähigkeiten der Betroffenen aufweisen (Tager-Flusberg & Joseph, 2003), werden Defizite in der Pragmatik als gemeinsames Merkmal von vielen Autoren betont (Järvinen-Pasley et al., 2008; Kalandadze et al., 2022). Auch bei Autisten mit hohen verbalen oder/und IQ-Fähigkeiten wurden Schwierigkeiten bei der sozialen Verwendung und dem Verständnis von Sprache im Kontext konstatiert (Volden et al., 2009; Vulchanova et al., 2015). Somit verfestigt sich im Gesamtüberblick das Bild, dass pragmatische Schwierigkeiten zum Kern autistischer Symptomatik dazugehören. Dies fand seinen Niederschlag nun auch in der ICD-11 (vgl. ▶ Kap. 2.3). Dennoch findet sich die bis vor 20 Jahren häufiger geäußerte Vermutung, dass die pragmatischen Probleme von Autisten lediglich ein Ausdruck allgemeinsprachlicher Defizite seien (Norbury, 2005; Gernsbacher & Pripas-Kapit, 2012), auch gelegentlich noch in der aktuellen Literatur (Kalandadze et al., 2018).

Neurotypische Menschen beginnen im Vorschulalter, nicht-wörtliche Formen der Sprache zu verstehen und entwickeln diese Fähigkeit allmählich bis ins Erwachsenenalter (Selimis & Katis, 2010; Semrud-Clikeman & Glass, 2010). Im Gegensatz dazu scheinen autistische Personen einen abweichenden Entwicklungsverlauf zu haben, was den Erwerb von pragmatischer Sprachverarbeitungskompetenz betrifft. Insbesondere zeigen sie die Fähigkeit, verschiedene Arten nicht-wörtlicher Sprache zu verstehen im Vergleich zu neurotypischen Personen erst in höherem Alter. Dennoch gelingt es ihnen, ihre entsprechenden Fähigkeiten mit zunehmendem Alter weiterzuentwickeln (Melogno et al., 2012; Vulchanova et al., 2012; Whyte & Nelson, 2015). Van Herwegen und Rundblad (2018) fanden allerdings in einer Quer- und Längsschnittstudie heraus, dass autistische Teilnehmende über alle Altersstufen hinweg ein schlechteres Verständnis neuer Metaphern und Metonymien aufwiesen als neurotypische Kontrollpersonen. Schwierigkeiten im Verständnis von Redewendungen wurden von Kerbel und Grunwell (1998) gezeigt. Jolliffe und Baron-Cohen konnten schon in den 1990er Jahren zeigen, dass auch Erwachsenen mit ASS Mehrdeutigkeit von Sätzen Schwierigkeiten bereitet, weil der Kontext nicht in ausreichendem Maße zur Disambiguierung herangezogen wird (Jolliffe & Baron-Cohen, 1999). Somit wird deutlich, dass wir es sowohl mit einem veränderten längsschnittlichen Verlauf pragmatischer Fähigkeiten bei ASS zu tun haben als auch mit einem abweichenden Profil sprachlicher Fähigkeiten im Erwachsenenalter.

---

14 Erstaunlich ist die sehr defizitorientierte Ausrichtung der Pragmatikforschung bei ASS vor allem in Anbetracht dessen, dass die Stärken »autistischer Sprache« bereits bei Asperger klar herausgearbeitet werden.

Auffälligkeiten konnten dabei für praktisch alle Domänen der Pragmatik (für Kinder und Erwachsene) nachgewiesen werden. So fand sich in einigen Studien ein eingeschränktes Verstehen von Humor (Emerich et al., 2003). Im Bereich der sprachlichen Handlungen im Sinne Searles (1979) wurde ein vermindertes Verständnis *indirekter* Sprechakte beobachtet (Paul, 2007). Auffälligkeiten wurden auch im Bereich der Organisation größerer Diskursstrukturen beobachtet. Beispielsweise scheint die Fähigkeit zur kohärenten und klaren Darstellung narrativer Zusammenhänge im Vergleich zu neurotypischen Kontrollgruppen gelegentlich eingeschränkt: Menschen mit ASS verwenden häufiger mehrdeutige Pronomen, sie legen auf die zeitliche Einbettung einer Handlung weniger Gewicht und der Zusammenhang zwischen den einzelnen Segmenten einer Erzählung bleibt nicht selten unklar (Colle et al., 2008). Auch dass die Organisation konversationeller Abläufe wie z. B. des Sprecherwechsels (*turn-taking*) oft beeinträchtigt ist, konnte experimentell gezeigt werden (Paul, 2007). Auffälligkeiten zeigen sich schließlich auch in Intonation, sprachbegleitenden Gesten und Blickbewegungen (Paul et al., 2009; Marchena & Eigsti, 2010). In gehirnphysiologischen Untersuchungen ergaben sich Hinweise auf eine frontale und/oder rechtshemisphärische Genese der Unterschiede zwischen neurotypischen und autistischen Personen (vgl. z. B. Gold & Faust, 2010).

Neben dem experimentellen Nachweis pragmatischer Defizite fokussierte sich die Wissenschaft in den letzten Jahren auch auf die Frage, mit welchen »Kernsymptomen« von ASS die pragmatischen Probleme zu begründen seien. Hierbei wurden vor allem die Korrelationen zur Theory of Mind (ToM), zur schwachen zentralen Kohärenz, zu den Exekutivfunktionen und zu allgemeinen sprachlichen Fähigkeiten untersucht. Dabei wurde bereits früh das Ironieverstehen mit den Defiziten der ToM in Zusammenhang gebracht (vgl. ▶ Kap. 4.3) und Versuche unternommen, die pragmatischen Probleme aus jenen herzuleiten. Happé konnte schon 1993 zeigen, dass Ironien meist nur von solchen Probanden korrekt erkannt werden, die über eine ToM zweiter Ordnung verfügen, sich also in jemanden hineinversetzen können, der jemand Drittes nachahmt oder sich in jemand Drittes hineinversetzt (Happé, 1993). In der gleichen Studie wurde gezeigt, dass für das Verstehen von Metaphern ebenfalls Fähigkeiten der ToM benötigt werden, allerdings lediglich eine ToM erster Ordnung: Der Hörer muss sich lediglich in den Sprecher hineinversetzen können (und nicht wiederum in dessen ToM). Auch jüngere Untersuchungen konnten nachweisen, dass ToM-Fähigkeiten und verbale Fähigkeiten am stärksten mit dem Verstehen von figurativer Sprache bei ASS korrelieren (Lampri et al., 2024). Dabei sollte natürlich keineswegs von einer Korrelation auf eine kausale Verbindung geschlossen werden. Martin und McDonald weisen beispielsweise darauf hin, dass bei rechtshemisphärischen Schädigungen ähnliche pragmatische Probleme auftreten können wie bei ASS, bei gleichzeitig klar abweichendem Symptombild, was die ToM angeht (Martin & McDonald, 2003). Es kann allerdings aus dem aktuellen Stand der Pragmatikforschung durchaus geschlussfolgert werden, dass pragmatische Probleme und Defizite der ToM in einem signifikanten Zusammenhang stehen, also beispielsweise eine gemeinsame Wurzel haben.

Angemerkt sei noch, dass sich bezüglich des Ironieverstehens in einer jüngeren Untersuchung ein nur geringer Gruppenunterschied fand, wobei das Ironieverstehen im beschriebenen Experiment mittels eines Lesetests erfasst wurde, in welchem (so ist anzunehmen) für die Versuchsteilnehmer nach kurzer Zeit klar gewesen sein dürfte, dass es in dem Test um Ironieverstehen geht, also eine Fokussierung auf die Detektion *Ironie oder Nicht-Ironie* möglich war (Saban-Bezalel et al., 2019).

Daneben wurde auch die Theorie der schwachen zentralen Kohärenz, also der zu starken Fokussierung auf Detailinformationen und Vernachlässigung des globalen Kontexts (Frith, 2003) als Erklärungsmodell für die pragmatischen Defizite herangezogen. Als paradigmatischer Fall von schwacher zentraler Kohärenz gilt die in einigen Studien gefundene mangelnde Fähigkeit zur Selektion der kontextuell relevanten Bedeutung homonymer Ausdrücke (Ausdrücke mit zwei oder mehr grundverschiedenen Bedeutungen). Auch die bei Menschen mit ASS vergleichsweise geringe Tendenz zur Bildung kohärenzstiftender Inferenzen (Jolliffe & Baron-Cohen, 1999; Frith & Snowling, 1983) kann als Ausdruck einer schwachen zentralen Kohärenz verstanden werden. Eine kohärenzstiftende Inferenz ist z. B. die Fähigkeit, zu verstehen, dass sich bei der Satzfolge »*Das Fest war ein voller Erfolg. Die Bewirtung war großartig*« das Wort *Bewirtung* auf die Bewirtung während des zuvor genannten Festes bezieht. In den meisten Studien erwies sich die Theorie der schwachen zentralen Kohärenz als Erklärungsmodell für die pragmatischen Defizite nur eingeschränkt verwendbar, wie z. B. Perkins argumentiert (Perkins, 2007; Cummings, 2009).

Als weitere mögliche Grundlage pragmatischer Defizite wurde die Schwäche der Exekutivfunktionen diskutiert (z. B. Bíró & Russell, 2001), die von einigen Autoren mit einer charakteristischen Tendenz zur Überfokussierung auf einzelne Stimuli mit einer reduzierten Fähigkeit zu flexiblen Perspektivwechseln in Zusammenhang gebracht wird. Nach Landa und Goldberg (2005) kann die kognitive Flexibilität, d. h. der Prozess des Umschaltens zwischen den beiden verschiedenen Bedeutungen (wörtliche und übertragene Bedeutung) eines bildlichen Ausdrucks, für autistische Personen eine große Herausforderung darstellen. Dies wurde von Mashal und Kasirer (2011) bestätigt, die in ihrer Studie feststellten, dass die kognitive Flexibilität die Fähigkeit zum Verstehen und Erzeugen von Metaphern bei autistischen Kindern signifikant vorhersagt. Auch die Hypothese, dass die pragmatischen Probleme bei ASS durch eine Störung der Exekutivfunktionen zu erklären sei, wurde jedoch bereits früh kontrovers diskutiert (z. B. Matthews et al., 2001) und eine starke Korrelation von schwachen Exekutivfunktionen mit pragmatischen Defiziten fand sich in der bereits erwähnten aktuellen Übersichtsarbeit nicht (Lampri et al., 2024). In methodischer Hinsicht problematisch dürfte hier nicht zuletzt der sehr unscharfe »Regenschirmbegriff« der Exekutivfunktionen sein.

Klinisch im Kindesalter oft auffällig – und eines der gängigsten Autismusklischees – ist die reduzierte Fähigkeit zur Interpretation nichtwörtlicher Sprache wie z. B. Metaphern. Dies konnte in einigen Studien gut belegt werden (z. B. Kerbel & Grunwell, 1998; Giora et al., 2012), wobei die Gruppenunterschiede in den allermeisten Studien in Anbetracht des klinisch v. a. bei Kindern ins Auge springenden Symptoms doch erstaunlich gering ausfielen. Interessanterweise erwies sich die

Selbstwahrnehmung autistischer Erwachsener, die ihre Fähigkeiten im Metaphernverstehen einschätzen sollten, als konsistent mit der klinischen Wahrnehmung: Die allermeisten Erwachsenen mit ASS empfanden ihr Sprachverständnis als signifikant abweichend von demjenigen neurotypischer Menschen und gaben deutliche Probleme damit an, metaphorische Sprache zu verstehen (Riedel et al., 2014). Dies kann als Hinweis darauf gewertet werden, dass die nur gering von denen neurotypischer Kontrollpersonen abweichenden Ergebnisse in Experimenten zum Metaphernverstehen durch Kompensationslernen erreicht werden, also durch die erlernte Fähigkeit, sich (bei entsprechenden Hinweisen) auf bildliche Sprache zu konzentrieren und eine Übersetzung nach Wörterbuchprinzip durchzuführen. Diese kognitive Strategie benötigt mehr Zeit als die intuitive, holistische Strategie neurotypischer Menschen, erreicht aber mitunter ebensogute Resultate. Zu dieser Hypothese passt der in der Literatur häufig beschriebene Befund, dass autistische Personen längere Reaktionszeiten bei der Verarbeitung von Metaphern (Chahboun et al., 2017; Giora et al., 2012; Gold et al., 2010) und beim Erkennen ironischer Bemerkungen (Colich et al., 2012) benötigen, unabhängig von ihrer Leistung bei Aufgaben zum Verständnis von figurativer Sprache.

Dass autistische Erwachsene genauso wenig wie neurotypische Erwachsene potenzielle metaphorische Bedeutungen *ausblenden* können, ließ sich in Experimenten zum Metaphern-Interferenz-Effekt nachweisen (Herrmann et al., 2013). Hierbei hatten die Probanden die Aufgabe, Aussagen im Hinblick auf ihre *wörtliche* Richtigkeit zu beurteilen. Wenn die Aussagen zwar wörtlich falsch waren, aber eine potenzielle metaphorische Bedeutung hatten (z.B. »manche Ehen sind Kühlschränke«), brauchten die autistischen Versuchsteilnehmenden – ebenso wie die neurotypischen Versuchsteilnehmenden – länger, um die Aussagen als »wörtlich falsch« abzulehnen, als bei Aussagen ohne potenzielle metaphorische Bedeutung. Dieser, auch unabhängig bestätigte Befund (Chouinard et al., 2017), zeigt klar, dass Menschen mit ASS die Mehrdeutigkeit von Aussagen wie neurotypische Personen mitprozessieren – und die Mehrdeutigkeit nicht, wie erwartet, ausblenden können. Die autistische Auffälligkeit besteht also wahrscheinlich nicht in der Prozessierung von Ambiguität, sondern in ihrer Auflösung – also dem Herausfinden, welche von mehreren möglichen Bedeutungen im konkreten Kontext gemeint ist.

4.5 Sprachliches Alignment bei neurotypischen und autistischen Menschen – eine Übersicht

Charlotte Bellinghausen und Andreas Riedel

Der Gegenstand des vorliegenden Kapitels ist das sogenannte *Alignment* zwischen Kommunikationspartnern, d.h. die Anpassung an das Verhalten des/der Kommunikationspartner(s).[15] Wir fokussieren uns hierbei auf die sprachliche Ebene. Da aus klinischer Erfahrung eine der Hauptursachen der kommunikativen Irritation, die zwischen autistischen und neurotypischen Menschen sehr häufig »zu spüren« ist, in Dissonanzen des Alignments zu suchen ist, soll sich das Kapitel in ausführlicherer Weise mit diesem Thema befassen. Wiederum besteht die Hoffnung darin, dass die theoretischen Überlegungen und empirischen Befunde dazu beitragen, die zuerst einmal »gespürten« Irritationen besser in Sprache zu fassen. Nach einigen terminologischen Klärungen soll die Wirkung von Alignment in der Kommunikation umrissen werden, anschließend das Phänomen des Alignments in der Kommunikation zwischen neurotypischen Kommunikationspartnern auf verschiedenen sprachlichen Ebenen beschrieben und anschließend Befunde zu Alignment bei Kommunikationspartnern im Autismus-Spektrum vorgestellt werden. Zweck des Kapitels ist es auch, einen Überblick über den aktuellen Stand der Forschung zum Thema Alignment bei Autismus zu geben.

4.5.1 Definition der Begriffe *Alignment* und *Prosodie*

Die Begriffe *Entrainment, Alignment, Synchronisation, Accomodation* und *Convergence* werden häufig synonym verwendet (vgl. Kruyt & Beňuš, 2021, S. 47). Nach Kruyt & Beňuš ist hierunter die Tendenz zu verstehen, dass Kommunikationspartner sich während einer Konversation aneinander anpassen. Diese Anpassung vollzieht sich auf verschiedenen Ebenen des Verhaltens, wobei die sprachliche Ebene eingeschlossen ist (vgl. ebd.). Im Folgenden verwenden wir einheitlich den Begriff *Alignment*.

Der Gegenstand des vorliegenden Kapitels ist die Beschreibung des Alignments auf sprachlicher Ebene in der zwischenmenschlichen Kommunikation. Auf sprachlicher Ebene passen sich nach Hirschberg (2011, S. 4001) Sprecher beispielsweise bei der Wahl der Ausdrücke zur Beschreibung von Objekten einander an, bei der Verwendung der Akzentuierung, der Syntax, des Tonhöhenumfangs, der Sprechgeschwindigkeit sowie bei der Gestik, der Art der Organisation des Turn-Takings (Sprecherwechsel) und bei dem Gebrauch von Diskursmarkern. Das Phänomen des Turn-Takings fällt in den Bereich der sogenannten interaktionalen

---

15 Im Folgenden verwenden wir das Generische Maskulinum und subsumieren hierbei männliche, weibliche und diverse Personen.

Linguistik.[16] Hierunter ist die (wechselnde) Übernahme oder Zuweisung der Rolle von Sprecher und Hörer, zu verstehen (vgl. Imo & Lanwer, 2019, S. 272).

Bei diesen Diskursmarkern handelt es sich nach Gravano et al. (2012, S. 1) um sprachliche Ausdrücke, die benutzt werden können, um explizite Informationen über den Diskurs oder den Dialog anzuzeigen, oder aber um einen eher wörtlichen, semantischen Beitrag zu leisten. Beispiele im Englischen sind *now, well, so, and, but, then, after all* (vgl. ebd.). Es sind somit Wörter, die eine gesprächssteuernde Funktion haben.

Akzentuierung und Tonhöhenumfang sind sprachliche Phänomene, die in den Bereich der sogenannten *Prosodie* fallen. Bußmann (2008, S. 559) gibt folgende Definition für den Begriff *Prosodie*:

> *Gesamtheit sprachlicher Eigenschaften wie Akzent, Intonation, Quantität, (Sprech-)Pause. P. bezieht sich im allgemeinen [sic] auf Einheiten, die größer sind als ein Phonem.* (Bußmann, 2008, S. 559)

Prosodie kann verschiedene Funktionen in der Kommunikation haben. Eine Übersicht über die sogenannten strukturellen sprachlichen Funktionen der Prosodie geben beispielsweise Elordieta und Prieto (2013) sowie Gussenhoven und Chen (2020). So kann Prosodie etwa genutzt werden, um den Informationsstatus von Sätzen zu markieren (siehe z. B. Hirschberg, 2002; Tonhauser, 2019; Wollermann, 2012, S. 15 ff.). Eine weitere Funktion der Prosodie besteht darin, Emotionen und epistemische Zustände in der zwischenmenschlichen Kommunikation auszudrücken. Bei epistemischen Zuständen handelt es sich um Zustände, die den Erkenntnisstatus einer Aussage (Wie sicher ist sich der Sprecher, dass das, was er sagt, zutrifft?) betreffen. Das Maß an Sicherheit einer Aussage (Ich weiß es sicher; ich bin mir nicht ganz sicher; etc.) kann sich in der Prosodie ausdrücken (vgl. hierzu auch Spektrum, 2024). Larrouy-Maestri et al. (2024) geben eine Übersicht für die akustische Modalität zum Gegenstand der emotionalen Prosodie.[17]

Für die Realisierung von *Akzent* ist nach Pompino-Marschall (2020, S. 245) die Grundfrequenz (Abkürzung: F0) von Bedeutung.

Bei der Grundfrequenz handelt es sich nach Bußmann (2008, S. 250) um die Frequenz von Klängen bzw. Sprachlauten. Diese wird auf der Grundlage der Anzahl der Stimmlippenschwingungen gemessen. Physikalisch wird die f0 in Hertz angegeben (vgl. Bußmann, 2008, S. 250). Bei der *Intonation* handelt es sich um den Verlauf der Sprachmelodie, also der verschiedenen stimmlichen Tonhöhen, über die Äußerung hinweg.[18] Die Tonhöhe (engl. *pitch*) entspricht auf physikalischer Ebene der Grundfrequenz der stimmhaften Abschnitte des akustischen Sprachsignals, die den zeitlichen Verlauf des periodischen Schließens der schwingenden Stimmlippen widerspiegelt (vgl. Pompino-Marschall, 2020, S. 246). Pompino-Marschall führt aus, dass für die Kommunikation auf akustischer Ebene nicht so sehr die absolute Tonhöhe von Bedeutung ist, sondern eher die Form der Tonhö-

---

16 Imo und Lanwer (2019) geben eine Einführung in die Interaktionale Linguistik.
17 Eine Übersicht zur Sprachentwicklung der Prosodie findet sich bei Prieto und Esteve-Gibert (2018).
18 Die Begriffe *Prosodie*, *Suprasegmentalia* und *Intonation* werden nach Möbius (1993, S. 7) uneinheitlich verwendet.

henbewegung in Relation zur Frequenzlage des/der jeweiligen Sprecher(s). Im nächsten Abschnitt definieren wir den Begriff »Akzent« und gehen anschließend auf unterschiedliche Funktionen der Intonation mithilfe von Beispielen ein.

Unter Akzent wird verstanden, dass eine bestimmte Silbe im Unterschied zu anderen Silben in der Umgebung hervorgehoben ist als Wortakzent bzw. lexikalischer Akzent gegenüber anderen Silben im Wort oder als Satzakzent zur Hervorhebung gegenüber anderen Wörtern im Satz. Die Hervorhebung geschieht durch die Änderung der Grundfrequenz auf der betreffenden Silbe, aber auch durch die Lautstärke, die Dauer und teilweise auch die Artikulationsgenauigkeit (vgl. Pompino-Marschall, 2020, S. 245; vgl. hierzu auch Wollermann, 2012, S. 17). Akzentuierung findet sich beispielsweise auf Wort- und Satzebene. Im Deutschen ist der Wortakzent nicht immer an dieselbe Silbenposition gebunden. Beispiele für Wortakzent, bei denen der Wortakzent bedeutungsunterscheidend ist sind z.B. *AuGUST* (Monatsname) vs. *AUgust* (Vorname) oder *UMgehen, ein Problem umGEHen* vs. *mit einem Problem UMgehen* (vgl. Grammis, 2024). Bei dem Satzakzent handelt es sich um eine Hervorhebung eines Wortes bzw. von Wörtern, die im Satz Bedeutung tragen und durch Akzentuierung hervorgehoben werden (vgl. Duden »Satzakzent«, 2025). Im Rahmen semantisch-pragmatischer Theorien (Groenendijk & Stokhof, 1984; Rooth, 1992) wird häufig angenommen, dass Satzakzent bei der Markierung sowie Interpretation von Fokus eine Rolle spielt (vgl. hierzu auch Wollermann, 2012, S. 38 ff.). Der sogenannte *Frage-Antwort-Fokus* wird auch als *pragmatischer Fokus* bezeichnet. Er ist dadurch gekennzeichnet, dass die betonte Konstituente in der Antwort dem Interrogativpronomen in der Frage entspricht (vgl. Wollermann, 2012, S. 42). Beispiel (1) aus Szabolcsi (1980, S. 526) dient der Verdeutlichung:

> »1a) Who kissed Mary?
>
> 1b) JOHN kissed Mary.
>
> 1c) John kissed MARY.«

Die Äußerungen (1b) und (1c) sind Antworten auf die Frage in Beispiel (1a). In (1b) wird die Konstituente *John* durch einen Akzent hervorgehoben. John ist also die Konstituente, die auf das Interrogativpronomen who in (1a) antwortet. Die Äußerung (1c) hingegen ist im Kontext von (1a) keine angemessene Antwort, da hier die Konstituente *Mary* akzentuiert wird (vgl. Wollermann, 2012, S. 42).

Bei der *Intonation* handelt es sich um den Verlauf der Sprachmelodie, also der verschiedenen stimmlichen Tonhöhen, über die Äußerung hinweg.[19] Die Tonhöhe (engl. *pitch*) entspricht auf physikalischer Ebene der Grundfrequenz der stimmhaften Abschnitte des akustischen Sprachsignals, die den zeitlichen Verlauf des periodischen Schließens der schwingenden Stimmlippen widerspiegelt (vgl. Pompino-Marschall, 2020, S. 246). Pompino-Marschall führt aus, dass für die Kom-

---

19 Die Begriffe *Prosodie, Suprasegmentalia* und *Intonation* werden nach Möbius (1993, S. 7) uneinheitlich verwendet.

munikation auf akustischer Ebene nicht so sehr die absolute Tonhöhe von Bedeutung ist, sondern eher die Form der Tonhöhenbewegung in Relation zur Frequenzlage des/der jeweiligen Sprecher(s).

Wie bereits erwähnt, handelt es sich bei der Intonation um den Verlauf der Sprachmelodie. In Bezug auf die verschiedenen Funktionen der Intonation führen Botinis et al. (2001, S. 264) aus, dass die sprachlichen Funktionen variieren und die Wort-, Phrasen-, Satz- und Diskursebene betreffen können.[20] So lässt sich beispielsweise mithilfe der Intonation der Satzmodus ausdrücken. Grice und Baumann (2007, S. 1–2) geben folgendes Beispiel: Der Satz »Sie hat ein Haus gekauft« kann als Aussagesatz mit einer (steigend-)fallenden Intonation realisiert werden oder als Fragesatz mit einer (fallend-)steigenden Intonation. Weiterhin spielt Intonation bei der Phrasierung eine Rolle.[21] Bei dem Satz »Lena hat ein schönes Haus gekauft« handelt es sich um eine Phrase. Hingegen lässt sich die Äußerung »Findest Du nicht, dass Lena ein schönes Haus gekauft hat?« mithilfe der Intonation in zwei Teile unterteilen, indem zwischen »nicht« und »dass« eine Phrasengrenze markiert wird (vgl. Grice und Baumann, 2007, S. 1–2). Grenzen zwischen Intonationseinheiten werden häufig durch (gefüllte und stumme) Pausen angezeigt. Je länger die Pause realisiert wird, desto stärker ist die wahrgenommene Grenze. Es gibt allerdings auch viele Fälle, in denen eine Grenze wahrgenommen wird trotz fehlender Pause (vgl. Grice und Baumann, 2007, S. 29).

Weiterhin kann Intonation Funktionen auf pragmatischer und semantischer Ebene haben (für einen Überblick siehe z. B. Meyer, 1997; Prieto, 2015). Im pragmatischen Bereich gibt Büring (2006) beispielsweise eine Übersicht zum Thema Intonation und Informationsstruktur. Im Rahmen semantisch-pragmatischer Theorien (Groenendijk & Stokhof, 1984; Rooth, 1992) wird, wie bereits erwähnt, häufig angenommen, dass Akzentuierung für die Interpretation von pragmatischem Fokus von Bedeutung ist (vgl. hierzu auch Wollermann, 2012, S. 46). Jedoch liefern die empirischen Untersuchungen von Fisseni (2011) und Wollermann (2012) Evidenz dafür, dass Akzentuierung bei der pragmatischen Fokusinterpretation eine geringere Rolle spielt als theoretisch angenommen und andere Faktoren wie die Erwartungen der Hörer und der Kontext von Bedeutung sind.

▶ Tab. 4.1 zeigt eine Übersicht über die, in diesem Kapitel thematisierten, prosodischen Phänomene mit kurzen Definitionen.

Tab. 4.1: Ausgewählte prosodische Phänomene mit kurzen Definitionen

Prosodisches Phänomen	Kurze Definition
Akzentuierung	Hervorhebung einer Silbe im Wort; eines Wortes im Satz
Intonation	perzeptives Korrelat der Grundfrequenz (F0)

---

20 Ein einführender Artikel zu Funktionen und Modellen der Intonation findet sich bei Grice und Baumann (2007).
21 Bei einer Phrase handelt es sich um einen zusammengehörigen Teil eines Satzes. Dieser besteht aus mehreren Wörtern, die eine Einheit bilden (vgl. Duden »Phrase«, 2025). So stellt die Wortgruppe *auf dem Pferd* beispielsweise eine Präpositionalphrase dar (vgl. Bußmann, 2008, S. 530).

Tab. 4.1: Ausgewählte prosodische Phänomene mit kurzen Definitionen – Fortsetzung

Prosodisches Phänomen	Kurze Definition
Intensität	wahrgenommene Lautstärke
Pausen	gefüllte Pause: mit Häsitationspartikel (z. B. *äh*, *hm*)
	stumme Pause: ohne Häsitationspartikel
Dauer	wahrgenommene Länge
Rhythmus	Gliederung des Sprachablaufs

Neben der sprachlichen Funktion hat die Intonation auch eine parasprachliche Funktion: Sie kann Emotionen wie Überraschung und Angst transportieren. Weiterhin ist die extralinguistische oder non-linguistische Funktion zu nennen, die sich auf persönliche Charakteristika bezieht, wie Geschlecht, Alter und sozioökonomischer Status (vgl. Botinis et al., 2001, S. 264 f.). Eine Übersicht über eine parasprachliche Analyse von Sprache geben Velichko et al. (2022).

In Zusammenhang mit Alignment wird häufig das sogenannte *lexikalische Alignment* angeführt. Brennan und Clark (1996, S. 1482) definieren den Begriff wie folgt:

> »When two people repeatedly discuss the same object, they come to use the same terms.«

Suffill et al. (2021, S. 746) geben dafür folgendes Beispiel: Wenn Sprecher Synonyme verwenden, d. h. Ausdrücke mit gleicher Bedeutung, um auf ein Objekt zu referieren wie *mug* vs. *cup*, tendieren sie dazu denselben Ausdruck wie ihr Kommunikationspartner zu nutzen. Diese Konvergenz, d. h. Übereinstimmung, beim Gebrauch von Wörtern wird häufig *lexikalisches Alignment* oder *Entrainment* genannt (vgl. ebd.). Bei dem gegebenen Beispiel bedeutet das, dass zu Beginn der Konversation der eine Kommunikationspartner den Begriff *mug* benutzt, um auf eine Tasse zu referieren, wohingegen der andere Kommunikationspartner *cup* verwendet. Während des Gesprächs gleichen sie sich lexikalisch an und verwenden dann nur noch den einen Begriff *cup*.

Das folgende, von der Verfasserin gewählte Beispiel soll ebenfalls zur Veranschaulichung dienen:

> Gegeben sei eine Kommunikationssituation im universitären Kontext zwischen zwei Studierenden A und B, die auf der Suche nach dem Büro einer Lehrperson sind. Person A gebraucht zunächst bei der Konversation den Begriff *Büro*, Person B verwendet aber den Begriff *Raum*. Im Verlauf der Konversation passt A sich auf lexikalischer Ebene an den Sprachgebrauch von B an und verwendet ebenfalls den Begriff *Raum*.

Nicht nur auf lexikalischer Ebene passen sich Sprecher gegenseitig bei der Konversation an, sondern auch auf anderen sprachlichen Ebenen wie der Syntax (Xu &

Reitter, 2016), der Phonetik und Phonologie (Wagner et al., 2013), der Prosodie (Levitan et al., 2018; Cohn et al., 2021) sowie auf non-verbaler Ebene (Chartrand & Bargh, 1999; Kopp & Bergmann, 2013) und auf paraverbaler Ebene (Ludusan & Wagner, 2022)[22]. Auch in Bezug auf die Gesprächsübernahme findet eine Anpassung statt (Levitan et al., 2015).

Die folgenden Beispiele (2–4) (aus Fusaroli et al., 2023, S. 3) werden zur Erläuterung des lexikalischen, syntaktischen und semantischen Alignments herangezogen. Es handelt sich jeweils um Auszüge einer Konversation zwischen einem Kind und seiner Betreuungsperson.

»(2) Child: Look! A giraffe!
Caregiver: That is the tall giraffe!

(3) Child: A tall giraffe
Caregiver: AND the big elephant

(4) Child: Dog dog dog dog
Caregiver: Yes, I hear it barking.«

Bei Beispiel 1 übernimmt die betreuende Person den Ausdruck *giraffe* aus der vorangegangenen kindlichen Äußerung. Es findet also ein lexikalisches Alignment statt. Bei Beispiel 2 hingegen liegt ein syntaktisches Alignment vor: Sowohl das Kind als auch die betreuende Person verwenden die syntaktische Struktur *Artikel, Adjektiv und Nomen*. Schließlich ist ein semantisches Alignment in Beispiel 3 zu beobachten: *dog* und *barking* bilden ein Wortfeld (vgl. ebd.).

4.5.2 Erklärung und Wirkung von Alignment

Menshikova et al. (2021, S. 1957) machen darauf aufmerksam, dass in den unterschiedlichen Sprechsituationen Alignment zu beobachten ist, dessen Ausprägung aber in Abhängigkeit von situationsbedingten, sozialen und individuellen Faktoren variiert. Es stellt sich die Frage, welchen Zweck Alignment in der zwischenmenschlichen Kommunikation hat. Nach Kruyt und Beňuš (2021, S. 48) steht Alignment unter anderem in Verbindung mit effektiver und zufriedenstellender Konversation. Beispielsweise zeigt die Studie von Reitter und Moore (2014) einen Zusammenhang zwischen syntaktischem Alignment und der Effizienz beim Lösen von Map-Task-Aufgaben. Auch die Studie von Nenkova et al. (2008) liefert Evidenz dafür, dass ein hoher Grad von Alignment beim Gebrauch hochfrequenter Wörter mit dem Erfolg eine Aufgabe zu lösen zusammenhängt und durch weniger Unterbrechungen gekennzeichnet ist. Ebenso berichten Fusaroli et al. (2012) über die Korrelation vom Alignment eines bestimmten, aufgabengerichteten Vokabulars mit einer kollektiven Performanz beim Lösen einer Wahrnehmungsaufgabe. Eine

---

22 Ludisan und Wagner (2022) untersuchten die Anpassung von Lachen während der Konversation im Französischen, Deutschen und Chinesischen.

Übersicht über die positiven Aspekte von Alignment in der zwischenmenschlichen und sozialen Interaktion geben Kruyt und Beňuš (2021, S. 48). Sie führen beispielsweise aus, dass Alignment mit dem Gefühl der Nähe der zwischenmenschlichen Beziehung[23] in Zusammenhang steht (z. B. Lee et al., 2010; Pardo et al., 2012) sowie mit dem Aufbau von Rapport (z. B. Lubold & Pon-Barry, 2014) (vgl. Kruyt und Beňuš, 2021, S. 48).

Verschiedene linguistische Theorien haben das Alignment zum Gegenstand (siehe Kruyt und Beňuš (2021) für eine Übersicht). Beispielsweise wurde das *interactive-alignment model* von Pickering und Garrod (2004) entwickelt. Die Autoren nehmen an, dass erfolgreiche Kommunikation durch ein Alignment der Repräsentationen der Gesprächspartner gekennzeichnet ist. Sie gehen davon aus, dass jede Ebene der Repräsentation mithilfe eines automatischen Prozesses angepasst wird. Das Alignment auf einer Repräsentationsebene stärkt automatisch das Alignment auf anderen Ebenen. Bei den sprachlichen Ebenen handelt es sich um die lexikalische, semantische, syntaktische und phonologische Ebene, aber auch hinsichtlich des Situationsmodells passen sich Gesprächspartner untereinander an (vgl. Pickering & Garrod, 2004, S. 212). Hierbei führt das Alignment auf einer unteren Ebene (z. B. auf Wort- oder Satzebene) zum Alignment auf der Ebene des Situationsmodells. Die Kommunikation gelingt durch das Alignment auf diesen verschiedenen Ebenen (vgl. Garrod & Pickering, 2004, S. 9). Folgendes Beispiel aus Menenti et al. (2012, S. 2 zitiert nach Branigan et al., 2000, S. B15) dient der Illustration, wobei das Alignment auf der syntaktischen Ebene durch das Alignment auf lexikalischer Ebene, d. h. durch die Wiederholung von Wörtern beeinflusst wird. Gegeben sei die Äußerung (5). Probanden passen sich sowohl auf syntaktischer als auch auf lexikalischer Ebene an die Äußerung an: Sie produzieren eher (6), nachdem sie (5) gehört haben und nicht etwa (7), d. h. sie übernehmen also bei (6) die syntaktische Struktur aus (5) und auch das Verb »handing«. Bei (7) hingegen wird das Verb »giving« verwendet.

»(5) The cowboy handing the banana to the burglar

(6) The chef handing the jug to the swimmer

(7) The chef giving the jug to the swimmer«

Das interaktive Alignment hat nach Garrod & Pickering (2004, S. 9) zwei Gründe:

1. Die Gleichheit der Repräsentationen, die bei der Produktion auf Seiten der/des Sprecher(s) und bei der Perzeption auf Seiten des/r Hörer(s) vorliegt (z. B. im phonetisch/phonologischen Bereich Fowler et al., 2003).
2. Das Priming von Repräsentationen zwischen Sprecher und Hörer (Branigan et al., 2020). Die Gleichheit der geprimten Repräsentationen führt zur Nachah-

---

23 Diese Beobachtung kann auch als Erklärung dafür dienen, dass manche neurotypische Menschen in der Kommunikation mit autistischen Menschen das Gefühl von Nähe vermissen, ohne sagen zu können, was der Grund ist.

mung, und Nachahmung führt zur Angleichung dieser Repräsentationen zwischen den Gesprächspartnern (vgl. Garrod & Pickering, 2004, S. 9).

Die »Communication Accommodation Theory« wird in Giles und Ogay (2007) sowie in Giles (2016) näher beschrieben. Im Rahmen der Theorie wird davon ausgegangen, dass Kommunikationspartner verschiedene Strategien verwenden, um ihre Einstellung untereinander zu signalisieren. In diesem Zusammenhang spielen *Konvergenz* und *Divergenz* eine wichtige Rolle, um soziale Inklusion bzw. Exklusion auszudrücken (vgl. Gilles & Ogay, 2007, S. 294 f.). Die Änderung des kommunikativen Verhaltens in Reaktion auf das Verhalten der Kommunikationspartner nennen Gilles und Ogay (2007, S. 295) *Akkommodation*.

In der klinischen Praxis wird beobachtet, dass sich in einigen Kommunikationssituationen zwischen autistischen und nicht-autistischen Kommunikationspartnern ein Gefühl der Nicht-Zusammengehörigkeit zeigt. Ein Grund dafür könnte sein, dass ein Misalignment vorliegt, d.h., dass die Gesprächspartner sich nicht sprachlich auf das Gegenüber »einschwingen«, was von neurotypischen Gesprächspartnern (unbewusst) als Zeichen von Nicht-Zusammengehörigkeit interpretiert werden kann. Aus klinischer Erfahrung gehen wir auch davon aus, dass das (meist unbewusste) Bedürfnis nach Alignment interindividuell sehr unterschiedlich ausgeprägt ist. Menschen im Autismus-Spektrum haben nach klinischem Eindruck ein geringeres Bedürfnis nach Alignment als neurotypische Menschen, und sie stellen Verbindung/Kohäsion deutlich stärker mit dem Gegenüber über geteilte Inhalte her.

4.5.3 Bisherige Studien: Alignment in neurotypischer Kommunikation

Brennan und Clark (1996, S. 1482 ff.) führten drei empirische Studien zum lexikalischen Alignment durch. Wenn Sprecher auf ein Objekt referieren, schlagen sie dessen Konzeptualisierung vor. Der Adressat kann mit diesem Vorschlag einverstanden sein oder nicht. Sobald eine gemeinsame Konzeptualisierung hergestellt ist, wird auf diese bei späteren Referenzen zurückgegriffen. Im Laufe der Zeit können Konzeptualisierungen vereinfacht und bei Bedarf auch durch neue Konzeptualisierungen ersetzt werden (vgl. Brennan & Clark, 1996, S. 1482). Unter Konzeptualisierung verstehen die Autoren Folgendes: Sprecher und Hörer schließen einen begrifflichen Pakt, wenn sie eine Referenz begründen, d.h. eine vorübergehende Vereinbarung darüber, wie das Objekt (der Referent) begrifflich zu fassen ist (vgl. Brennan & Clark, 1996, S. 1484). Folgendes Beispiel aus Brennan und Clark (1996, S. 1491) dient der Verdeutlichung: Gegeben sei eine Kommunikationssituation, in der ein ausgewählter Schuh im Fokus des Interesses steht. Dieser kann als Schuh, als Collegeschuh oder als Freizeitschuh o. ä. konzeptualisiert werden. Sobald die Kommunikationspartner einen begrifflichen Pakt geschlossen haben, können beide Partner auf die Konzeptualisierung zurückgreifen, wenn auf den Schuh ein zweites, drittes oder viertes Mal referiert wird. Eine Folge davon ist das lexikalische Alignment, d.h. die Kommunikationspartner verwenden die gleichen oder eng verwandte Begriffe, wenn sie sich auf ein Objekt bei aufeinanderfolgenden Gelegenheiten beziehen (vgl. Brennan und Clark, 1996, S. 1491).

Weise et al. (2021) präsentieren eine Analyse von lexikalischem Alignment im Hebräischen. Bei dem Korpus handelte es sich um Map-Task-Dialoge, bei dem zwei Kommunikationspartner Karten vorgelegt wurden, mit deren Hilfe der eine Kommunikationspartner A dem Partner B einen Weg beschreiben sollte. Hierbei sollte B die Beschreibung reproduzieren (vgl. Weise et al., 2021, S. 292f.). Die Analyse der Äußerungen der Sprecher zeigten ein Alignment sowohl für bestimmte Wortgruppen als auch für den Sprachgebrauch insgesamt. Insbesondere beim Gebrauch von richtungsweisenden Ausdrücken wie *safon* (*Norden*), *darom* (*Süden*), *maarav* (*Westen*) und *mizrah* (*Osten*) und von geometrischen Begriffen wie *malben* (*Rechteck*) wurde Alignment beobachtet. In Bezug auf den Sprachgebrauch insgesamt, ist anzumerken, dass Sprecher sich hinsichtlich der 25 Äußerungen anpassten, die am häufigsten im Korpus vorkamen (vgl. Weise et al., 2021, S. 294ff.).

Xu und Reitter (2016) untersuchten mit Hilfe des »Switchboard Corpus« (Godfrey et al., 1992) und des »British National Corpus« (BNC) (BNC, 2007), wie sich syntaktische Komplexität von Äußerungen während der Konversation zwischen Kommunikationspartnern entwickelt und nahmen hierbei Bezug auf die »Interactive Alignment Theory« (Pickering & Garrod, 2014) und auf die »Uniform Information Density hypothesis« (Jaeger, 2010). Beispiel 8 aus Xu und Reitter (2016, S. 444) dient der Illustration:

»(8a) I can imagine.

(8b) I *m not sure where exactly dances with wolves was filmed.«

Bei Äußerung (8a) handelt es sich um eine einfache syntaktische Struktur, wohingegen die Äußerung in (8b) komplex ist. Beide Äußerungen lassen sich zunächst beschreiben als die Kombination des Personalpronomens »I« mit einer Verbalphrase, die sich jedoch in ihrer syntaktischen Komplexität unterscheidet: »can imagine« vs. »'m not sure where exactly dances with wolves was filmed« (vgl. Xu & Reitter, 2016, S. 444).

Die Autoren unterteilten eine Konversation in verschiedene thematische Abschnitte (engl. *topic episodes*) und differenzierten die Gesprächspartner nach Rollen beim Initiieren des Topiks nach »leader« und »follower«. Die Ergebnisse zeigten Folgendes: Zu Beginn eines neuen Topiks zeigten die Äußerungen des »leaders« eine höhere syntaktische Komplexität, die sich im Verlauf der Konversation verringerte. Im Gegensatz dazu, wurden die Äußerungen des »followers« syntaktisch komplexer (vgl. Xu und Reitter, 2016, S. 445–447). Das heißt, dass die Studie Evidenz dafür liefert, dass Gesprächspartner die Komplexität ihrer Äußerungen an die Komplexität der Äußerungen des Gegenübers anpassten.

Levitan et al. (2015) untersuchten den Zusammenhang zwischen Alignment und Turn-Taking in der Konversation mithilfe des »Columbia Game Corpus« (Gravano, 2009). Hierbei handelt es sich um ein Korpus mit zwölf spontanen, aufgabenorientierten dyadischen Konversationen (vgl. Levitan et al., 2015, S. 44). Es wurde gezeigt, dass Kommunikationspartner sich bezüglich des Turn-Taking-Verhaltens folgendermaßen gegenseitig anpassten: Die Beiträge zu den Arten des Turns waren erstens ähnlich, d.h. Gesprächspartner gebrauchten Unterbrechungen, »backchannels« und glatten Sprecherwechsel in einem ähnlichen Verhältnis (vgl. Levitan et al., 2015, S. 46 ff., 50). Zweitens war die durchschnittliche Pause zwischen den Turns ähnlich (vgl. Levitan et al., 2015, S. 50). Bei einem *backchannel* handelt es sich um eine kurze Äußerung, die der Sprecher produzierte, um zu signalisieren, dass er dem Kommunikationspartner zuhört, ohne das Rederecht übernehmen zu wollen (vgl. Levitan et al., 2015, S. 48 ff.). Beispiel (9) aus Levitan et al. (2015, S. 48) dient der Illustration:

»Speaker A: All right so I have a- a nail on top

Speaker B: okay

Speaker A: with an owl on the other left«

Bei smooth switches hingegen ist es der Fall, dass die Äußerung zu Ende ist und dass das Gegenüber das Rederecht übernehmen möchte und es auch ohne Pause übernimmt (vgl. Levitan et al., 2015, S. 45 ff., 48).

Neben den verbalen Äußerungen und prosodischen Phänomenen sind nach Sager (2001, S. 1132) in Gesprächen auch verschiedene Formen des Bewegungsverhaltens zu beobachten.[24] Es stellt sich die Frage, welche Rolle Alignment für das non-verbale Verhalten spielt. Chartrand und Bargh (1999) zeigten etwa in ihren Untersuchungen, dass das motorische Verhalten der Versuchspersonen mit dem Verhalten fremder Personen übereinstimmte, mit denen sie gemeinsam eine Aufgabe lösten. Darüber hinaus lieferten die Daten Evidenz dafür, dass Nachahmung von Körperbewegungen die Interaktion erleichtert und die Sympathie der Versuchsteilnehmer positiv beeinflusst.

4.5.4 Alignment in der Kommunikation bei ASS

Kruyt und Beňuš (2021) geben eine Übersicht über bisherige Studien zum Thema »sprachliches Alignment bei Autismus«. Sie führen aus, dass Alignment bei Personen im Autismus-Spektrum auf unterschiedlichen sprachlichen Ebenen wie der Syntax, Semantik und Prosodie untersucht wurde. In Bezug auf syntaktisches Alignment erörtern sie, dass Ähnlichkeiten zwischen Kindern ohne und mit Autismus bestehen und berichten beispielsweise über die Studien von Allen et al. (2011) und Slocombe et al. (2013) für experimentelle Untersuchungen sowie über die Untersuchung von Hopkins et al. (2016) für natürliche Konversationen (vgl. Kruyt & Beňuš, 2021, S. 51).

---

24 Eine Übersicht zu den Arbeiten, die sich mit dem Verhältnis von Sprache und non-verbalem Verhalten befassen, geben z. B. McNeill (1985) und Kendon (1980). Eine ausführliche Erörterung findet sich in Wollermann (2012, S. 27 ff.).

▶ Tab. 4.2 zeigt von uns ausgewählte Studien, die das sprachliche Alignment bei Autismus zum Gegenstand haben, wobei verschiedene sprachliche Ebenen einbezogen sind. Für die jeweilige Studie werden Informationen über die Probanden, über die Methode und über die Ergebnisse stichpunktartig zusammengefasst. Bei der experimentellen Untersuchung von Slocombe et al. (2013) (siehe Studie 1, ▶ Tab. 4.2) wurde eine kooperative Aufgabe gestellt, bei der Karten beschrieben werden sollten, um die sprachliche Anpassung der Versuchsperson an den Kommunikationspartner zu untersuchen. Es wurden jeweils zwei Karten verwendet: die Hauptkarte des Partners und die Zielkarte der Versuchsperson sowie eine vorgefertigte Hauptbeschreibung für die Karte des Partners. Die Haupt- und Zielbilder zeigten ein Ereignis, an dem ein Akteur, ein Patient und ein Begünstigte beteiligt waren, wobei das entsprechende Verb darunter gedruckt war (vgl. Slocombe et al., 2013, S. 1427). Insgesamt gab es vier Bedingungen für das syntaktische Priming. Beispiel 1 (aus Slocombe et al., 2013, S. 1428) dient der Illustration. Die Hauptkarte zeigte eine Abbildung mit einer Kellnerin und einer Ballerina. Die vorgegeben Sätze lauten: »The waitress offers a cake to the ballerina« (Konstruktion mit Präpositionalobjekt) und: »The waitress offers the ballerina a cake« (Konstruktion mit zweifachem Objekt). Die Zielkarte hingegen zeigte eine Kellnerin und einen Soldaten und die Äußerungen lauteten: »The waitress offers an apple to the soldier« und: »The waitress offers the soldier an apple«. Die Versuchsbedingungen unterschieden sich insofern, als die Verben auf der Haupt- und Zielkarte identisch waren wie in dem genannten Beispiel oder sich aber unterschieden. Bei der Auswertung wurde untersucht, ob die Teilnehmer die gleiche Satzstruktur verwendeten wie der Kommunikationspartner, d.h. die unmittelbar vorangegangene Primestruktur (vgl. Slocombe et al., 2013, S. 1428). Darüber hinaus untersuchten die Autoren in einem weiteren Experiment bei einem kooperativen Puzzlespiel, inwieweit eine Anpassung lexikalischer Ausdrücke und eines räumlichen Bezugsrahmens stattfand. Hierzu wurden Zeichnungen von Objekten mit zwei möglichen lexikalischen Bezeichnungen gebraucht, z.B. eine Zeichnung mit den Bezeichnungen *Kirche* oder *Kapelle* (vgl. Slocombe et al., 2013, S. 1430). Die Ergebnisse zeigten weder für die syntaktische noch für die lexikalische Ebene einen Unterschied beim Alignment zwischen der Gruppe mit und ohne Autismus. Die Autoren folgerten, dass das sprachliche Alignment bei Personen im Autismus-Spektrum intakt ist in Kommunikationssituationen, die strukturierte zielgerichtete soziale Interaktionen darstellen (vgl. Slocombe et al., 2013, S. 1433 f.).

Tab. 4.2: Studienauswahl zum Alignment bei Autismus-Spektrum (AS)

Nr.	Art des Alignments	Studie	Versuchspersonen	Methode	Ergebnis
1	syntaktisch, lexikalisch	Slocombe et al. (2013)	Erwachsene AS: N = 17, 18–51 J. n. VG: N = 17, 19–28 J.	kooperative Aufgaben: Beschreibung von Karten	kein Gruppenunterschied
2	lexikalisch	Branigan et al. (2016)	Kinder und Jugendliche AS: N = 15; 5–13 J. n. VG: N = 15: 4–14 J.	kooperatives Spiel: Beschreibung von Karten	kein Gruppenunterschied
3	syntaktisch	Hopkins et al. (2016); Experiment 1	Kinder und Jugendliche AS: N = 17, 8–14 J. n. VG: N = 17, 7–12 J.	kooperative Aufgaben: Beschreibung von Karten	kein Gruppenunterschied
4	lexikalisch	Stabile & Eigsti (2022)	Jugendliche AS: N = 15; 13–19 J. n. VG: N = 16: 12–17 J.	Map task Aufgabe: Routenbeschreibung auf Karte	AS-Gruppe: weniger lexikalisches Alignment als n. VG-Gruppe
5	lexikalisch, syntaktisch, semantisch	Fusaroli et al. (2023)	Alignment von Betreuungspersonen an Kinder 2–5 J. AS: N = 32 n. VG: N = 35	halb-strukturierte Interaktionen	beide Gruppen: Anpassung der Erwachsenen an kindliche Äußerungen; aber weniger bei AS-Gruppe
6	prosodisch: F0-Wert	Lehnert-Le-Houllier (2020)	9–15 J. AS: N = 12 n. VG: N = 12	Zielorientierte Kommunikationsaufgabe; Bildervergleich	Kinder: AS-Gruppe: Disalignment, d. h. Entfernung des durchschnittlichen f0-Werts n. VG: Konvergenz, d. h. Annäherung des durchschnittlichen f0-Werts
7	prosodisch: Sprechgeschwindigkeit	Wynn et al. (2018)	AS: N = 15, 6–14 J. n. VG: N = 15, 6–14 J. AS: N = 15, 20–40 J. n. VG: N = 15, 21–25 J.	Video mit einer Sprecherin mit unterschiedlicher Sprechgeschwindigkeit; Bildbeschreibung	Erwachsene: AS-Gruppe: keine Anpassung der Sprechgeschwindigkeit an die Sprecherin, aber bei n. VG; Kinder: in beiden Gruppen kein Alignment

Tab. 4.2: Studienauswahl zum Alignment bei Autismus-Spektrum (AS) – Fortsetzung

Nr.	Art des Alignments	Studie	Versuchspersonen	Methode	Ergebnis
8	prosodisch: Tonhöhe, Intensität, Sprechgeschwindigkeit, Dauer, Pausen zwischen Turns	Ochi et al. (2019)	AS: N = 65, k.A. n. VG: N = 17, k.A.	Analyse von Gesprächen; Diskriminationsanalyse	AS-Gruppe: ähnliche Intensität innerhalb eines Sprechers; geringeres Alignment an Versuchsleitung als n. VG; längere Pausen vor Realisierung der Sprachäußerung, mehr Pausen nach Turns als n. VG
9	syntaktisch, semantisch, lexikalisch, prosodisch: F0-Wert	Patel et al. (2022)	Jugendliche AS: N = 23, 19 J. n. VG: N = 27, 15 J. Eltern AS: N = 51, 50 J. n. VG: N = 31, 47 J.	Beschreibung von Tangram-Figuren hinsichtlich Übereinstimmung	Jugendliche: AS-Gruppe: reduziertes lexikalisches und prosodisches Alignment; Eltern AS-Gruppe: weniger syntaktisches und prosodisches Alignment

F0 = Grundfrequenz, J. = Jahre, k. A. = keine Angabe, N = Anzahl der Versuchspersonen, n. VG = neurotypische Vergleichsgruppe, AS-Gruppe: Autismus-Spektrum-Gruppe

Im Bereich des lexikalischen Alignments führten Branigan et al. (2016) (siehe Studie 2, ▶ Tab. 4.2) eine Studie mit autistischen und nicht-autistischen Kindern und Jugendlichen durch, bei der ein kooperatives Kartenspiel verwendet wurde. Hier wurde kein signifikanter Gruppenunterschied beim lexikalischen Alignment beobachtet. In Übereinstimmung damit lieferten die Daten von Hopkins et al. (2016) (siehe Studie 3, ▶ Tab. 4.2) Evidenz dafür, dass autistische und nicht-autistische Kinder in ähnlicher Weise syntaktisches Alignment bei einem Spiel gebrauchten, in dem Bilder benannt werden sollten; es wurde also auch hier kein Gruppenunterschied beim Alignment festgestellt. Im Gegensatz dazu beobachteten Stabile und Eigsti (2022) (siehe Studie 4, ▶ Tab. 4.2) jedoch im Rahmen einer Map-Task-Untersuchung einen Unterschied beim lexikalischen Alignment zwischen autistischen und nicht-autistischen Jugendlichen. Hierbei wurden Dyaden gebildet und ein Kommunikationspartner sollte dem Gegenüber eine Route auf einer Karte beschreiben, wobei es die Rolle des »guides« und des »tourists« gab. Die Karte des »guides« war hierbei detaillierter als die des »tourists«. Der »guide« sollte dem »tourist« den Weg beschreiben und der »tourist« diesen nachmalen (vgl. Stabile & Eigsti, 2022, S. 4301). Das lexikalische Alignment zwischen »tourist« und »guide« wurde operationalisiert als der Anteil des gemeinsamen Vokabulars, das mit der Pfadgenauigkeit in Zusammenhang gebracht wurde (vgl. Stabile & Eigsti, 2022, S. 4303). An dieser Stelle ist anzumerken, dass bei der Studie nicht ersichtlich ist, wer sich an wen anpasste, da das Alignment in der Interaktion von »guide« und »tourist« gemessen wurde.

4.5 Sprachliches Alignment bei neurotypischen und autistischen Menschen

Es wurde ein reduziertes lexikalisches Alignment und eine weniger genaue Pfadgenauigkeit bei den autistischen Teilnehmern beobachtet im Gegensatz zur neurotypischen Vergleichsgruppe, d. h., dass die autistischen Probanden weniger lexikalisches Alignment bei der Wegbeschreibung gebrauchten als die neurotypische Vergleichsgruppe. Darüber hinaus wurde bei der neurotypischen Gruppe ein positiver Zusammenhang zwischen dem Verwenden von lexikalischem Alignment und dem Erfolg, die Aufgabe zu lösen, beobachtet. Das bedeutet, dass die lexikalische Anpassung an das Vokabular die Kommunikation verbesserte (vgl. Stabile & Eigsti, 2022, S. 4303). Die Autorinnen geben als mögliche Erklärung für die Unterschiede beim Alignment die wenig strukturierte Kommunikationssituation beim Experiment an. Sie verweisen auf vorherige Studien mit stärker strukturierten Aufgaben, bei denen keine Gruppenunterschiede zu beobachten waren. Sie halten es für möglich, dass autistische Personen sensibler auf die Wortwahl ihrer Gesprächspartner reagieren, wenn bei der Aufgabenstellung die Wortwahl im Fokus steht (vgl. Stabile & Eigsti, 2022, S. 4303)

In Übereinstimmung damit diskutierten Kruyt und Beňuš (2021, S. 51), inwieweit der Versuchsaufbau einen Einfluss auf die Ausprägung des Alignments haben könnte. Sie halten es für möglich, dass die Verwendung hoch-strukturierter Aufgaben zur Vorhersagbarkeit von Redebeiträgen führt und daher ähnliches Alignment bei Probanden mit und ohne Autismus zu beobachten ist (vgl. Kruyt und Beňuš, 2021, S. 51).

Diese Beobachtung stimmt mit der Erfahrung aus der klinischen Praxis überein. Hier tritt es häufig auf, dass im Rahmen von strukturierten Aufgaben Lerneffekte bei den autistischen Probanden zu beobachten sind, die meist deliberativ (im Sinne von: bewusst initiiert) erzielt werden. Dadurch wird die zu testende Fragestellung näher in das sprachliche Bewusstsein gerückt. Bei wenig strukturierten Experimenten hingegen zeigen sich die klinisch sichtbaren Besonderheiten der autistischen Kommunikation deutlicher und die Diskrepanz zwischen den gemessenen Ergebnissen und der Wahrnehmung im alltäglichen Sprachgebrauch bei Personen im Autismus-Spektrum ist geringer.

Die in diesem Unterkapitel bisher vorgestellten Studien, haben den Gruppenvergleich zwischen einer autistischen und einer nicht-autistischen Gruppe gemeinsam. Fusaroli et al. (2023) (siehe Studie 5, ▶ Tab. 4.2) gingen der Frage nach, inwieweit erwachsene, neurotypische Bezugspersonen sich an die sprachlichen Äußerungen von autistischen und nicht-autistischen Kindern anpassen. Es wurde ein Korpus verwendet, das Dialoge zwischen jeweils einer neurotypischen, erwachsenen Bezugsperson und einem Kind (Alter 2–5 Jahre) enthielt. Es gab zwei Gruppen von Kindern: die autistische und die nicht-autistische Gruppe. Die Autoren untersuchten, inwieweit sich die Bezugspersonen auf lexikalischer, syntaktischer und semantischer Ebene an die kindlichen Äußerungen anpassten. Die Ergebnisse zeigten, dass bei beiden Gruppen die erwachsenen Personen ihre Äußerungen an die kindlichen, individuellen Äußerungen anpassten, jedoch deuten die Daten darauf hin, dass die Erwachsenen im Dialog mit autistischen Kindern die Äußerungen der Kinder in geringerem Maße wiederverwendeten als im Dialog mit nicht-autistischen Kindern (vgl. Fusaroli et al., 2023, S. 105422).

Im akustisch-prosodischen Bereich untersuchten Lehnert-LeHoullier et al. (2020) (siehe Studie 6, ▶ Tab. 4.2) Kinder ohne und mit Autismus im Alter von 9 bis 15 Jahren. Es wurden Konversationen zwischen der Versuchsleitung und den Kindern ausgewertet, die die Aufgabe hatten, eine zielgerichtete Kommunikationsaufgabe mit einem Bildervergleich zu lösen. Hierzu wurden jeweils am Anfang und am Ende der Kommunikation der mittlere Grundfrequenz-Wert (F0-Wert) der Versuchsleitung und des Kindes ermittelt. Das heißt, es wurde der mittlere Stimmton für beide Personen ermittelt. Weiterhin wurde untersucht, inwieweit sich der mittlere Stimmton der Kinder dem mittleren Stimmton der Versuchsleitung am Ende der Konversation annäherte oder sich davon entfernte (vgl. Lehnert-LeHoullier et al., 2020, S. 4–5). Die Ergebnisse zeigten, dass sich die Teilnehmer im Autismus-Spektrum von der neurotypischen Vergleichsgruppe in Bezug auf das mittlere F0-Alignment unterschieden. Kinder und Jugendliche im Autismus-Spektrum entfernten sich im Gesprächsverlauf von ihren Gesprächspartnern, während bei den neurotypischen Gleichaltrigen eine Konvergenz der mittleren F0 beobachtet wurde. d.h. eine Annäherung des mittleren F0-Wertes (vgl. Lehnert-LeHoullier et al., 2020, S. 11). Vereinfacht gesagt, veränderten Kinder und Jugendliche mit Autismus ihren Ton im Gespräch anders als ihre Gesprächspartner. Personen ohne Autismus passten ihren Ton an den Ton des Gegenübers eher als autistische Personen an.

Ebenfalls auf prosodischer Ebene untersuchten Wynn et al. (2018) (siehe Studie 7, ▶ Tab. 4.2) die Anpassung der Sprechgeschwindigkeit mithilfe von vier Gruppen:

a) autistische Kinder im Alter zwischen 6–14 Jahren,
b) neurotypische Kinder ebenfalls zwischen 6–14 Jahren,
c) autistische Erwachsene im Alter von 20–40 Jahren und
d) neurotypische Erwachsene zwischen 21–25 Jahren.

Mithilfe von Videoaufnahmen einer Sprecherin, die ein Bild zeigte, wurden die Stimuli generiert. Hierbei wurde die Sprechgeschwindigkeit der Äußerungen manipuliert. Die Versuchspersonen hatten die Aufgabe, die Aufnahmen der Sprecherin anzuschauen und anschließend das Bild selbst zu beschreiben (vgl. Wynn et al., 2018, S. 3 f.). Die Ergebnisse der Studie zeigten, dass die neurotypischen Erwachsenen ihre Sprechgeschwindigkeit an die Geschwindigkeit, der im Video gezeigten Sprecherin anpassten, jedoch nicht die autistischen Erwachsenen. Dieser Gruppenunterschied konnte jedoch bei den Kindern nicht beobachtet werden: Weder in der autistischen noch in der nicht-autistischen Gruppen wurde ein Alignment der Sprechgeschwindigkeit vorgenommen (vgl. Wynn et al., 2018, S. 5). Die Autoren gehen davon aus, dass das fehlende Alignment bei diesen Gruppen darin begründet ist, dass die rhythmischen Fähigkeiten, die für das Alignment notwendig sind, bei Kindern im betreffenden Alter noch nicht ausgereift sind (vgl. Wynn et al., 2018, S. 5).

Ochi et al. (2019) (siehe Studie 8, ▶ Tab. 4.2) führten eine prosodische Analyse mithilfe von Sprachmaterial durch, das Konversationen von Erwachsenen im Autismus-Spektrum sowie von neurotypischen Erwachsenen als Vergleichsgruppe enthielt. Es handelte sich um Konversationen, die bei der Diagnostik im Rahmen des ADOS 4 aufgenommen wurden; der Untersuchungsgegenstand war das prosodische Alignment der Versuchsperson an die Versuchsleitung. Folgende prosodischen Merkmale wurden untersucht: die Tonhöhe, die Intensität, die Sprechgeschwindigkeit, die Dauer der Äußerungen und Pausen zwischen den Turns (vgl. Ochi et al., 2019, S. 1–3, 22). Die Ergebnisse zeigten, dass die neurotypischen Probanden ihre Lautstärke beim Sprechen variierten, wohingegen autistische Probanden ihre Äußerungen in ähnlicher, tendenziell gleichbleibender Lautstärke, unabhängig vom Gesprächsfluss verwendeten und ihre Lautstärke weniger an die Versuchsleitung anpassten als die neurotypischen Vergleichspersonen. Ferner wurden bei den Versuchsteilnehmer im Autismus-Spektrum längere Pausen vor der Realisierung der Sprachäußerung beobachtet sowie mehr Pausen nach dem Turn im Vergleich zur neurotypischen Vergleichsgruppe. Durch Kombination der Merkmale Varianz der Prosodie, der Dauer der Pausen innerhalb von Äußerungen und der Dauer der Pausen bei Sprecherwechsel konnte eine hohe Akkuratheit bei der Diskriminationsanalyse, also der Möglichkeit, die beiden Gruppen aufgrund der genannten Merkmale voneinander zu unterscheiden, erreicht werden (vgl. Ochi et al., 2019, S. 19, 22).

In der experimentellen Untersuchung von Patel et al. (2022) (siehe Studie 9, ▶ Tab. 4.2) wurde der Frage nachgegangen, wie sich Jugendliche und junge Erwachsenen mit und ohne Autismus und deren Eltern lexikalisch und prosodisch an eine Versuchsleitung anpassten. Hierfür wurden vier Gruppen getestet:

a) Jugendliche und Erwachsene im Autismus-Spektrum,
b) neurotypische Jugendliche und Erwachsene,
c) die Eltern der Jugendlichen und Erwachsenen im Autismus-Spektrum und
d) die Eltern der neurotypischen Jugendlichen und Erwachsenen.

In Anlehnung an Patel et al. (2019) wurden die Eltern einbezogen, um eine mögliche genetische Komponente zu berücksichtigen. Im Rahmen eines kollaborativen Spiels wurden Tangramfiguren präsentiert, die die Versuchsperson und die Versuchsleitung einander hinsichtlich der Übereinstimmung beschreiben sollten. Das Alignment von der Versuchsperson zu der neurotypischen Versuchsleitung wurde auf der syntaktischen, semantischen, lexikalischen und prosodischen Ebene untersucht (vgl. Patel et al., 2022, S. 3–5). Die Ergebnisse zeigten ein signifikant reduziertes Alignment für die Lexik bei der Gruppe mit autistischen Jugendlichen und autistischen Erwachsenen im Vergleich zur neurotypischen Vergleichsgruppe, nicht aber für die Semantik und Syntax (vgl. Patel et al., 2022, S. 6). Folgendes Beispiel für lexikalisches Alignment aus Patel et al. (2022, S. 2) dient der Verdeutlichung:

> Versuchsleitung: This one looks like a *flamingo* and it's standing on one leg.
> Versuchsperson: Does the *flamingo* have a straight back?
> Versuchsleitung: Yeah.
> Versuchsperson: Is the *flamingo* looking *forward* or backward?
> Versuchsleitung: Um, the *flamingo* is looking *forward*.

> Versuchsleitung: This one looks like a *flamingo* and it's standing on one leg.
> Versuchsperson: Is the left side a straight edge?
> Versuchsleitung: Yeah.
> Versuchsperson: How many corners does the top shave have?
> Versuchsleitung: Um, I think there are 6 points.

Bei der ersten Konversation findet eine Anpassung an die Lexik des Gegenübers statt. Das Wort *Flamingo* wird zuerst von der Versuchsleitung verwendet und dann von der neurotypischen Versuchsperson ebenfalls. Im weiteren Konversationsverlauf gebraucht zunächst die neurotypische Person das Wort *forward* und anschließend auch die Versuchsleitung. Bei der zweiten Konversation zwischen der Versuchsleitung und der autistischen Person hingegen ist kein lexikalisches Alignment zu beobachten (vgl. Patel et al., 2022, S. 2).

In Zusammenhang mit der Prosodie wurden verschiedene Faktoren untersucht, die F0-Hülle (›F0 envelope‹) und dynamische F0-Trends (›dynamic F0 trends‹). In dem Faktor F0-Hülle werden verschiedene Variablen zusammengefasst, die die mittlere Lage und die Spannweite des Stimmtonverlaufs beschreiben. Die dynamischen F0-Trends setzen sich aus Variablen zusammen, die den Abstieg oder Abfall des Stimmtons betreffen (vgl. Patel et al., 2022, S. 8). Die Ergebnisse des Gruppenvergleichs zwischen der autistischen und der nicht-autistischen Gruppe zeigten Folgendes: Die Autismus-Spektrum-Gruppe zeigte bei der Markierung von Dialogakten ein Disalignment bezüglich der F0-Hüllen. Das weist darauf hin, dass die autistischen Personen beim Umfang der Grundfrequenzbewegungen zur Markierung von Sprechakten von den Bewegungen des Gesprächspartners abweichen. Weiterhin wurden Gruppenunterschiede bei der Messung der F0-Hülle in salienten Silben, d.h. prosodisch hervorgehobenen Silben, beobachtet: Bei beiden Gruppen wurde ein Disalignment dieses Faktors beobachtet, jedoch stärker bei der Autismus-Spektrum-Gruppe. Die Autismus-Spektrum-Gruppe zeigte ferner rhythmisches Disalignment im Vergleich zur neurotypischen Kontrollgruppe, die rhythmisches Alignment verwendete. Das bedeutet, dass die Autismus-Spektrum-Gruppe ein anderes rhythmisches Muster gebrauchte als die Versuchsleitung (vgl. Patel et al., 2022, S. 6–7). Bezüglich der dynamischen F0-Trends lieferten die Daten keine Evidenz für einen Gruppenunterschied.

Weiterhin wurden bei den Eltern autistischer Personen Unterschiede beim prosodischen und syntaktischen Alignment beobachtet im Unterschied zu den Eltern nicht-autistischer Personen. In Bezug auf die Prosodie zeigten sich unterschiedliche prosodische Muster der Grundfrequenz bei der Markierung von Dialogakten, bei der salienten Silbe sowie im Bereich des Rhythmus. Hingegen wurde auf der lexikalischen Ebene kein Unterschied hinsichtlich des Alignments beobachtet (vgl. Patel et al., 2022, S. 10).

Zusammenfassend lässt sich sagen, dass sich im Vergleich von neurotypischen und autistischen Personen unterschiedliche Muster des prosodischen und lexikalischen Alignments zeigten.

4.5.5 Zusammenfassung

Im Rahmen des vorliegenden Kapitels wurde ein Überblick gegeben über das sprachliche Alignment zwischen Kommunikationspartnern. Darunter ist das Phänomen zu verstehen, dass sich Kommunikationspartner während der Kommunikation auf verschiedenen Ebenen aneinander anpassen; im Mittelpunkt unseres Interesses stand das sprachliche Alignment. Die vorgestellten Studien zum Alignment in der neurotypischen Kommunikation lieferten Evidenz für ein Alignment auf lexikalischer, syntaktischer und prosodischer Ebene sowie für ein Alignment im Bereich des non-verbalen Verhaltens. Ferner stellten wir exemplarische Studien zum Alignment vor, die einen Vergleich zwischen einer autistischen und einer nicht-autistischen Gruppe zum Gegenstand hatten. Auch hierbei standen die lexikalische, syntaktische und prosodische Ebene im Mittelpunkt. Zusammenfassend lässt sich feststellen, dass die hier vorgestellten Studien Hinweise auf ein, je nach Phänomen in unterschiedlichen Graden reduziertes, Alignment bei der Autismus-Spektrum-Gruppe im Vergleich zur neurotypischen Vergleichsgruppe lieferten. Im lexikalischen Bereich zeigen die vorgestellten Studien kaum einen Unterschied bezüglich des Alignments. Im prosodischen Bereich hängt es von dem untersuchten prosodischen Phänomen ab, ob ein Alignment zu beobachten ist. Mithilfe zukünftiger Untersuchungen wäre eine Untersuchung weiterer sprachlicher Phänomene auf den verschiedenen sprachlichen Ebenen interessant, um eine detaillierte Analyse des Alignments vornehmen zu können. Über den syntaktischen, lexikalischen, semantischen und prosodischen Bereich hinaus, könnten weitere Untersuchungen im phonetischen/phonologischen, im interaktionalen, non-verbalen und paraverbalen Bereich in Zusammenhang mit Autismus-Spektrum-Gruppen hilfreich sein.

An dieser Stelle ist anzumerken, dass die hier vorgestellten Studien das Alignment in der neurotypischen Kommunikation zum Ausgangspunkt hatten und bei den meisten hier vorgestellten Studien ein Vergleich zwischen der autistischen und der nicht-autistischen Gruppe angestellt wurde. Der perspektivische »Referenzpunkt« war jeweils die neurotypische Kommunikation, wobei nach »Abweichungen« von diesem gefragt wurde. In diesem Kontext stellt sich die Frage, ob und in welchem Ausmaß Alignment zu beobachten ist, wenn eine autistische Person mit einer anderen autistischen Person kommuniziert im Vergleich zur Kommunikationssituation zwischen einer autistischen und einer nicht-autistischen Person. Auch bleibt unbeantwortet, inwieweit autistische Gesprächspartner die autistischen Formen des Alignments als nähe- und kontaktstiftend empfinden. Wir erachten es als wichtig, diese zuletzt genannte Perspektive in die Forschung miteinzubeziehen, um mehrdimensional und mehrperspektivisch einen tieferen Einblick in die Funktionsweise des Alignments zu erhalten.

4.6 Warum sich die klinisch oft eindeutigen pragmatischen Auffälligkeiten experimentell oft nicht gut nachweisen lassen

Bei Blick in die wissenschaftliche Literatur zu Autismus und Sprache fällt auf, wie widersprüchlich die empirischen Befunde und wie wenig eindeutig die Ergebnisse sind. Viele Befunde können so interpretiert werden, dass die Sprache, z. B. das Metaphernverstehen oder das Ironieverstehen, bei Menschen mit Autismus nur geringgradig von derjenigen neurotypischer Menschen abweicht (vgl. ▶ Kap. 4.4). Aus dem Literaturquerschnitt könnte gar gefolgert werden, dass es sich bei den Auffälligkeiten der Sprache bei hochfunktionalen Autisten um ein vernachlässigbares Phänomen handelt, was tatsächlich von manchen wissenschaftlichen Autoren auch so gesehen wird (vgl. z. B. Norbury, 2005; Gernsbacher & Pripas-Kapit, 2012).

Diese – wissenschaftlich durchaus vertretbare – Schlussfolgerung steht nun aber in scharfem Kontrast zu der Wahrnehmung der Kliniker, die im Umgang mit autistischen Menschen doch sehr deutliche Auffälligkeiten der Sprachpragmatik bemerken, auch und gerade im Bereich des sogenannten hochfunktionalen Autismus. Damit drängt sich die Frage auf, was diesen Widerspruch bedingt. Eine Antwort darauf soll hier versucht werden, ohne allerdings, dass die damit verbundene Hypothese bisher belegbar wäre.

Ein großer Unterschied zwischen Semantik und Pragmatik ist, dass das pragmatische Verstehen von sprachlichen Aussagen jedes Mal neu und immer wieder leicht verändert aus der aktuellen Situation abgelesen werden muss. Der Inhalt der Aussage kann also jedes Mal *ein bisschen anders* sein, da andere Rahmen- und Randbedingungen gelten. Für jede Situation muss ein eigenes Situationsmodell gebildet werden. Etwas überspitzt könnte man sagen, dass pragmatische Situationen nicht wiederholbar sind. Dies widerspricht nun in seiner Natur dem Aufbau des *Experiments an sich*. Und der allergrößte Teil der wissenschaftlichen Literatur baut auf wissenschaftlichen Experimenten auf.

Ein Experiment muss wiederholbar sein und sollte in seinen Rahmen- und Randbedingungen konstant gehalten werden, damit einzelne, unabhängige Variablen gezielt verändert werden können, deren Einfluss auf das Ergebnis am Ende gemessen werden soll. Die Versuchsbedingungen (und damit auch der Kontext) müssen dabei gleich bleiben, um Alternativerklärungen für die Wirkung auszuschließen. Meist braucht es zahlreiche Durchläufe mit nur minimalen Veränderungen der unabhängigen Variablen und konstanten Rahmenbedingungen, um signifikante und valide Gruppenunterschiede messen zu können. Diese Voraussetzungen eines guten Versuchsaufbaus führen dazu, dass die Probanden das Prinzip des Experiments *nur einmal* verstehen, die Kontextbedingungen *nur einmal* erfassen müssen, um »gute« Resultate zu erzielen. Und genau darin sind Autisten häufig ihren neurotypischen Mitmenschen überlegen: Sie erfassen Systeme und Prinzipien schneller und fundamentaler als diese.

Mit dem Prinzip des Experiments untersucht man also häufig auch ungewollt die Fähigkeit, den experimentellen Aufbau zu verstehen und es fällt genau das weg (und wird nicht untersucht), was autistischen Menschen Mühe bereitet: Das immer wieder neue Verstehen der jeweiligen Situation und das immer wieder *neue* Einbeziehen *neuer* Kontextfaktoren in eine sprachliche Aussage. Damit könnte es in der Natur des *Experiments an sich* liegen, dass es autistische Auffälligkeiten der Sprachpragmatik nicht oder nur unzureichend erfasst.[25] Konkret lässt sich dies so ausbuchstabieren: Den meisten autistischen Menschen dürfte es sehr viel leichter fallen, mit der Situation umzugehen, dass sie am Bildschirm sitzen und Aufgaben lösen sollen, in denen es um das Verstehen von Ironie geht, als in einer konkreten, realen und dynamischen Situation eine meist völlig unerwartete ironische Bemerkung als solche zu verstehen.

Diese Argumentationslinie liefert zumindest einen Hinweis darauf, warum Selbstwahrnehmung und klinische Beobachtung auf der einen Seite deutliche Auffälligkeiten der Sprachpragmatik bei Autisten nahelegen, diese aber auf der anderen Seite von der empirischen Forschung nur mit meist schwacher Effektstärke bestätigt werden kann. Die Argumentationslinie legt zusätzlich nahe, dass Selbstwahrnehmung und klinische Beobachtung die Realität sprachpragmatischer Auffälligkeiten wahrscheinlich besser abbilden als die bisherige empirische Forschung.

4.7 Wie hilft uns die linguistische Pragmatik beim Verstehen autistischer Sprache?

Was ist nun die Quintessenz aus dem, wie die linguistische Pragmatik sprachlich-kommunikative Phänomene beschreibt, für das Verstehen autistischer Sprache? Was nehmen wir aus den theoretischen Ansätzen der Pragmatik und den empirischen Befunden mit, um zwischen autistischer und neurotypischer Sprache besser übersetzen und vermitteln zu können?

Versucht man eine sehr verallgemeinernde Antwort auf diese Fragen, könnte gesagt werden, dass autistische Sprache sich dadurch auszeichnet, dass sie die Phänomene der Pragmatik in ihr Sprechen und Verstehen weniger einbezieht als die neurotypische Sprache. Und gleichzeitig zeichnet sich das Selbstverständnis neurotypischer Sprecher dadurch aus, dass ihnen meist nicht bewusst ist, in wie hohem Maße sie pragmatische Phänomene im Sprechen und Verstehen permanent anwenden. Dadurch, dass sie nicht merken, was sie selbst (pragmatisch) machen, verstehen sie die Grundlage der Missverständnisse zwischen neurotypischen und

---

25 Prinzipiell wäre zumindest vorstellbar, Experimente mit wechselndem Kontext und wechselnden Anforderungen anzureichern, dies dürfte aber nicht einfach auszuwerten sein, da Signifikanzen oft erst erreicht werden, wenn eine bestimmte Aufgabe in ähnlicher Weise oft genug wiederholt wird. Auf diese mehr methodischen Fragestellungen soll hier aber nicht weiter eingegangen werden.

autistischen Kommunikationspartnern häufig (auch) nicht, und in der Kommunikation bleibt nur ein diffuser, kaum verstandener Ärger. Die linguistische Pragmatik bietet nun – wie in ▶ Kap. 4.1 ausgeführt – eine Perspektive und ein Vokabular, mit dem sowohl neurotypische als auch autistische Menschen besser sagen können, was neurotypische Sprache kennzeichnet. Damit lassen sich die Unterschiede zur autistischen Sprache besser kontrastieren und in einer Art und Weise ausdrücken, die auch dann verständlich ist, wenn man pragmatische Phänomene nicht schon vorgängig intuitiv zu erfassen vermag.

Über die Beschäftigung mit der Pragmatik tritt klarer hervor, welche Inhalte jenseits der eindeutig semantisch kodierten Inhalte transportiert werden, und die zahlreichen Informationskanäle und »Transportwege« werden sichtbarer. Die Metakommunikation zwischen autistischen und neurotypischen Menschen bekommt durch die linguistische Pragmatik mehr sprachliches Werkzeug und kann dadurch deutlich fruchtbarer werden.

Beispiele für die *transportierten Inhalte* finden sich bereits bei Asperger (»wie die miteinander redenden Menschen zueinander stehen, in Über- oder Unterordnung, in Sympathie oder Antipathie – das spricht untrüglich aus dem Ton ihrer Worte, »(…) was Lüge und was Wahrheit, was ›tönendes Erz und klingende Schelle‹ und was wesenhaftes Sein sei (…)« (Asperger, 1944, S. 42). Diese Beispiele können gut ergänzt werden mit den verschiedenen Kommunikationsebenen im Kommunikationsmodell von Schulz von Thun (2010). Hier werden Sachebene (worüber der Sprecher informieren möchte), die Ebene der Selbstkundgabe (was der Sprecher von sich zu erkennen geben möchte), die Ebene der Beziehungshinweise (was der Sprecher vom Kommunikationspartner hält und wie er zu ihm steht) sowie die Appellebene (was der Sprecher beim Gegenüber erreichen möchte) unterschieden. Dass autistische Sprache stark auf der Sachebene sendet und empfängt und die anderen Ebenen eher unterrepräsentiert sind bzw. man dazu neigt, sie misszuverstehen, liegt auf der Hand. Was es bewirkt, wenn die anderen Ebenen nicht »mitgesprochen« und »mitgelesen« werden, wird in den klinischen Abschnitten (vgl. ▶ Kap. 5) zu verdeutlichen sein. Auch wird die Mannigfaltigkeit der pragmatisch transportierten Inhalte dort noch einmal deutlicher aufscheinen.

Sich auch einige Gedanken über die *Informationskanäle* nicht-semantischer Kommunikation zu machen, lohnt sich insofern, als autistische Menschen häufig gerne wissen wollen, wie denn die Information, die sie oft verpassen, vom einen zum anderen Menschen kommt. Auch wenn die Antworten auf diese Fragen oft unvollständig ausfallen werden, lohnt es sich doch, sich einige Prinzipien der nicht-semantischen Kommunikation zu vergegenwärtigen. Für die allermeisten Menschen noch auf der Hand liegend, sind mimische, gestische und prosodische Begleiter der gesprochenen Sprache. Aber auch kurze Sprechpausen, die Atmung, der Verstoß gegen Konversationsmaximen, die Nachahmung des Gegenübers und vieles mehr können zu Bedeutungsträgern werden, wie an konkreten Beispielen in den klinischen Kapiteln noch weiter aufzuzeigen sein wird.

5 Elemente autistischer Sprache aus klinischer Perspektive

5.1 Einleitung

Was das »Wesen autistischer Sprache« sein könnte, ist sprachlich – wie sich bereits in den einleitenden und theoretischen Kapiteln zeigte – gar nicht so leicht zu fassen. Es hat viele Facetten und lässt sich nicht von einer »Regel« ableiten. Die hier folgenden Kapitel sollen aus der *klinischen* Perspektive heraus beleuchten, wie »autistische Sprache« sich bemerkbar macht. Mithilfe konkreter Phänomene, wie sie im Alltag, aber auch in der Autismus-Sprechstunde und der Psychotherapie häufig auftreten, soll plastisch werden, was »autistische Sprache« ausmacht. Aus den Einzelphänomenen lässt sich dann zumindest in Ansätzen induktiv erkennen, was sie im Kern zusammenhält. Insbesondere bei den Beispielen aus dem Erwachsenenalter lohnt es sich, die Theoriebausteine der linguistischen Pragmatik im Hinterkopf zu behalten.

An dieser Stelle sei nochmals betont, dass es *den* autistischen Sprecher – ebenso wie *den* neurotypischen Sprecher – natürlich nicht gibt. Jeder Mensch ist anders, und wie sich die Sprache des Individuums zeigt, ist immer unterschiedlich. Was wir hier aus der klinischen Perspektive berichten, trifft sicher auf autistische Menschen deutlich häufiger zu als auf neurotypische Menschen, aber selbstverständlich auf die eine weniger als auf den anderen, auf manche vielleicht auch gar nicht.

Im folgenden Kapitel möchten wir verschiedene Einzelphänomene herausgreifen, die in der sprachlichen Kommunikation mit Autisten häufig als prägnant-auffällig hervortreten. Die Auswahl ist dabei nicht frei von Willkür, und die Liste ist keineswegs als vollständig zu betrachten. Auch gibt es zwischen den verschiedenen Beispielen phänomenologische Überlappungen, sie sind also nicht als getrennte Kategorien aufzufassen. Das zentrale Ziel der Beispiele ist nicht eine vollständige Aufzählung der sprachlichen Auffälligkeiten bei autistischen Personen, die sich in verschiedenen Entwicklungsphasen befinden, sondern plastisch zu machen, was ihre Sprache häufig ausmacht.

Manche Beispiele beziehen sich eher auf Gesprächssituationen, in denen autistische Gesprächspartner als Hörer dasjenige, was neurotypische Gesprächspartner als Sender sagen, nicht oder anders oder »falsch« verstehen. Andere Beispiele charakterisieren eher Probleme, die dann entstehen, wenn neurotypische Hörer das von Autisten Gesagte nicht oder anders oder »falsch« verstehen oder beispielsweise hinsichtlich der Beziehungs- oder Appellebene überinterpretieren. Die Beispiele bei Kindern umfassen vor allem besondere Situationen, die während der Diagnostik oder im pädagogischen/erzieherischen Kontext in der Interaktion mit Erwachsenen entstehen. Die Schwierigkeiten bei der Kommunikation mit Gleichaltrigen können davon abgeleitet werden. Bei autistischen Jugendlichen stehen Lebenskrisen und Identitätskrisen nicht selten mit der Zunahme von Missverständnissen innerhalb der Gleichaltrigengruppe im Zusammenhang, was im ungünstigen Falle in Isolierung und Verzweiflung enden kann.

5.2 Elemente autistischer Sprache bei Kindern und Jugendlichen

Das vorliegende Kapitel soll einige Beispiele der sprachlichen Ausdrucksformen bei Kindern mit einer ASS-Diagnose aus dem klinischen Alltag schildern, selbstverständlich ohne jeglichen Anspruch auf Vollständigkeit. Schaeffer et al. (2023) beschreiben in einem ausführlichen Review-Artikel drei verschiedene Sprachprofile bei ASS:

1. Sprachlicher Ausdruck mit minimalen verbalen Fähigkeiten,
2. Sprachlicher Ausdruck mit Beeinträchtigungen der sprachlichen phonologischen und/oder syntaktischen Entwicklung,
3. Sprachlicher Ausdruck mit intakter sprachlicher Struktur.

Darüber hinaus wird – die einschlägige Literatur zusammenfassend – eine hochgradige Einigkeit bzgl. pragmatischer Schwierigkeiten bei allen autistischen Individuen bestätigt, trotz einer starken interindividuellen Variabilität in Charakteristik und Ausprägung der pragmatischen Defizite. Außerdem werden kontroverse Diskussionen in Bezug auf eine postulierte Überlegenheit bzgl. lexikalischer Semantik bei manchen Individuen geschildert. Letztlich stellen die Autoren fest, dass bis heute ein schlüssiges Modell für mögliche Interaktionen der sprachlichen Entwicklung mit autistischen Eigenschaften und nicht-sprachlichen kognitiven Kompetenzen fehlt (Schaeffer et al., 2023). Im Folgenden sollen anhand der bei Schaeffer et al. vorgeschlagenen drei Sprachprofile einige klinische Beispiele geschildert werden.

5.2.1 Kinder mit minimal verbalem Sprachvermögen

Die ersten eindrücklichen Beschreibungen von minimalem verbalem Sprachvermögen bei autistischen Menschen stammen von Leo Kanner und wurden im ▶ Kap. 2.1 dargestellt. In den nachfolgenden Ausführungen werden einige Beispiele aus dem klinischen Alltag geschildert.

Ein Patient, der mit 2,6 Jahren die Diagnose eines Frühkindlichen Autismus erhielt, ist in der Lage, komplette Kinderreime auf Deutsch und Arabisch zu rezitieren. Später im Grundschulalter wiederholt er Lieder und Dialoge, die er im Radio und im Fernsehen gehört hat (das kann man nach sorgfältiger Beobachtung im Alltag feststellen), dabei werden auch Prosodie und Stimme der Sprecher mit übertriebener Betonung imitiert. Ansonsten bleibt es bei einer ausgeprägten Lautproduktion, oft im Singsang-Modus, die kaum einer Kommunikation dient (außer um Ärger und Verzweiflung auszudrücken). Im Alter von ca. 7 Jahren gibt es plötzlich eine verständliche Äußerung im Sinne von Wunschäußerung: »Ich habe Durst« oder »Gebt mir das«. Die Artikulation bei allen sprachlichen Äußerungen ist formal korrekt und gut verständlich. Es folgen im Verlauf unterschiedliche, ähnliche Äußerungen in kurzen Sätzen, die unvermittelt auftreten und für andere Personen nicht immer verständlich sind. Manchmal beziehen sie sich auf vergangene Situationen, d. h. sie treten zeitverzögert auf. Eine weitere Entwicklung der Sprache bleibt bis zum Erwachsenenalter aus. Ausführliche Intelligenztestungen sind durch die geringe Kommunikation und die kaum vorhandene geteilte Aufmerksamkeit erschwert, jedoch zeigt der Patient durchschnittliche visuell-räumliche Fähigkeiten und hervorragende Gedächtnisleistungen, kann gut malen und auch Sätze schreiben, allerdings in stereotyper, sich wiederholender Form, ohne kommunikativen Zweck.

Ein Junge, der ebenfalls die Diagnose eines Frühkindlichen Autismus sehr früh erhielt, bleibt trotz guter technisch-konstruktiver Fähigkeiten (Aufbauen von Schienen von Modellzügen, puzzeln, später handwerkliches Geschick) minimal verbal. Er äußert sich in gut verständlichen, kurzen Sätzen, ohne Verwendung von Subordinaten oder Konjunktionen. Eine sehr einfache Konversation kann mit viel Unterstützung stattfinden und besteht aus Frage-Antwort-Sequenzen in kurzer Form (»Was hast du dann gemacht« – »Ich habe gegessen«), ohne weitere Ausführungen. Spontane Mitteilungen sind selten, aber er zeigt zahlreiche verbale Rituale und verbale Stereotypien, im Sinne einer Wiederholung von Sätzen und Fragen, die eine Verbindung mit Thematiken aus dem Alltag, die ihn gerade beschäftigen, aufweisen und meistens nur von der Mutter verstanden werden. Während der Untersuchungen, die im Grundschulalter regelmäßig durchgeführt wurden, zeigt er sich sehr motorisch unruhig, läuft im Zimmer auf und ab und wiederholt dabei häufig den Satz »Ich bin ein Bob« unabhängig vom Kontext und ohne auf die Fragen einzugehen, die ihm gestellt werden. Die Eltern erklären, dass der Junge, der Bob (fiktiver Name und fiktive Geschichte, Anm. d. Verf.) heißt, sich zu Hause gerade sehr intensiv und fasziniert mit den Geschichten von »Bob der Baumeister« beschäftigt. Trotz unauffälliger Lautbildung und Artikulation der Wörter ist die Betonung beim Sprechen unnatürlich, die Tonhöhe viel zu hoch, in den Sätzen wird das letzte Wort betont und dabei die Stimme so angehoben, dass der Eindruck entsteht, dass der Satz nicht zu Ende ist. Insbesondere in der Pubertät wird die Tonhöhe unnatürlich schrill. Er spricht mit sehr hoher Stimme, scheinbar um die Tiefe in der Stimme nach dem Stimmbruch zu »vermeiden«. Wenn er darauf aufmerksam gemacht wird, wechselt er dann kurzzeitig zu einem, ebenfalls unnatürlichen, tiefen Ton.

5.2.2 »Sprechfaulheit«, Beschränkung auf das Allernotwendigste (»Wovon man nicht sprechen kann, darüber muss man schweigen«)

Im klinischen Alltag kann häufig, vor allem bei frühkindlichen Formen der ASS, eine »Knappheit« in der Kommunikation beobachtet werden, die jedoch deutlich von den sprachlichen Phänomenen bei minimal verbalen Autisten zu unterscheiden ist. Diese Kinder sind nachweislich zu einem nicht-stereotypen, verbalen Austausch fähig, zeigen allerdings wenig Initiative dazu. Die phonologischen und morphologischen sprachlichen Fähigkeiten sind bei diesen Kindern unterschiedlich ausgeprägt. Nicht selten, aber auch nicht zwingend, liegt eine Entwicklungsstörung der expressiven Sprache vor. Unabhängig von den morphologischen/syntaktischen sprachlichen Fähigkeiten zeigen sie Schwierigkeiten während einer (meistens vom Gesprächspartner initiierten) Konversation, Absichten und Erwartungen anderer Menschen zu verstehen und die an sie gestellten Fragen sozial angemessen zu beantworten. Suggestive und offene Fragen, z. B. »Wie geht's dir? Was ist dein Lieblingsessen/Farbe/Tier? Hast du einen schönen Tag gehabt? Du hast dich ganz schön geärgert, oder?«, können gar nicht oder nur mit einer stereotypen Antwort erwidert werden. Es fehlt also eine persönliche, modulierte und differenzierte verbale Reaktion. Diese Kinder zeigen typische pragmatische Sprachdefizite und bei Versuchen des Gesprächspartners, mit dem Kind in einen wechselseitigen Dialog zu kommen, reagieren sie mutistisch oder mit extrem knappen, eher stereotypen Antworten (z. B. bei der Frage in der Exploration, wie es einem heute auf einer Skala von 0 bis 10 geht, kommt jedes Mal die Antwort »5«).

> Hier ein Beispiel mutistischer Reaktionen bei einem sonst verbalen Kind mit ASS: Die Oberärztin der Tagesklinik exploriert das Kind (ca. 12 Jahre) normalerweise in den Räumen der Station an einem bestimmten Tag der Woche. In diesen Situationen hat ein verbaler Austausch überraschenderweise (das Kind wurde mit dem Verdacht eines selektiven Mutismus aufgenommen) von Anfang an stattgefunden. Deutlich wird allerdings, dass die Initiative zu einer Konversation sowie die spontanen Variationen der Themen oder das Eingehen auf die verbalen Äußerungen des Gesprächspartners nicht altersentsprechend vorhanden sind. Eines Tages begegnen sich die beiden unerwartet an der Treppe der Klinik. Die Oberärztin zeigt sich erfreut und begrüßt freundlich den Jungen, der kurz stehen bleibt, die Oberärztin anstarrt und dann ohne jegliche Veränderung der Mimik weiterläuft. Später zeigt er sich bei der Visite wie gewöhnlich freundlich und gibt an, die Oberärztin durchaus erkannt zu haben, eine Begründung für die fehlende verbale (und non-verbale) Reaktion kann er nicht angeben.

Im Folgenden wird eine Spielsituation in der ADOS-Untersuchung mit einem 7 Jahre alten Jungen (A.) geschildert, der eine expressive Sprachentwicklungsstörung, vor allem der Lautbildung, aufweist. Die Psychologin stellt Spielfiguren auf den Tisch, die offensichtlich eine Familie (Mutter, Vater und Kinder in verschiedenen Altersstufen) repräsentieren. A. spielt zuerst allein mit den Spielfiguren, indem er sie aufreiht, ordnet oder auf Stühle setzt, ohne sich dabei auch nur minimal verbal zu äußern. Die Psychologin bietet sich dann an, um mitzuspielen, was A. gerne annimmt (mit wenig Blickkontakt, aber zustimmendem Lächeln). Zuerst sollen die Spielfiguren Namen bekommen, A. zögert bei jeder Spielfigur sehr lange, kann keinen passenden Namen finden. Die Psychologin initiiert dann eine Alltagskonversation: Vater kommt nach Hause, fragt das Kind, was es heute gemacht hat usw. A. zeigt jedes Mal eine lange Antwortlatenz, viele Ja/Nein-Antworten, sehr knappe Sätze mit wenigen Subordinaten (»Fernsehen guckt und gespielt«). Im Gesamteindruck ist in der Situation eine Freude am Spielen durchaus erkennbar, die aber kaum geteilt wird. Auch Initiative, Spielideen sowie Spielvariationen sind nicht erkennbar, und die Auffälligkeiten im Spielverhalten werden von einer stark reduzierten verbalen Kommunikation und Produktion begleitet. Später, bei der gemeinsamen Betrachtung eines Wimmelbildes, das Freizeitaktivitäten und Urlaubsorte sowie Reiseziele zeigt, fragt die Psychologin: »Was macht der Mann da?« Antwort: »Wie in einer Serie« (Die Finger einer Hand zeigen die Siegesgeste).

Bei dieser Szene, die aus einer Untersuchung mit der alten ADOS-Version, ADOS-G stammen, zeigt der Junge typische sprachliche Beeinträchtigungen aufgrund der Sprachentwicklungsstörung, allerdings weisen die Antwortlatenzen, die Schwierigkeiten einfache Benennungen vorzunehmen, die reduzierte Gestik und Mimik und die stark reduzierte Interaktion auf eine Kommunikationsstörung mit auffällig reduzierter sprachlicher Produktion hin.

5.2.3 Flüssige Sprache mit Monologisierung, fehlender Dialogfähigkeit

Kinder, die nach ICD-10 die Diagnose eines Asperger-Syndroms erhalten haben, zeigen sich in der wechselseitigen Kommunikation oft wenig beeinträchtigt. Die Konversation kann von relativ intakten (wenn auch in der Quantität etwas reduzierten) nonverbalen, mimischen und gestischen Signalen begleitet werden (das ist öfters die Regel bei Mädchen). Allerdings wirken die Interaktion und der sprachliche Austausch eigenartig und der Gesprächspartner spürt eine ungewöhnliche »Inkongruenz«, welche die deutlich reduzierte Wechselseitigkeit widerspiegelt. Oft verfallen vor allem Jungs mit Asperger-Syndrom ins Monologisieren (z. B. über ihre Spezialinteressen) und verlieren den Anschluss an die Aussagen und Interessen des Gegenübers. Im oben genannten Review von Schaeffer et al. (2023) werden einige Arbeiten zitiert, bei denen die Konversationsanalyse mit verbal und kognitiv hochfunktionalen, autistischen Kindern trotz ausreichender Initiative und Themenvielfalt sowie guter grammatikalischer Korrektheit, eine häufigere Verwendung von unklaren Pronomen und eine Abnahme in der Verwendung von kausalen Konjunktionen festgestellt wurde. Außerdem berichteten diese Kinder beim Erzählen selten über Befindlichkeiten und Denkprozesse bei sich und bei anderen Menschen und gaben die Geschichten eher linear (»und, und«) als hierarchisch (»und dann«, »weil«) wieder (Schaeffer et al., 2023). Nach klinischer Erfahrung wirkt die Sprache beim Erzählen darüber hinaus sehr konkretistisch und detailgetreu. Manchmal ist – wie schon bei Asperger beschrieben – die semantische Verwendung von Wörtern ungewöhnlich. Es kann zu Neologismen und zur Bildung von ungewöhnlichen, z. T. auch sehr originellen Metaphern kommen. Während manche jungen Autisten eine sehr sachliche, quasi technische Sprache verwenden, sind andere kreativ und ungewöhnlich in der Verwendung von symbolischen Begriffen: Beispielsweise werden die Finger einer gemalten Fantasiefigur nach verschiedenen Figuren/Gestalten genannt (Cow-Boy, Tänzerin, Zentaur, Inuit), die verschiedene Persönlichkeitsaspekte, Charaktere und Gefühlszustände einer Person repräsentieren sollen.

In den folgenden Ausführungen sollen einige konkrete Beispiele verdeutlichen, wie die Konversation bei autistischen Kindern flüssig, eloquent und wechselseitig erscheinen und trotzdem Gegenseitigkeit, flexible Anpassung an die Erwartungen des Gegenübers sowie emotionale Mittelungskraft vermissen lassen kann. In den ersten 3 Beispielen werden Dialoge aus der ADOS-Untersuchung wiedergeben.

M., acht Jahre alt, durchschnittliche Intelligenz, leichte Störung in der Lautbildung, und seine betreuende Psychologin betrachten gemeinsam ein Bild, das im Vordergrund Menschen verschiedenen Alters, die am Tisch in einem großen Garten Geburtstag feiern, zeigt. Ein Haus steht im Hintergrund, ein Weg führt dahin. Die Landschaft ist hügelig. Die Fragen der Untersucherin richten sich darauf, was die Menschen auf dem Bild gerade machen. M. versteht die Handlung, ohne zu zögern, er sieht sofort den Kuchen und die Menschen und vermutet, dass es sich um einen Geburtstag handelt, der mit Familie und Freunden gefeiert wird. Sehr bald aber bemerkt M. den Weg, der zum Haus führt und wechselt unmittelbar das Thema, ohne dies weiter zu begründen. Die Fragen der Psychologin beziehen sich weiter auf die Menschen im Bild und sie versucht, M.s Aufmerksamkeit wieder zum Thema Geburtstag zu lenken. M. fängt aber immer wieder an, über den Ort zu reden, wo er und seine Familie einen Schrebergarten haben. Dabei beschreibt er ausführlich den Ort, der sich in der Nähe von seinem Zuhause befindet und wie man dahin kommt. Trotz der Versuche der Untersucherin (U.), ihn auf Themen wie Familienfeiern und Freundschaft zu bringen, gibt M. mehrmals detaillierte Wegbeschreibungen (wo es Solarzellen gibt, wo ein Sumpf liegt und ein Zaun steht) und fragt die Psychologin (die diese Gegend zufällig ebenfalls gut kennt) mehrmals, ob sie auch alles gesehen hat, was er gerade beschreibt.

Weitere Konversation (M. hält das Bild immer noch in der Hand und wedelt damit):

U.: *Was macht ihr denn in eurem Garten so?* M.: *Ausmisten, grillen …* (abweisend). U.: *Das ist ja cool! Und was wachsen für Pflanzen in eurem Garten?* M.: *Sonnenblumen und so* (abweisend). U.: *Sehr schön. Bist du auch gerne Gärtner?* M.: *Mh, Mh,* (ohne Nicken) *wir haben ein bisschen Garten,* (etwas lebendiger) *wir haben früher Hasen gehabt.*

U.: *Echt?* ... M. (fängt begeistert an): *Und es ist ein ganz neuer Weg, der geht in den Garten zu unserem Freund nebendran.*
U.: *Dein Freund auch?* U. hat offensichtlich nicht ganz verstanden, was er meint, M. ignoriert das, wechselt auf das Thema der Freundin, die möglicherweise die Tochter der Nachbarn ist: *Die ist auch eine Freundin, heißt S.* (Weiter mit Begeisterung) *Der Garten bei S. und unser, die sind verbunden. Da gibt es einen kleinen Weg, dass ich nicht außenherum laufen muss. Genau der Weg dahin.*
U.: *Schön!! Dann könnt ihr euch immer besuchen, oder?* M.: *Mh, Mh* (abweisend) ... (nachdenklich) *ein kleiner Weg.*
U.: *Machst du das dann auch, immer die S. besuchen gehen?* M.: *Mh, mh* (ohne Nicken und Blickkontakt, abweisend).
U.: *Macht ihr dann mal Streiche oder so was?* M.: *Mh, Mh* (abweisend).
U.: *Wie alt ist S.?* M.: *Sechs oder sieben.*
U.: *Ein bisschen jünger als du dann.* M.: *Mh, Mh* ... (und wieder lebendiger, wechselt das Thema und schaut auf das Bild in der Hand) *Da ist noch ein Bild hier, das müssen wir fertig schauen.*

Die letzten verbalen, jedoch wortlosen Zustimmungen folgen ebenfalls ohne nickende Bewegungen des Kopfes und wirken (nach neurotypischem Empfinden) abweisend und desinteressiert. Die Psychologin versucht mehrmals das Thema auf Menschen, ihre Bedeutung für M. und eventuell auch die emotionale Bedeutung solcher Freundschaften zu bringen, jedoch vergeblich. M. bleibt stark auf Räumlichkeiten, geografische Details fokussiert, gleichsam, als ob er einen Plan der Gegend im Kopf hätte, den er während des Dialogs mit dem inneren Auge durchscannt. Manchmal redet er bei seinen Antworten an der Untersucherin vorbei (Beispielweise, U.: *Dein Freund auch?* M.: *Die ist auch eine Freundin, heißt S.*).

Bei M. kann nicht von übertriebener Eloquenz die Rede sein, aber die Konversation ist durchaus vorhanden, mit Fragen und unmittelbaren Antworten. Allerdings verläuft die Konversation wie eine »Einbahnstraße«, von der Untersucherin ausgehend. Spontane Reaktionen vonseiten des Kindes kommen dann, wenn seine Bedürfnisse deutlich werden, wie z. B. Verlust an Interesse für das Thema bzw. Überforderung mit den Aufforderungen der Psychologin (M: *Da ist noch ein Bild hier, das müssen wir fertig schauen.*).

A., 10 Jahre alt, Konversation aus der ADOS-Untersuchung, gut durchschnittliche Intelligenz, normale Sprachentwicklung bei Zweisprachigkeit.

Untersucherin und A. haben gerade ein Wimmelbild zusammen betrachtet. In diesem Wimmelbild sind viele kleine Szenen dargestellt, die hauptsächlich auf Freizeitaktivitäten und Urlaub in verschiedenen Orten hindeuten. Es gibt auch einen See, das Meer und Schwimmer. A. kommt auf das Thema Schwimmen und dass er gelernt hat zu schwimmen, aber (vermutlich) noch kein sicherer Schwimmer ist. Weitere Konversation:

U.: *Es ist wichtig, dass du schwimmen kannst, nicht schnell, nur dass du über Wasser bleibst. Kriegst du das jetzt hin?* A.: *Ich war im Schwimmbad und hatte Angst ins Wasser zu gehen, weil* (Ton wird übertrieben emphatisch) *es war* (Pause) *3 Meter 20!*
U.: *Tief? Tief?* (Wdh. nachdem keine Antwort kam) A.: *Ja, ich bin ins Becken gegangen, wo das Wasser 1 Meter 70 war …* (Pause) *… auf einer Seite 1 Meter 20 und auf der anderen 1 Meter 70 …* (Pause) *… ich bin gerade so in der Mitte geschwommen* (macht Schwimmbewegungen), *ich bin nämlich 1 Meter 31 groß.*
U.: *Du hast dich getraut, mit den Anderen zu schwimmen, also.* A.: *Ich habe einen Ball geholt und bin geschwommen, der Ball ist für Wasser gedacht …* (emphatisch) *mit dem Ball bin ich in die Tiefe geschwommen und konnte sogar noch einen Ball holen.*
U.: *Was machst du sonst gerne im Schwimmbad?* A.: *Spielen …* (Pause) *… Einer wirft den Ball vom Beckenrand und der anderer fängt ihn auf und wirft zurück.*
U.: *Spielst du das, wenn du mit deiner Mama ins Schwimmbad gehst?* A.: *Nein, mit meinen Freunden …* (Pause, denkt lange nach) *… Guck mal, ich habe nur vier eingeladen.*
U.: *Wann hast du sie eingeladen?* A.: *Am 12.7.* (das Datum ist fiktiv, N. d. A.)
U.: *Zu deinem Geburtstag?* A.: *Nein, vier Tage später …* (Pause, dann nennt er ein paar Namen) *… Tom, Leo, Max …*
U.: *Alle deine Freunde?* A. (denkt nach): *Der, der außen stand, ist der Freund von meinem Freund.*
U.: *Wie heißt er denn?* A. (abweisend): *Keine Ahnung* (und wechselt Thema).

Trotz einiger grammatikalischer Unsicherheiten wegen der Zweisprachigkeit ist A.s Dialogfähigkeit sehr flüssig, einigermaßen wechselseitig und er zeigt sich im Alltag ziemlich eloquent. Auch ist die Konversation (aus neurotypischer Warte) angenehmer und weniger verkrampft als im vorigen Beispiel. A. zeigt ein gewisses Verständnis für das, was die Untersucherin interessiert. Aber er schildert auch eine Menge Details, die mit der eigentlichen Thematik nichts zu tun haben (die Tiefe des Schwimmbads, seine eigene Körperlänge…). Später zeigt A. ein konkretistisches Verständnis des Wortes »Geburtstag«, das von der Untersucherin als Geburtstagsfeier, aber von ihm als Datum gedacht wird. Oft enthalten die Antworten »Gedankensprünge«, über die A. die Untersucherin zu keinem Zeitpunkt informiert. Auch hier scheinen sich einige Szenen bei A. wie vor seinem inneren Auge abzuspielen (*Der, der außen stand, ist der Freund von meinem Freund*), ohne dass der Gegenüber eine wirkliche Chance hat, seinen Gedanken in Echtzeit zu folgen.

J. 8 Jahre alt, Intelligenz im oberen Durchschnittsbereich, flüssige Sprache, altersentsprechende Sprachentwicklung, Situation aus der psychologischen Untersuchung. Die Psychologin möchte mit der Untersuchung anfangen und stellt die erste Aufgabe vor. J. zur Untersucherin: »*Wenn ich mich mit jemandem anfreunde wie Sie, dann brauche ich einen Spitznamen, man könnte diesen wie ein Passwort verschlüsseln.*« (bei der Untersuchung trägt er eine kleine Agenda mit sich, wo er Notizen reinschreibt. Hier schlägt er die letzten Seiten auf).

J. 9 Jahre alt, mit Spezialinteresse »Herr der Ringe«: Er schreibt und malt ein Buch mit eigenen Geschichten. Die Erzählung in den Geschichten enthält wenige Subordinaten und wirkt stereotyp, oft emphatisch und wie aus Filmdialogen abgeleitet (Nicht wenige hochfunktionale Autisten übrigens finden Spaß am Theater, N. d. A.).

Auch die letzten zwei kurzen Beispiele lassen erahnen, wie schwierig es für neurotypische Menschen ist, einen Dialog mit einem autistischen Menschen zu führen, ohne sich dabei sehr anstrengen zu müssen (um z. B. den plötzlichen Gedankensprüngen zu folgen), zu ermüden und evtl. sogar aufzugeben. Der autistischen Person ist wiederum wahrscheinlich kaum möglich zu verstehen, was die neurotypische Person von ihr will, warum sie ständig die Rede auf abstrakte Inhalte bringt (Freundschaft, Erfolg, Freude an das Zusammensein) und um was es im Dialog eigentlich geht (die inhaltlichen Interessen gehen auf jeden Fall auseinander).

Zu bemerken ist, dass die oberen (und auch die folgenden) Beispiele sich alle auf Jungen beziehen und dass in der Konversation absichtlich Emotionen, Gefühle angeregt werden sollen. Bei Mädchen mit einer ASS beobachtet man manchmal ein sehr hohes, manchmal übertrieben anmutendes Interesse an sozialen Themen (Freundschaft, Verliebtsein, Heiraten). Auch in diesen Fällen verläuft die Konversation wie oben beschrieben und es besteht ein beharrliches Festhalten an der eigenen Thematik. Autistische Menschen mit flüssiger Sprache sind meist hervorragend in der Lage, über die jeweilige Thematik in sachlicher/technischer (und monologisierender) Form zu berichten. Wenn man sich auf den Fluss der Worte einlässt, kann man viel Hintergrundwissen, Humor und originelle Einfälle entdecken.

5.2.4 Sprache und Peergroup-Integration bei Adoleszenten mit ASS

Der Übergang zur Adoleszenz stellt selbst für hochfunktionale (kognitiv und sprachlich gewandte und mit guten adaptiven Fähigkeiten versehene) autistische Menschen eine der größten Hürden dar. Die Schere der sozio-emotionalen Entwicklung geht zwischen Autisten und typisch entwickelten Gleichaltrigen erheblich auseinander; sowohl Sprache als auch nonverbale Interaktion sind in der neurotypischen Peer-Group oft geprägt von unausgesprochenen, auf der Meta-Ebene laufenden Konventionen und Ausdrucksformen. Autistische Jugendliche können diesen impliziten Erwartungen der Peer-Group kaum gerecht werden. Entweder isolieren sie sich noch stärker als zuvor oder sie machen das Spiel der Ironie und Sprachwitze mit plumpen, ungelenken Versuchen mit, was oft zu Missverständnissen oder Unverständnis und nicht selten zu Exklusion aus der Peer-Group führt. Autistische Menschen sind in der Regel gute Beobachter, können viele Informationen speichern, die meistens kognitiv-seriell bearbeitet werden. Die Menge an Informationen, die aus dem sozialen Bereich strömen, sind allerdings nur zu bewältigen, wenn sie parallel, automatisch und unter Integration vorausgegangener Information sehr schnell bearbeitet werden können.

Die Beeinträchtigungen der pragmatischen Kommunikation können in manchen Kontexten durch lexikalisches Wissen und semantische Überkorrektheit (bis hin zur Pingeligkeit) kompensiert werden, was aber im Lebensalter der Pubertät häufig »nicht gut ankommt«. Im klinischen Alltag werden solche sprachlichen Entwicklungen (mit schwierigen sozialen Folgen) im späten Kindes- und im Jugendalter immer wieder beobachtet.

Hier das Beispiel eines 17-jährigen Jugendlichen mit guten intellektuellen Fähigkeiten, der in der Untersuchung versucht cool zu wirken, dabei eine übertrieben abgeklärte Haltung annimmt, die aber eher naiv und unbeholfen erscheint. Das Bild wird von einer sehr auffälligen Mütze und einer leicht übertriebenen, emphatischen Betonung beim Erzählen abgerundet.

Die vom Untersucher eingeleitete Konversation handelt von Freundschaft, Beziehung und Ehe:

U.: *Wann ist jemand ein Freund?* P.: *Man kann gemeinsame Zeit verbringen. Hey, mir ist langweilig!*
U.: *Hast du schon mal eine Beziehung, z. B. eine Freundin gehabt?* P.: *Mhhh* (Pause), *das ist ein interessantes Thema für mich ...* (Pause) *Fernbeziehung?! Ich persönlich sehe Romanzen praktisch gesehen als Freundschaft plus. Praktisch gesehen kann man mehrere Romanzen haben und so weiter. Man kann eine sexuelle Beziehung haben oder andersrum. Ich habe alles präsentiert* (akustisch unklar) *als Fernbeziehung und ich habe im Moment zwei ...* (Denkpause) *zwei. Was zwischen Romanze und Freundschaft unterschiedet ist, dass in Romanzen redet man viel mehr miteinander ...* (Pause) *und man kann sagen: »Ich liebe dich«, ohne dass es komisch ist.*
U.: *Möchtest du irgendwann heiraten?* P.: *Ich möchte mich nicht auf eine Person limitieren, das wäre dumm ... Wenn die Gesellschaft es so will: »Hey, du kannst keine Gefühle für eine andere Person haben«, das ist dumm.*
U.: *Warum glaubst du, dass manche Leute heiraten und zusammenleben?* P.: *Irgendwann wurde es aus irgendeinem Grund in der Bibel gesagt, dann hat es sich in Europa eingebürgt* (gemeint »eingebürgert«?) *und jetzt ist es Norm.*
U.: *Was kann in einer Ehe schwer sein?* P.: *Es ist dann schwer zu sagen, dass man Abstand braucht.*

Bei der Konversation entsteht keine echte Gegenseitigkeit; Gedanken und Schlussfolgerungen sind manchmal schwer nachzuvollziehen und wirken stereotyp und bruchstückhaft. Es bleibt zuerst einmal unklar, woher manche unerwarteten Aussagen kommen (etwas, was er einmal gehört hat? Einmal gelesen oder selbst erlebt hat? Er hat zwei Fernbeziehungen, die Bedeutung der Romanze bleibt dabei unklar). Der Kontext der Antworten fehlt oft und wird auch nicht erklärt. Daher ist es auch für den Gesprächspartner schwierig, daran anzuknüpfen. Außerdem finden gesellschaftliche Konventionen – Freundschaft unter Peers, gemeinsame Erlebnisse, wie in eine Bar oder Disko zu gehen, Ehe als dauerhafte Verbindung von zwei Personen, welche Verantwortung füreinander übernehmen – wenig Berücksichtigung.

In manchen Fällen kann diese Art der Kommunikation auch zum reinen Monologisieren führen, dessen Bezüge wenig nachvollziehbar sind, weil darin oft Gedankensprünge und eigene Assoziationen enthalten sind, die dem Gesprächspartner nicht geläufig sind und nicht erklärt werden. Dabei wird der Gesprächspartner und seine verbale und nonverbale Resonanz nicht einbezogen, quasi scheint er »vergessen« worden zu sein.

Ein autistischer junger Mann erzählt, dass er manchmal inmitten seines Monologs durchaus merkt, dass dieser wahrscheinlich seinen Gegenüber kaum erreichen kann. Er schildert aber, er könne nicht aufhören, er könne die Erwartungen seines Gegenübers nicht deuten, sein Interesse oder seine Langeweile nicht »nebenher« lesen. In der Adoleszenz sei ihm ständig vermittelt worden, dass, was er macht und sagt, komisch sei und deswegen Andere kaum interessiere. Deswegen würde er viel reden, trotz fehlender Resonanz, aus einem Bedürfnis heraus, zu reden, bevor der Gegenüber sich abwendet und geht. Mehr Übung und interessierte Menschen, die ihm zuhören und beim Erlernen einer wechselseitigen Konversation unterstützen, wären an dieser Stelle sehr hilfreich. Die Beachtung aller Konventionen bei einer wechselseitigen Konversation sei für ihn sehr anstrengend und häufig aufgrund der Vielzahl der Regeln nicht möglich.

In der Adoleszenz und im jungen Erwachsenenalter stehen autistische Menschen oft vor der Herausforderung, sorgfältig abzuwägen, wann und mit wem sie sich in Bezug auf die eigenen Besonderheiten »outen«. Und dann brauchen sie viel Glück, jemanden zu finden, der zu einem wohlwollenden Blick auf die »autistischen Unzulänglichkeiten« im Verstehen und Anwenden von pragmatischen Aspekten der Sprache bereit und zum rationalen Erklären von neurotypischer Kommunikation fähig ist. Eine solche Unterstützung kann aber wesentlich dazu beitragen, das schwierige Alter um die Pubertät gut und vom Selbstwertgefühl unbeschadet zu überstehen.

5.3 Elemente autistischer Sprache bei Erwachsenen

Aus den Charakteristika der Sprache von Erwachsenen mit Autismus wird wahrscheinlich am deutlichsten, dass viele der Unterschiede zwischen neurotypischer Sprache und autistischer Sprache keine »Durchgangsphänomene« sind, die lebensgeschichtlich ein Mal auftreten und dann wieder vergehen. Vielmehr wird deutlich, dass es sich um strukturelle Verschiedenheiten handelt, die lebenslang bleiben – auch wenn sie nach und nach der Übersetzung besser zugänglich werden können. Im Erwachsenenalter hat die Sprache bei autistischen wie bei neurotypischen Menschen ihre volle Gestalt ausgebildet, womit die Feinheiten auch am besten sichtbar werden; daher geht die Darstellung in den folgenden Abschnitten auch weit in die Details.

In einigen Fällen bleiben die Sprachauffälligkeiten, die in den Abschnitten für das Kindes- und Jugendalter (▶ Kap. 5.2) beschrieben wurden, auch im Erwachsenenalter erhalten. Gerade im hochfunktionalen Bereich werden die »auf den ersten Blick« sichtbaren Charakteristika der Sprache allerdings im Verlauf der Entwicklung weniger, und die »feineren«, weniger ins Auge springenden Charakteristika, rücken in den Vordergrund.

Legt man die in ▶ Kap. 5.2 beschriebene, bei Schaeffer et al. (2023) vorgeschlagene Struktur von drei verschiedenen Sprachprofilen bei ASS zugrunde (1. Personen mit minimalen verbalen Fähigkeiten. 2. Personen, die Beeinträchtigungen der sprachlichen phonologischen und/oder syntaktischen Entwicklung aufweisen. 3. Personen, deren Sprechen eine intakte sprachliche Struktur zeigt), werden die Gruppen 1 und 2 aus klinischer Sicht in den Abschnitten ▶ 5.2.1 und ▶ 5.2.2 beschrieben. Die nun folgenden Abschnitte zu Erwachsenen mit ASS fokussieren vor allem auf die dritte Gruppe, also diejenigen Personen, die eine intakte sprachliche Struktur und Semantik aufweisen.

5.3.1 Der Beginn des Gesprächs, grüßen, zustimmen, widersprechen

Beispiel aus der Sprechstunde

Im Familiengespräch hagelt es massive Vorwürfe vonseiten der Eltern gegen die 20-jährige, noch zu Hause wohnhafte Tochter. Die Eltern erleben die Tochter als respektlos, undankbar und den Eltern gegenüber herabsetzend. Die Tochter entgegnet ärgerlich, dass sie sich diese ewigen Vorwürfe nicht mehr anhören wolle und die Eltern als daueraggressiv und ewig unzufrieden empfinde. Es wird deutlich, dass sich die Konflikteskalationsspirale sehr schnell zu drehen beginnt.

Eigentlich wünschen sich alle, »dass es endlich besser wird« – also die andere Partei sich »bessert«. Es kostet einige Mühe, ein *gemeinsames* Ziel von Eltern und Tochter herauszuarbeiten. Am Ende wird aber deutlich, dass sich alle einen friedlicheren Umgang miteinander und eine harmonischere Atmosphäre wünschen. Dabei besteht weiter der (gemeinsame) Wunsch nach einer »Seilbahn zum Ziel«. Die Metapher wird hier vom Therapeuten eingeführt, wobei ausführlich geklärt werden muss, ob sie auch von allen Beteiligten in ihrer übertragenen Bedeutung verstanden wird. Wieder kostet es einige Mühe zu klären, dass es diese »Seilbahn«, in die man sich hineinsetzen kann und dann am Ziel herauskommt, nicht gibt. Der Therapeut (als Vertreter des Realitätsprinzips) kann zwar das Ziel (ein friedlicherer Umgang) nachvollziehen, nicht aber den erwünschten Weg (Seilbahn) als realistisch und zielführend anerkennen. Nach und nach können Eltern und Tochter davon überzeugt werden, dass ein »Weg der kleinen Schritte« nötig ist, um sich dem gemeinsamen Ziel zu nähern.

5.3 Elemente autistischer Sprache bei Erwachsenen

Auf der Suche nach konkreten Situationen findet sich rasch das abendliche Nach-Hause-Kommen der Tochter. Sie kommt von ihrer Ausbildung nach Hause, in der recht viel soziale Kommunikation erforderlich ist, »murmelt« nach Aussage der Eltern »irgendetwas« und verschwindet in ihrem Zimmer. Die Eltern betonen: »Sie hat doch die ganze Fahrt im Bus Zeit, sich zu entspannen, warum begrüßt sie uns dann nicht richtig?« Nach und nach können die Eltern formulieren, dass sie sich durch das Verhalten der Tochter zurückgesetzt und gekränkt fühlen. Sie interpretieren den nur rudimentären Gruß der Tochter als Beziehungsaussage, im Sinne von: »Ihr seid es mir nicht wert, dass ich euch richtig grüße.« Ihre emotionale Reaktion darauf ist Kränkungswut, auf die die Tochter wiederum mit Rückzug reagiert.

Nach einiger Zeit kann herausgearbeitet werden, dass der Tochter nicht klar ist, dass in der neurotypischen Kommunikation in der abendlichen Situation ein verstehbarer Gruß erwartet wird, wenn möglich mit Augenkontakt, sowie eine kurze Verständigung darüber, wie der Abend weiter verlaufen wird. Dass ein sehr kurzer, leiser und nicht zugewandter Gruß als Akt der Missachtung aufgefasst werden kann, ist ihr intuitiv nicht nachvollziehbar. In überzeugender Weise kann sie allerdings darlegen, dass sie mit ihrer Art zu grüßen keineswegs Missachtung, Groll oder Unverbundenheit ausdrücken will. Vielmehr – so wird ihr nach und nach klar – zeigt sie damit, dass sie durch den Ausbildungstag und die Busfahrt reizüberflutet ist und kaum noch zu sozialkommunikativer Kompensation in der Lage ist. Stück für Stück verstehen die Eltern, was die Tochter mit ihrem Verhalten »sagen« will, und die Tochter versteht, wie die Eltern (und auch andere neurotypische Menschen) ihr Verhalten interpretieren. So wird nicht nur Änderung des Verhaltens, sondern auch eine Veränderung der inneren Haltung durch Neuinterpretation der Kommunikation möglich: Die Tochter lernt, deutlicher zu grüßen und dabei zumindest kurz Kontakt aufzunehmen (oder zumindest erfolgreich zu simulieren). Die Eltern lernen den Wunsch der Tochter nach Rückzug besser zu verstehen und die daraus resultierenden Handlungen nicht mehr als gegen sie gerichteten Akt zu interpretieren.

Die Art des Grußes und des Grüßens ist Anlass zu mannigfaltigen Missverständnissen zwischen autistischen und neurotypischen Menschen. Ohne sich dessen immer bewusst zu sein, lesen neurotypische Menschen aus dem Gruß ihres Gegenübers und aus dem Gelingen des Sich-gegenseitig-Begrüßens viel Beziehungsinformation heraus: z. B. kann ein »genuschelter« Gruß eine Beziehungsaussage (»Ich mag dich nicht«) oder eine Selbstoffenbarung (»Mir geht es nicht gut«) und vieles mehr sein. Autistische Menschen, denen dies meist weder implizit noch explizit bewusst ist, geben hier sehr viel Anlass dazu, falsch verstanden zu werden. Viele Details des Grüßens und nicht zuletzt das Weglassen von bestimmten Details (s. u.) wird vom neurotypischen Gegenüber oft als Beziehungsinformation interpretiert, obwohl der autistische Kommunikationspartner dies ganz und gar nicht so meint.

Von nicht unerheblicher Bedeutung ist auch, dass der Gruß unter Kollegen, der Gruß gegenüber der Chefin, der Gruß unter Freunden und die Begrüßung des Beziehungspartners jeweils im Detail unterschiedlich ausfallen, und diese Ausdifferenzierung auch von den meisten neurotypischen Kommunikationspartnern erwartet wird. Noch algorithmisch lernbar ist etwa, dass vor allem in traditionelleren Kontexten davon ausgegangen wird, dass der Jüngere den Älteren zuerst grüßt und der hierarchisch Tiefergestellte den Höhergestellten. Wie »herzlich« ein Gruß ausfällt, hängt dann allerdings zusätzlich davon ab, wie lange sich die Beteiligten nicht gesehen haben und wie unerwartet das Treffen in der jeweiligen Situation ist. Und an dieser Stelle wird es mit einem algorithmischen Vorgehen schon ziemlich schwierig, da »Herzlichkeit der Begrüßung« kaum operationalisierbar ist und nur von demjenigen feinjustiert werden kann, der intuitiv versteht, was damit gemeint ist. Wer diese Intuition nicht hat, der kann es fast nur falsch machen.

Beispiel aus der Sprechstunde

Ein 40-jähriger promovierter Informatiker berichtet, dass er trotz bester Qualifikationen und einem arbeitnehmerfreundlichen Arbeitsmarkt mehr als 20 Vorstellungsgespräche gehabt habe und es trotzdem zu keiner Anstellung gekommen sei. Im Gespräch regt sich beim Untersucher zunehmender Unmut. Bei ihm kommt die Botschaft an, dass seine Deutungsversuche vom Patienten als »dumm und unnötig« erlebt werden. Er fühlt sich nicht ernst genommen und hat dann plötzlich das Gefühl, der Patient verstehe kein Wort von dem, was er (der Untersucher) sagt. In zunehmendem Maße entsteht das Bedürfnis, den Patienten vor die Tür zu setzen, da es ihn ja sowieso nicht zu interessieren scheint, was der Untersucher zu sagen hat. Auf den Vorhalt, dass es dem Untersucher so vorkomme, dass der Patient ihn nicht ernst nehme, reagiert der Patient völlig überrascht; glaubhaft verneint er all die Deutungen/Unterstellungen des Untersuchers. Es wird klar, dass die Beziehungsebene von beiden Gesprächspartnern vollkommen unterschiedlich wahrgenommen wird. Und es wird deutlich, dass der Patient womöglich auch bei seinen potenziellen Vorgesetzten das starke Gefühl von »Der wird sich von mir nichts sagen lassen« oder ähnliche Gefühle hervorgerufen hatte.

In der Reflexion wird dem Untersucher nach und nach klar, dass sein eigenes Gefühl von zwei Eigenheiten des Patienten »getriggert« wird, denen es genauer nachzugehen gilt. Einerseits handelt es sich um die mit Autismus assoziierte Rigidität, mit der der Patient an eigenen Überzeugungen festhält, er widerspricht an Stellen des Gesprächs offen, frontal und zum Teil zu Recht (»Das sehen Sie falsch«), an denen der Untersucher intuitiv ein beziehungsschonendes »Framing« erwartet hätte (z. B. »Ich kann verstehen, was Sie da sagen, aber in meinem Fall ist es ein bisschen anders …«). Schwerer wiegt aber das fast vollkommene Fehlen von verbalen und nonverbalen Zeichen des Patienten, dass er Aussagen des Untersuchers aufgenommen und verstanden hat, bzw. ob er ihnen eher zustimmt oder nicht. Konkret fehlt ein gelegentliches »Ja«, »M-hm«-sagen oder Kopfnicken oder -wiegen. Das Fehlen dieser Kommunikationsakte wird vom Untersucher intuitiv als Sprechakt oder Beziehungsaussage interpretiert, im Sinne von Nichtverstehen, Widerspruch oder gar Missachtung. Meist mündet dies weitgehend ungeprüft in einer Gegenreaktion und nicht selten im Abbruch des Kontaktes. Wenn neurotypische Menschen nämlich auf die beschriebenen Resonanzausdrücke verzichten, wollen sie damit fast immer etwas sagen und sie können sich intuitiv nicht vorstellen, dass dieser Verzicht – z. B. im Falle des Patienten – gar keine kommunikative Bedeutung hat.

Ebenso wichtig wie der Gruß ist im neurotypischen Gespräch die gut ausdifferenzierte Form der Zustimmung und der Signale des Verstanden-Habens. Auch hier bieten sich mannigfaltige Möglichkeiten für neurotypische Gesprächspartner, autistische Erwachsene falsch zu verstehen. Insbesondere ist hier hervorzuheben, dass viele neurotypische Menschen nicht selten durch *Weglassen* bestimmter Signale wesentliche Informationen kodieren. Wenn auf die Frage: »Willst Du heute Abend mit mir ins Kino gehen?« ohne Emphase »M-hm« geantwortet wird, könnte dies ja rein semantisch »Ja, ich will« bedeuten, wovon die meisten Autisten auch zuerst einmal ausgehen dürften. Dies führt gradewegs ins Missverständnis: Durch das Weglassen einer emphatischen Betonung oder das Weglassen von »Ja, sehr gerne« drücken viele neurotypische Menschen nämlich aus, dass sie eher keine Lust haben, ins Kino zu gehen. Umgekehrt wird das sachliche und beiläufig anmutende »Ja« oder »M-hm« vieler Autisten auf die Frage nach dem Kinobesuch von neurotypischen Hörern dann fälschlich als »Eher nicht« interpretiert.

Viele neurotypische Menschen drücken ihren Widerspruch dadurch aus, dass sie *nicht* nicken, *nicht* »M-hm« sagen und *nicht* lächeln. Auch dies ist der Boden für viele Missverständnisse – drücken doch viele Autisten ihre Zustimmung dadurch aus, dass sie *nicht* widersprechen.

Die Lernaufgaben sind klar: In vielen Fällen müssen Autisten lernen, dass sie ihrer Zustimmung mehr Emphase (in Prosodie oder Text) beigeben müssen, damit sie auch als solche verstanden wird. Und Neurotypiker müssen verstehen lernen, dass das »Feintuning« z. B. der Herzlichkeit des Grußes von Autisten praktisch nicht lernbar ist, da es sich in Details verbirgt, die der analytische Verstand in der notwendigen Geschwindigkeit niemals auflösen kann. Und damit müssen neurotypische Gesprächspartner akzeptieren lernen, dass sie sich mit etwas holzschnittartigen, manchmal formelhaften Grüßen und Akten der Zustimmung begnügen müssen, wenn sie mit Autisten kommunizieren.

5.3.2 Smalltalk

Ein geradezu »klassisches« Phänomen im Autismusspektrum sind die offenkundigen Schwierigkeiten, die *Smalltalk* betroffenen Menschen bereitet. Smalltalk – dieses eigentümliche Reden über »Gott und die Welt«, über das Wetter und Unwichtiges, über alles und über nichts. Manch ein neurotypischer Mensch wird hier sofort betonen, dass er Smalltalk auch als herausfordernd und nervig empfinde und die beschriebene Meinung zum Thema Smalltalk nicht als spezifisch autistisch ansehen könne. Ja, Smalltalk kann auch für neurotypische Menschen sehr mühselig sein, insbesondere wenn es sich um Cocktailparty-Smalltalk mit Fremden handelt, von deren Gunst man am Ende irgendwie auch noch abhängig ist. Den meisten neurotypischen Menschen ist wenig bewusst, dass sie auch häufig und selbstverständlich entspannten Smalltalk machen, z. B. beim allmorgendlichen Kurzplausch mit Kollegen oder über den Zaun mit den Nachbarn. Dieser Smalltalk bedeutet für neurotypische Menschen keinen oder nur geringfügigen Stress, für Menschen mit Autismus aber sind dies oft die anstrengendsten Teile des ganzen Tages.

Immer wieder hört man von autistischen Menschen Einschätzungen wie diese: »Smalltalk ist nicht nur total nervig, sondern auch total unsinnig! Ich will doch nicht über Dinge sprechen, die ich sowieso schon weiß – wie zum Beispiel das Wetter –, oder die mich überhaupt nicht interessieren – wie zum Beispiel Geschichten vom Wochenende meiner Kollegin. Das ist doch total langweilig!« Bei objektiver Betrachtung kann man auch als neurotypischer Mensch dieser Einschätzung nicht gänzlich widersprechen: von außen betrachtet ist das autistische Urteil zutreffend …

Nichtsdestotrotz ist Smalltalk natürlich keineswegs so sinnlos, wie dies auf den ersten (autistisch-objektiven) Blick scheint. Es passiert schon etwas Wichtiges beim Smalltalk: Es werden Informationen darüber ausgetauscht, wie es den Gesprächspartnern geht, wie es um die Beziehung der Gesprächspartner steht und ob das Gesamtklima im gemeinsamen sozialen Umfeld in Ordnung ist. Smalltalk ist auch ein sozialer Annäherungsprozess. Der Smalltalk ist *anders*, oder er funktioniert nicht gut, wenn etwas im Beziehungsgefüge nicht stimmt (z.B., wenn der Gesprächspartner eine größere Not hat, ein gegenseitiger Groll im Untergrund ist oder es Konflikte im gemeinsamen sozialen Umfeld gibt). Insofern dient er als Gradmesser für soziale Harmonie. Auch bietet Smalltalk eine Einstiegsmöglichkeit für »schwierigere« Gespräche, mit denen man nicht gleich ins Haus fallen will. Dies steht natürlich auch den neurotypischen Smalltalk-Führenden nicht dauernd vor Augen, sie führen Smalltalk nicht in dem Bewusstsein, dass sie etwas über die Beziehungen, Intrigen und Sympathieverteilungen ihrer Gesprächspartner herauskriegen wollen. Wer als neurotypischer Therapeut mit autistischen Erwachsenen arbeiten möchte, sollte hier allerdings schon ein etwas höheres Bewusstsein von dem, was er tut, wenn er Smalltalk führt, haben, um es ggf. auch erklären zu können (vgl. zur Psychoedukation ▶ Kap. 8.2.2).

Um mit Autisten ins Gespräch zu kommen, bieten sich – das liegt auf der Hand – eher sachorientierte Themen an, gerne auch an individuellen Sonderinteressen orientiert, bei denen – auch im objektiven Sinne – neue Informationen ausgetauscht werden können.

Einer der Gründe, warum Smalltalk für Erwachsene mit ASS so schwierig ist, ist das Fehlen eines klaren »Skripts« oder einer algorithmischen Abfolge. Das von Jette Jansen entworfene und mit ihrer Genehmigung hier abgedruckte Bild zeigt den (teils augenzwinkernden) Versuch einer erwachsenen Autistin, Smalltalk in einen Algorithmus zu fassen. Er ist durchaus gut gelungen, mag aber beim neurotypischen Gegenüber dann Befremden hervorrufen, wenn er zum dritten oder vierten Mal bei einem Treffen »abgespult« wird.

5.3.3 Floskeln: »Wie geht's« und andere

Beispiel aus der Sprechstunde

Ein junger Patient berichtet verzweifelt von einem Streit mit einem guten Freund, den er wenige Tage zuvor am Abend hatte. Der Freund hatte ihn, nachdem sie sich einige Wochen nicht gesehen hatten, zum Abendessen eingeladen. Nachdem sie angestoßen hatten, habe ihn sein Freund gefragt, wie es ihm gehe. Er habe: »Danke, gut« geantwortet und die Gegenfrage gestellt: »Wie geht's?« Der Freund habe dann aber gesagt: »Ich habe zuerst gefragt!« Das habe ihn, den Patienten, völlig aus dem Konzept gebracht; diese Antwort komme in seinem Floskel-Algorithmus nicht vor. Er habe wohl verärgert reagiert, gefragt, was dieser Kommentar solle, und schon sei ein Zwist entstanden, der nicht mehr vollständig geklärt werden konnte und den ganzen Abend überschattet habe.

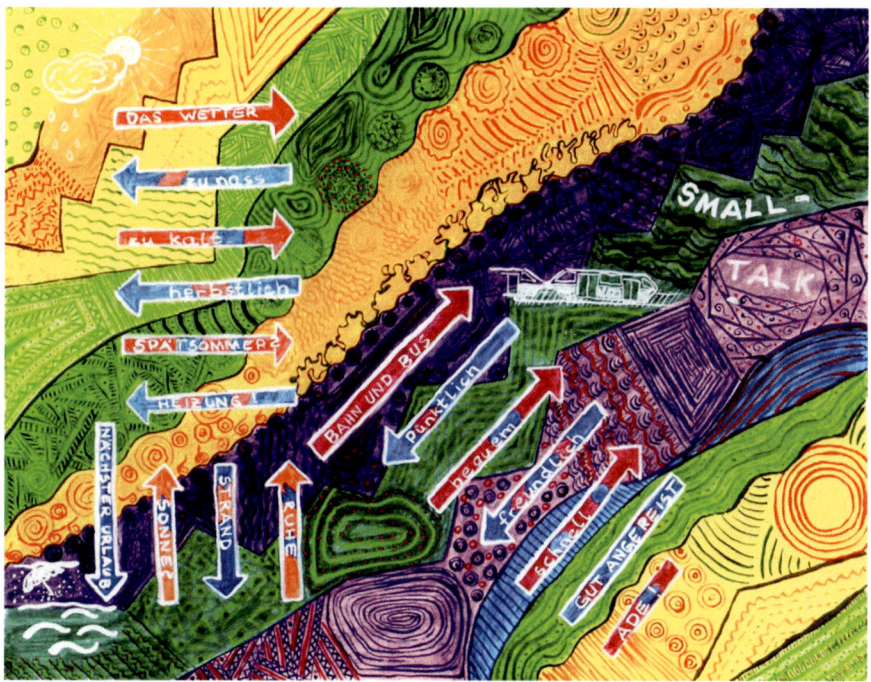

Abb. 5.1: Smalltalk im Algorithmus, Abdruck mit freundlicher Genehmigung von Jette Jansen, Bad Säckingen

Das Gemeine an Floskeln ist, dass sie nicht so stereotyp und einheitlich eingesetzt werden, wie man – auch als Neurotypiker – zuerst einmal denkt. »Wie geht's?« bedeutet nicht das gleiche wie »Wie geht's?«, das ist (für Autisten leider) sehr kontextabhängig. Diese auf den ersten Blick so harmlose Formel hat es in mehrerlei Hinsicht »in sich«. Zuerst einmal ist es für viele (nicht alle) Autisten gar nicht so klar und schon gar nicht so einfach, zu sagen, was »gehen« in diesem Kontext bedeutet. Der »innere Referenzpunkt« ist oft reichlich unklar. Bezieht er sich auf die Stimmung des Tages, auf die Emotion des aktuellen Augenblicks, das aktuelle Energieniveau, auf die allgemeine Lebenszufriedenheit oder, oder …? Schon vor fast 100 Jahren beschrieb Grunja Ssucharewa einen Patienten, der mit der Frage, wie es ihm gehe, offenkundig überfordert war und antwortete: »Ich weiß nicht, vielleicht gut, vielleicht schlechter, überhaupt geht es den Menschen verschieden« (vgl. ▶ Kap. 2.1). Manche Dinge scheinen sich über die Jahrhunderte nicht zu ändern …

Während schon das Finden des inneren Referenzpunktes schwierig ist, sind viele Autisten dann zusätzlich verwirrt, wenn der Fragende die mühsam erarbeitete Antwort augenscheinlich gar nicht hören will, sondern weitereilt und gar nicht zuhört. Das kann mitunter zu deutlichen Kränkungsreaktionen führen. Typischerweise sind dies Smalltalksituationen, z. B. im Büroflur. In der Psychotherapie gilt es dann zu erklären, dass »Wie geht's?« in vielen Kontexten, wie z. B. im Büroflur, eine Begrüßungsfloskel ist, die keine ausführliche oder ehrliche Antwort erwartet, sondern eine kurze Antwort, wie »Danke, gut« oder »Danke, es geht« sowie die Gegenfrage, »Und Dir?«. Damit kann vielen Patienten auch deutlich gemacht werden, dass das schnelle Abwenden des Gegenübers in solchen Situationen keineswegs ein Ausdruck von persönlichem Desinteresse ist. Dass in neurotypischen Gesprächen eine differenziertere Antwort (etwa: »Na ja, es könnte besser sein, ich hatte viel Pech dieses Wochenende«) auch in der Smalltalksituation ein tastendes Angebot sein könnte, weiter ins Gespräch zu kommen (im Sinne von: »Ich könnte dir, wenn du Zeit und Interesse hast, auch mehr erzählen«), ist auch für Autisten gut zu wissen. Die Erwartung, dass diese indirekte Art der Kommunikation dann »nach Algorithmus« beherrscht werden sollte, darf aber natürlich nicht entstehen.

Der Patient in der obigen Situation hatte die »Lektion«, dass »Wie geht's« oft eine Begrüßungsfloskel ist, bereits gelernt und war sofort bereit, den ihm bekannten neurotypischen »Austausch von Floskeln«, ordnungsgemäß durchzuführen. Doch wiederum kommt es zu einem Missverständnis und Konflikt, da der neurotypische Freund des beschriebenen Patienten selbstverständlich davon ausgeht, dass dem Patienten klar ist, dass im beschriebenen Kontext »Wie geht's« keine Begrüßungsfloskel ist, sondern eine ernstgemeinte Frage nach dem Befinden, mit der Erwartung einer längeren Antwort. Der Subtext lautet nicht, wie im Büroflur »Ich nehme dich wahr, ich respektiere dich«, sondern: »Ich interessiere mich für dich und möchte mehr von dir und deinem aktuellen Leben wissen«. Wenn hier lediglich (stereotyp) ein Floskelaustausch gemacht wird, sind Irritationen und das Gefühl von Verletztheit (in diesem Falle von neurotypischer Seite) vorprogrammiert.

Anhand dieses Beispiels soll deutlich werden, dass auch simpel erscheinende Zweiwortsätze nicht so einfach mittels Algorithmen verstanden und angewendet werden können, wie sich das manche Autisten (und manche Autismustherapeuten) wünschen. Situativ können selbst relativ banale Floskeln plötzlich schillernd ihre (pragmatische) Bedeutung verändern. Das macht nachvollziehbar, warum das Gebiet der pragmatischen Kommunikation vielen Autisten als ein Terrain mit ständig, sich bewegendem Untergrund, erscheinen muss, auf dem man kaum festen

Tritt finden kann. Und an diesem Beispiel lässt sich auch wieder einmal zeigen, dass neurotypische Menschen fest davon ausgehen, dass sie klar und unzweideutig kommunizieren (»Ich habe doch ganz klar gesagt, was ich meine!«). Dass die reale, gelebte (und dabei unbewusste) Struktur ihrer Kommunikation deutlich komplexer, ambiger, situativer und schwerer aufzulösen ist, als die meisten neurotypischen Menschen denken, müssen auch sie in den allermeisten Fällen neu lernen.

5.3.4 Ironie und Humor

Man begegnet häufig dem Klischee, dass Menschen mit Autismus humorlos seien und keine Ironie verstünden. Das stimmt so nicht. Nicht nur haben viele Autisten einen feinen (und oft recht speziellen) Sinn für Humor, sie können auch durchaus ironisch sein und Situationen eine Komik abgewinnen, die vielen Neurotypikern entgeht. Dass Erwachsene mit ASS durchaus Humor verstehen, wird nicht nur klinisch deutlich, sondern konnte auch experimentell gezeigt werden (Reichelt et al, 2024). Besonders hervorzuheben ist bei den genannten experimentellen Ergebnissen, dass Humor nicht etwa »nur« verstanden wird, sondern das Leseverstehen von Textpassagen sogar beschleunigen und verbessern kann: Autisten profitieren von Humor. Es ist also ein bisschen komplizierter mit den Autisten und ihrem Verhältnis zu Humor und Ironie. Woher rührt das Klischee der humorlosen Autisten? Warum »hassen« viele autistische Menschen Ironie? Das Problem scheint weniger mit Ironie und Humor an sich zusammenzuhängen als mit der Art ihrer (neurotypischen) Anwendung.

Bezogen auf Humor muss beispielsweise hervorgehoben werden, dass im genannten Experiment (Reichelt et al, 2024) schon aufgrund des Gesamtsettings deutlich war (oder spätestens im Verlauf des Experiments deutlich wurde), dass das Thema Humorverstehen »gefragt« war. Es lag also ein klares »Priming« vor (vgl. auch ▶ Kap. 4.6), im Sinne von: Es geht um Humor oder zumindest könnte es um Humor gehen. Das könnte durchaus ein entscheidender Faktor für den fehlenden Unterschied zur neurotypischen Gruppe in diesem Experiment sein. Dazu passt, dass viele Autisten berichten, dass sie Humor vor allem dann nicht verstehen, wenn er als solcher nicht gekennzeichnet ist oder situativ überraschend kommt oder ambig bleibt, im Sinne von: Es könnte Humor sein oder eben auch nicht. Viele autistische Erwachsene berichten, dass sie in ihrer Kindheit Witze gar nicht als solche verstanden hätten und »alles« ernstgenommen hätten. Und sie schildern darüber hinaus, dass sie Witze besonders gut dann verstehen, wenn »Witzseite« darübersteht.

Bezogen auf Ironie ist für autistische Menschen die, bereits in der Antike bei Cicero und Quintilian beschriebene, »Ironie des Gegenteils« noch am leichtesten zu verstehen (vgl. ▶ Kap. 4.3). Wenn jemand »Schönes Wetter!« bei strömendem Regen sagt, verstehen auch die meisten autistischen Erwachsenen, dass derjenige das nicht ernst meinen kann und die Aussage darum ironisch sein muss. Viele Autisten können berichten, dass sie das Konzept der »Ironie des Gegenteils« im Laufe ihrer Jugend gelernt haben.

Schwieriger wird es allerdings, wenn die Ironie nicht mehr diesem einfachen Muster des Gegenteil-Sagens folgt.³² Die bei Grice (1989a) beschriebene Situation im Restaurant, in welcher ein schlürfender Gast mit gespielter Höflichkeit gefragt wird: »Wie alt sind Sie eigentlich?« wird zwar von den meisten neurotypischen Menschen (intuitiv) als ironisch wahrgenommen, die wenigsten davon werden allerdings spontan sagen können, was an der Frage eigentlich ironisch ist. Dass die »Maxime der Relation« verletzt wird (vgl. ▶ Kap. 4.3), also eine irrelevante, situationsinadäquate Frage gestellt wird, und dass diese Verletzung der Maxime der Relation (neben prosodischen und mimischen Markern, die auch fehlen können) den Sprechakt als ironisch kennzeichnet, darüber wird sich kaum ein neurotypischer Mensch bewusst sein. Die »Dekodierung« der Ironie erfolgt weitgehend intuitiv. Wenn diese Intuition – wie bei den meisten Autisten – fehlt, liegt es auf der Hand, dass die Frage auch schnell als – freilich etwas ungewöhnlicher – Smalltalk aufgefasst werden kann. Die ironische Frage wird dann als ernst gemeint verstanden.

Noch schwieriger wird es für Menschen mit Autismus, wenn sich in der Ironie, die bei Sperber und Wilson beschriebenen Echo-Phänomene finden (vgl. ▶ Kap. 3.3, Wilson & Sperber, 2012), oder eine »transparente Verstellung« (Currie, 2006) stattfindet. In beiden Fällen geht der ironische Sprecher in eine »als-ob-Haltung« (scheinbares Alignment), er tut so, als empfinde, denke oder wolle er wie ein anderer, von dem er sich aber gleichzeitig distanziert. Diesen mentalen Akt (als Hörer) zu verstehen, erfordert einen hohen Grad an spontaner Theory of Mind. Damit wird deutlich, dass die Schwierigkeiten des Ironieverstehens in vielen Fällen durch ein Kernproblem des Autismus (Defizit der Theory of Mind) bedingt sind. Dies soll anhand von zwei Beispielen illustriert werden:

---

32 Auch *über* Ironie zu sprechen und zu schreiben, ist oft nicht ganz leicht. Irgendwie wird es schnell sehr umständlich, man verzettelt sich im Sprechen, und dem Hörer (oder Leser) fällt es oft schwer, dem Faden zu folgen. Evtl. hat das damit zu tun, dass Ironie sehr oft zwei Kennzeichen hat, die in Kapitel 3.3 genauer beschrieben wurden und die auch dem neurotypischen Menschen im Alltag keineswegs klar sind: Ironie ausdrücken und Ironie verstehen hat immer etwas mit der Situation zu tun, in der kommuniziert wird; sie wird in den meisten Fällen nur verstehbar, wenn man die Situation verstanden hat, in der sie verwendet wurde. Das heißt, dass ich beim Sprechen *über* Ironie diejenige Situation, in der sie verwendet wurde, fast übergenau erklären muss. Das zweite Charakteristikum von Ironie, das es schwierig macht, *über* sie zu sprechen, ist ihre komplexe Theory-of-Mind (vgl. ▶ Kap. 3.3 und die Echo-Funktion bei Wilson und Sperber, 2012). Da ironische Aussagen sehr häufig etwas damit zu tun haben, wie sich der Sprecher in den Hörer (oder sich selbst in einer falschen Erwartung oder jemand Drittes) meist augenzwinkernd hineinversetzt, wird es beim Sprechen *über* Ironie insofern komplizierter, als es – gerade durch das Sprechen darüber – einen zusätzlichen Grad an Theory-of-Mind verlangt. Konkret: Beim Sprechen *über* Ironie muss ich mich in jemanden hineinversetzen, der sich in jemand anderen hineinversetzt. Oder ich muss mich sogar in den Hörer hineinversetzen, der sich in den Sprecher hineinversetzen muss, der sich grade (augenzwinkernd) in jemand Drittes hineinversetzt. Dies illustriert, dass es beim Sprechen (und Schreiben) *über* Ironie aus der Sache heraus mitunter kompliziert wird.

Beispiel aus der Sprechstunde

Ein junger autistischer Erwachsener schildert voller Erleichterung seine Erfahrungen mit Internet-Chats, in denen er »endlich« ungestresst mit anderen Menschen kommunizieren kann. Der Therapeut sagt spontan: »Es ist super, nicht wahr, dass bei dieser Art von Kommunikation all *das Störende* endlich einmal weg ist: Die Gestik, die Mimik, das hektische Sofort-antworten-müssen ...« Der Satz ist von einer leicht ironischen Prosodie begleitet und von einem augenzwinkernden Lächeln. Der Patient antwortet: »Ja, genau.«

Etwas später versuchen die beiden Gesprächspartner die kurze Kommunikation aufzuschlüsseln. Der Patient hat den Satz des Therapeuten spontan so verstanden, dass es dem Therapeuten genauso geht, wie dem Patienten: Dass er also lieber im Internet chattet als sich in der realen Welt zu unterhalten, da Realunterhaltungen eine dauernde Reizüberflutung und Überforderung darstellen. Der Therapeut sagt, dass er das so nicht gemeint hat, da er persönlich die direkte Kommunikation bevorzuge. Dann muss er nachdenken, was er mit der Bemerkung eigentlich gemeint hat. Er sagt dem Patienten, dass die Bemerkung ironisch gemeint gewesen sei. Auf diese Bemerkung hin reagiert der Patient gekränkt und fragt, warum der Therapeut ihn denn »fertig machen« wolle. Der Therapeut versichert, dass er den Patienten bestimmt nicht fertig machen wollte. Die Frage aber, was er dann mit der ironischen Bemerkung wollte, kann er spontan nicht beantworten.

Nach einiger Reflexion wird ihm klar, dass er spontan ironisch antwortete, um dem Patienten so etwas zu signalisieren, wie: Ich kann Deine Wahrnehmung, deine Überforderung und deine Präferenz nachvollziehen, aber sie sind nicht die meinigen. Oder: Ich kann mich in dich hineinversetzen, obwohl das, was ich da sehe, anders als meins ist. Oder: Ich finde das, was ich bei dir sehe, etwas komisch – vielleicht sogar lustig, – aber ich kann es respektieren. Es findet ein *scheinbares Alignment* (plus Distanzierung) mit der Aussage des Patienten statt und gleichzeitig ein reales Alignment mit dem Gegenüber, also dem Patienten. Der Sinn der Ironie könnte hier sein, eine Verbindung herzustellen, über die Differenz hinweg, mit dem Mittel der Theory-of-Mind oder (in der Terminologie von Wilson & Sperber, 2012) des »Echos«.

Die Kommunikation lief dabei spontan und unreflektiert ab, und dem Therapeuten war intuitiv nicht klar (obwohl er das kognitiv natürlich wusste), dass der Patient seinen Sprechakt nach aller Wahrscheinlichkeit aufgrund des Autismus nicht verstehen würde. In der Therapie ließ sich das aufklären, aber es gestaltete sich ziemlich kompliziert. Dass sich aus ähnlichen Situationen im Alltag größere Klippen ergeben können, dürfte aus dem Beispiel deutlich werden.

Erschwerend kommt in ähnlichen Situationen hinzu, dass einige Menschen aus dem Autismus-Spektrum die leicht veränderte Mimik und den ironischen Tonfall nicht – wie der beschriebene Patient – gar nicht wahrnehmen, sondern deliberativ-kognitiv bemerken und als »Warnsignal« auffassen, da sie im Verlauf ihres Lebens gelernt haben, dass bei diesen Signalen (ironischer Tonfall, schmunzelnde Mimik) meist etwas geschieht, das sie nicht gut verstehen und/oder das sogar gegen sie gerichtet ist. Viele Autisten interpretieren Ironie – wenn sie sie bemerken – prinzipiell als Angriff gegen sich. Dass Ironie auch einen verbindenden, wohlwollenden Aspekt hat, ist auch den meisten neurotypischen Menschen kognitiv nicht klar – auch wenn sie nach aller Wahrscheinlichkeit den Sinn der geschilderten Kommunikation intuitiv erfasst hätten.

Um den Echo- oder Theory-of-Mind-Charakter vieler ironischer Kommunikationen noch weiter zu illustrieren, soll hier noch eine andere Variante im Beispiel beschrieben werden.

Beispiel aus dem neurotypischen Alltag

In einem Betrieb, dessen Chef für seinen Hang zur Überstrukturierung und seine Begeisterung für »SOPs« (genaue Handlungsanweisungen für verschiedenste Situationen) bekannt ist, stehen die zwei Mitarbeiter, die wir aus ▶ Kap. 4.3 schon kennen, vor der Kaffeemaschine. Der eine drückt auf den falschen Knopf, es kommt Tee heraus und er ärgert sich. Der Kollege sagt daraufhin: »Das kommt nur davon, dass du die SOP für die Kaffeemaschine nicht exakt genug beachtet hast. Du weißt doch, dass man jede SOP mindestens ein Mal pro Woche genau lesen sollte. Wenn du das halt nicht machst: Selbst Schuld!« Beide Mitarbeiter lachen daraufhin verschwörerisch. – Hier versetzt sich der Sprecher wie zum Spaß in den Kopf des Vorgesetzten und übernimmt ironisch und überzogen dessen Wertesystem (scheinbares Alignment). Der Hörer versetzt sich in den Sprecher und bemerkt, dass dieser sich in den Chef versetzt. Es entsteht ein gemeinsames »Wir verstehen uns schon – obwohl wir es nicht explizit machen müssen« und damit eine spontane, emotionale Verbindung (reales Alignment). Bei einem danebenstehenden, autistischen Kollegen löst diese wohlwollende Neckerei ein hochgradiges Befremden aus.

Betrachten wir die beiden Beispiele und haben dabei die durchaus anspruchsvollen Ansätze, die versuchen, das Phänomen »Ironie« theoretisch zu erfassen (vgl. ▶ Kap. 4.3), im Hinterkopf, wird schnell deutlich, dass Ironie ein sehr komplexes interaktionelles Phänomen ist, das auch theoretisch schwer zu erfassen ist und viele (auch für neurotypische Menschen) unerwartete Facetten hat. Es liegt auf der Hand, dass diese Art von kommunikativen Situationen für autistische Menschen schwer zu entschlüsseln ist. Sofern sie bemerken, dass hier etwas vor sich geht, das sie nicht verstehen, kommt es oft zu heftigen Irritationen bis hin zu handfester Verzweiflung (»Sie sind mir alle ein Rätsel, diese Menschen«). Dass Ironie häufig nur verstehbar ist, wenn man ihre immer wieder unterschiedliche situative Einbettung, holistisch (ganzheitlich) mit erfasst, macht es unmöglich, sie algorithmisch (also einer allgemeinen Regel folgend), zu entschlüsseln. Somit sind die komplexeren Formen der Ironie einem autistischen Kompensationsmechanismus nach aller Wahrscheinlichkeit nicht zugänglich.

Erschwerend kommt hinzu, dass die soziale Bedeutung ironischer Bemerkungen, wie am Ende von ▶ Kap. 4.3 beschrieben, in einem weiten Spektrum aufgespannt sein kann, zwischen beißendem Spott und wohlwollendem Necken. In vielen ironischen Äußerungen verbergen sich bei näherer Betrachtung Aussagen sowohl über die Beziehung zum Angesprochenen als auch Aussagen über die Beziehung zu demjenigen, der »ge-echot« oder nachgeahmt wird, der sowohl ein Dritter (der Chef im Kaffeeautomaten-Beispiel) als auch der Angesprochene (der Patient im Chat-Beispiel), als auch das frühere Selbst des Sprechers (in der selbstironischen Variante des Meerwasser-Beispiels, ▶ Kap. 4.3) sein kann. Und die Beziehungsaussage kann zwischen den Polen wohlwollenden Augenzwinkerns und bösartigen Verdammens variieren, ohne dass dies an eindeutigen Merkmalen erkennbar wäre. Sofern man also die in der Ironie enthaltenen Beziehungsaussagen nicht intuitiv erfasst, sind sie kaum aufzuschlüsseln. Und da sie in ihren Bedeutungen eine so hohe Varianz aufweisen, gehen algorithmische Interpretation, die Autisten manchmal helfen können (z. B. »Ironie ist immer böse gegenüber dem Nachgeahmten gemeint« oder »Ironie ist immer verbindend mit dem Angesprochenen gemeint«), hier in die Irre. Dass es in diesem Spiel der Bedeutungen und Beziehungen überhaupt noch Verständigung gibt, grenzt bei näherer Betrachtung an ein Wunder ...

Die »ironischste« Zeit des Lebens ist sehr wahrscheinlich das Teenageralter. In manchen Jugendcliquen ist vor lauter ironischen Äußerungen für Außenstehende nicht mehr zu dechiffrieren, was eigentlich ernst gemeint ist und was nicht. Manche neurotypische Jugendliche üben sich geradezu darin, permanent damit zu spielen, dass sie einmal das sagen, was sie meinen, und dann wieder das sagen, was sie nicht meinen. Sie pöbeln ihre besten Freunde an und zeigen ihre Zuneigung durch ausgewählte Unhöflichkeit. Über Ironie scheint sich die Möglichkeit zu ergeben, sich erstens von der Erwachsenenwelt durch scheinbares Alignment zu distanzieren, zweitens durch eine cliqueneigene »Ironiesprache« eine starke Gruppenkohäsion herzustellen und drittens Konflikte innerhalb der Gruppe durch ein Spiel von Sich-hineinversetzen, Sich-distanzieren und necken, kreativ zu lösen. Da autistische Jugendliche dieses komplexe Spiel mit der Ironie zwischen beißendem Spott und neckender Frotzelei meist nicht beherrschen, stellt sich das Problem mit dem Erfassen von Ironie und den Botschaften dahinter im Jugendalter und jungen Erwachsenenalter besonders prägnant. Während Kinder noch sehr wenig Ironie verwenden und auch Erwachsene mit Kindern nur selten ironisch sprechen, ist die Pubertät geradezu so etwas wie das »Lebensalter der Ironie«. Es scheint kein Zufall zu sein, dass autistische Menschen es in diesem Alter besonders schwer haben, da sie diesem »Verwirrspiel« von Bedeutungsebenen nicht gut folgen können und deshalb nicht selten Ziel von Spott werden. Oft ist dieser Spott der Peers zuerst frotzelnd, dann – wenn klar wird, dass er auf der Beziehungsebene nicht richtig verstanden wird – zunehmend beißend. Nicht zuletzt aus diesen Gründen ist der Zugang zur Gruppenzugehörigkeit für Menschen mit Autismus in keinem Lebensalter so schwierig wie in der Jugend (vgl. ▶ Kap. 5.2.4).

5.3.5 Sprachbilder und Metaphern

Beispiel aus der Sprechstunde

Ein Patient berichtet: »Letzte Woche habe ich eine Stunde darüber nachgedacht, warum mein Kollege sagte, ich solle doch endlich einmal Fünfe grade sein lassen. Fünf kann doch niemals grade sein! ... Nach längerer Überlegung wurde mir klar, dass dieser Spruch irgendwie »anders« gemeint gewesen sein muss. Ich habe dann schon verstanden, dass das wohl heißt, dass ich manches lockerer nehmen und nicht so sehr auf Regeln beharren soll, aber warum man das so blöd und umständlich ausdrücken muss, ist mir ein Rätsel. (...) Früher habe ich gar nicht verstanden, warum mich jemand »auf den Arm nehmen« will, obwohl ich doch viel zu schwer dafür bin; heute verstehe ich, was damit gemeint ist, ich sehe aber immer noch ein Bild vor mir, wie jemand versucht, mich hochzuheben – das ist dann sehr witzig!«

Die menschliche Kommunikation ist voll mit Metaphern, die im neurotypischen Alltag meist überhaupt nicht bemerkt werden. Viele zwischenmenschliche und innerseelische Vorgänge lassen sich gut mit Metaphern beschreiben, oft helfen Metaphern auch, Dinge anzusprechen, die sonst zu schwierig zu besprechen wären. In Gesprächen zwischen neurotypischen Menschen gelingt es meist, eine gemeinsame Welt von Metaphern zu kreieren, die den Gesprächspartnern gleichermaßen zugänglich ist – oder zumindest entsteht meist das Gefühl, dass man in etwa über das gleiche gemeinsame Thema spricht.

In Bezug auf Autismus-Spektrum-Störungen ist der Umgang mit und das Verstehen von Metaphern und Sprachbildern wahrscheinlich eine der ersten Auffälligkeiten, die dem Laien in den Sinn kommen. »Autisten verstehen alles wörtlich« ist vielleicht das verbreitetste Klischee über hochfunktionale Autisten. Und diesem Klischee vom Konkretismus gilt es, genauer auf den Grund zu gehen.

Tatsächlich berichten viele autistische Menschen aus ihrer Kindheit und Jugend von konkretistischen Missverständnissen, sie haben vieles wortwörtlich genommen, z.B. »Da musst du jetzt die Zähne zusammenbeißen« oder »Jetzt mal' doch den Teufel nicht an die Wand«. Auch wenn diese Art von Missverständnissen im autistischen Erwachsenenalltag immer noch gelegentlich auftauchen, fallen sie im klinischen Setting mit Erwachsenen nur noch selten auf. Dies hat nicht zuletzt damit zu tun, dass Metaphernverstehen in relativ hohem Maße kompensierbar ist. Viele autistische Erwachsene berichten, dass sie Metaphern zwar noch immer initial als konkrete Bilder vor sich sehen, die zu kurzer Irritation führen, dann aber ein kognitiver Prozess einsetzt, der etwa so lautet: »Oh, das kann so wörtlich nicht gemeint sein, dann muss es übertragen gemeint sein.« Dies führt zu einem »Nachschlagen« in einem inneren Wörterbuch, das häufig eine korrekte »Übersetzung« enthält. Dass diese Form des Metaphern-Verstehens etwas langsamer ist als die neurotypische Art des holistischen »Sofort-Verstehens«, fällt, obwohl es bei genauer Hinblicknahme meist beobachtbar ist, in der alltäglichen Kommunikation kaum auf.

Der Umgang mit Metaphern kann bei Erwachsenen aus dem Autismusspektrum individuell sehr unterschiedlich ausfallen. Viele Menschen mit ASS erleben Metaphern auch als Erwachsene noch als semantisch unscharfen Sprachgebrauch und »stolpern« darüber. Oft sind sie untergründig genervt vom »ungenauen Sprachstil« der anderen Menschen und haben sich z.B. angewöhnt, beharrlich zu schweigen oder indifferent zu nicken, wenn sich ihr Gesprächspartner allzu blumig ausdrückt. Dies hat den kurzfristig positiven und langfristig negativen Nebeneffekt, dass der

Gesprächspartner oft gar nicht erst bemerkt, wenn er nicht verstanden wird. Neben diesem Prägnanztyp finden sich unter autistischen Menschen auch immer wieder Personen mit einem schillernden, spontanen und kreativen Gebrauch von Metaphern. Als Beispiele können einige, der bei Kanner beschriebenen Fallvignetten, herangezogen werden und auch die Literaturbeispiele von Axel Brauns oder Tito Mukhopadhyay. Bei diesen Autisten fehlt keineswegs der Sinn für Metaphern, sie werden aber kommunikativ deutlich weniger mit dem Gesprächspartner abgestimmt (wie bei Kanner beschrieben). Auch bei diesem Prägnanztyp (mit der Fähigkeit zur Bildung von spontanen, originellen Metaphern) können die Betroffenen im Übrigen Mühe damit haben, die neurotypischen Metaphern ihrer Umgebung zu verstehen. Zugespitzt kann gesagt werden, dass es den klassischen Konkretismus bei einigen autistischen Menschen zwar gibt, daneben aber Varianten autistischer Sprache existieren, die geradezu als das Gegenteil von konkretistischem Ausdruck imponieren.

Während die Probleme beim Verstehen von Metaphern im Alltag mit autistischen Erwachsenen weniger ins Auge springen, als das Klischee es erwarten ließe, ist die Selbstwahrnehmung dessen, dass das Metaphernverwenden und -verstehen von demjenigen neurotypischer Menschen abweicht, doch erstaunlich hoch. Die meisten autistischen Erwachsenen scheinen einen hohen Bewusstseinsgrad dafür zu haben, dass die eigene Sprache (u. a. in Bezug auf Metaphern) irgendwie *anders* ist als die der neurotypischen Mehrheit.

Vgl. dazu ▶ Abb. 5.2: Die Zustimmungsrate zu Aussagen wie »Im Gespräch finde ich bildhafte Formulierungen irritierend« »Ich denke, mein Sprachverständnis unterscheidet sich von dem anderer Menschen« »Ich verstehe oft nicht, was andere mir sagen wollen« und »Die Bedeutung von mir nicht bekannten, sprichwörtlichen Redensarten, muss ich mir mit rationalem Denken erschließen« ist in der Gruppe autistischer Erwachsener deutlich und signifikant höher als in der neurotypischen Kontrollgruppe.

5 Elemente autistischer Sprache aus klinischer Perspektive

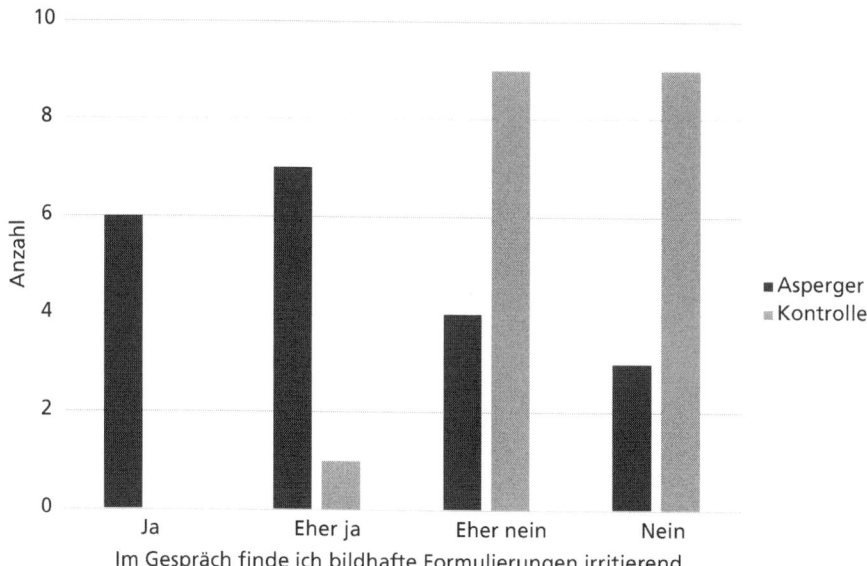

Im Gespräch finde ich bildhafte Formulierungen irritierend

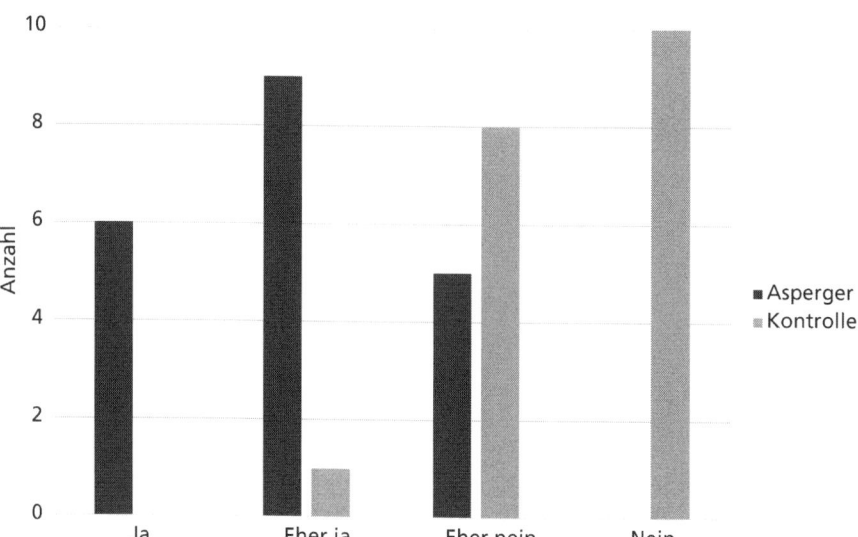

Ich verstehe oft nicht, was andere mir sagen wollen

5.3 Elemente autistischer Sprache bei Erwachsenen

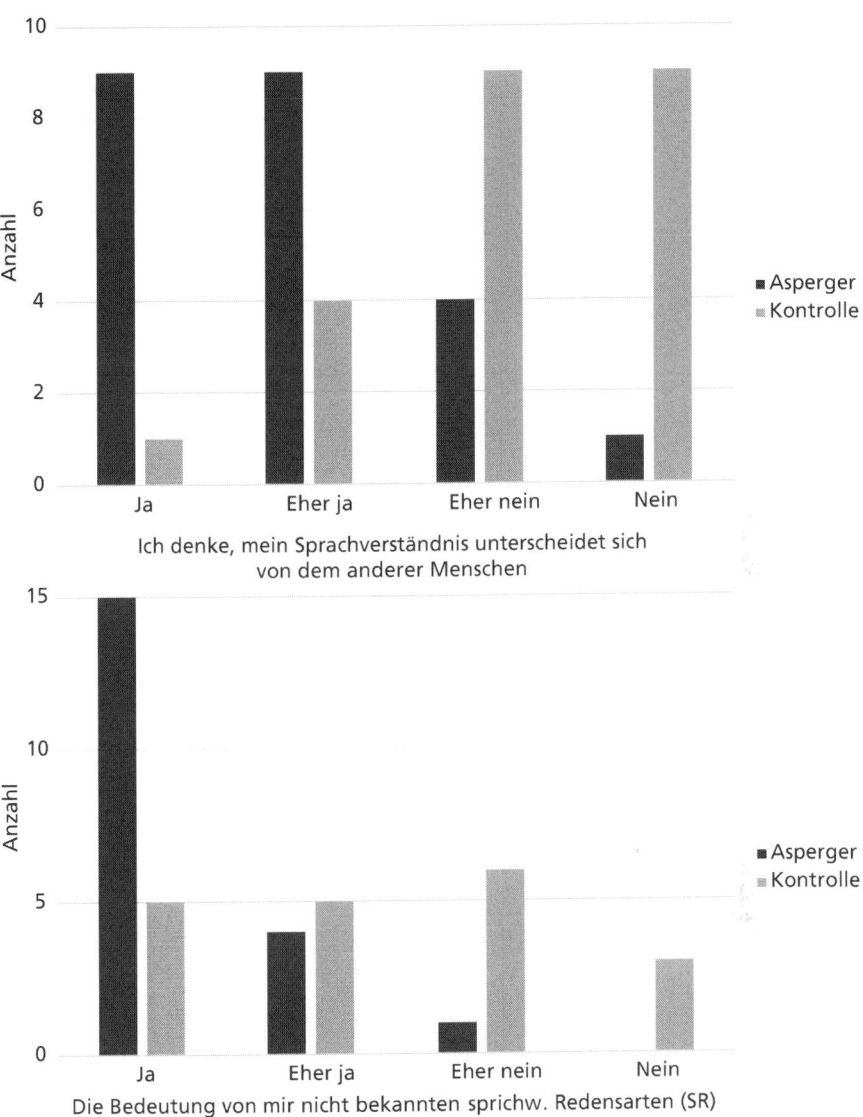

Abb. 5.2: Untersuchung an einer klinischen Stichprobe von ASS-Patienten (schwarz) im Vergleich zu einer neurotypischen Kontrollgruppe (grau). Abgefragt wurde die Zustimmung zu den Aussagen unter den Grafiken. Es zeigt sich ein deutlicher Unterschied in der Selbstwahrnehmung des Sprachverstehens zwischen autistischen und neurotypischen Erwachsenen.

Um mit dem jeweiligen Individuum zu erfassen, wo genau ihre oder seine Schwierigkeiten im Verstehen von Metaphern liegen, hilft es meist, den Metaphernbegriff auszudifferenzieren. Erstens kann man dafür die Metapher im engeren Sinne von der sogenannten Metonymie unterscheiden: Dabei meint die Metapher den Übertrag von einer Bedeutungsdomäne in die andere, z. B. bei »Achilles der Löwe« den Übertrag vom Menschlichen ins Tierreich oder bei »seine Mutter war ein Kühlschrank« vom Menschlichen in den Bedeutungsraum der Maschinen. Die Metonymie hingegen verbleibt in der gleichen Domäne, z. B. in »Washington reagierte auf die Provokation Pekings« (für amerikanische/chinesische Politik). So kann sich z. B. herausstellen, dass eine Person mit ASS mit Metaphern im engeren Sinne weniger Probleme hat, weil sie schnell nach logischen Analogien zwischen den Bedeutungsdomänen suchen kann, von Metonymien aber heftig irritiert wird.

Auch die Unterscheidung konventionalisierter Metaphern, also Metaphern, die in den allgemeinen Sprachgebrauch eingegangen sind, von spontanen Metaphern ist oft wichtig. So können viele Autisten konventionalisierte Metaphern in einem inneren Lexikon »nachschlagen« und dann nach Wörterbuchprinzip »übersetzen«, bei spontanen Metaphern finden sie die Bedeutung dann aber nicht. Andere suchen gezielt nach der Logik hinter der Domänenübertragung und haben dann besonders mit konventionalisierten Metaphern Probleme, deren Analogien zwischen metaphorischer Aussage und übertragener Bedeutung sich nicht (»Wer im Glashaus sitzt, soll nicht mit Steinen werfen«) oder nur im historischen Kontext (»Das ist eine Nagelprobe«) erschließen.

Im kommunikativen Alltag empfiehlt es sich für neurotypische Erwachsene, mit dem jeweiligen autistischen Gesprächspartner zu klären, inwieweit er konventionalisierte oder auch spontane Metaphern versteht. Weiterhin sollte er aufgefordert werden, bei Nichtverstehen sofort nachzufragen. In der Anfangsphase der Beziehung empfiehlt sich in einigen Fällen sogar ein weitgehender Verzicht auf metaphorisches oder bildhaftes Sprechen (was natürlich nie vollständig möglich ist). Zum Teil hilft es auch, Metaphern als solche zu benennen, sodass ein bewusstes »Übersetzen« stattfinden kann.

Im Anhang des Buches ist der Freiburger Fragebogen zur Sprachpragmatik (FFS; Riedel et al., 2015) abgedruckt, der sich im Fragebogenteil explizit auf das Verstehen von Metaphern, Metonymien und Sprichwörtern bezieht und dazu beitragen kann, für das jeweilige Individuum zu verstehen, welche Stärken und Schwächen in Bezug auf das Metaphernverstehen vorliegen.

5.3.6 Sprechakte und »Das-zwischen-den-Zeilen-Lesbare«

Beispiel aus der Sprechstunde

Eine Patientin schildert, wie sehr sie unter dem Krach und der Unruhe in einer Kindertagesstätte leide, in der sie seit einigen Monaten arbeite. Da sie ein Tonbandgedächtnis habe (sie könne sich viele Gespräche wie auf einer Tonspur merken), habe sie dieses Stimmendurcheinander oft noch Stunden später im Ohr. Auf die Frage des Untersuchers, ob ihr das Problem mit der Reizüberflutung denn nicht klar gewesen sei, als sie den Beruf der Erzieherin ergriffen habe, äußert sie entschieden, dass ihr das durchaus klar gewesen sei. Als sie hierzu keine (vom Untersucher implizit erwarteten) weiteren Erläuterungen anfügt, fragt der Untersucher nach, warum sie denn dann diesen Beruf ergriffen habe. Daraufhin sagt die Patientin, dass ihr Berufsberater dies bestimmt habe. Auf die etwas verdutzte Nachfrage des Untersuchers, wie denn dies abgelaufen sei, beschreibt die Patientin ganz sachlich das Berufsberatungsgespräch. Der Berater habe sie u. a. gefragt, ob sie sich vorstellen könne, in einem sozialen Beruf zu arbeiten. Sie habe daraufhin mental geprüft, ob sie in der Lage sei, sich dies vorzustellen – und: sie habe es sich vorstellen können. Und sie habe die Frage deshalb korrekt mit »Ja« beantwortet. Der Berufsberater habe ihr dann eine Reihe von Ausbildungsstellen in Kindergärten und ähnlichen Einrichtungen vorgelegt und sie habe eine davon ausgewählt. So sei das gekommen. Der Berufsberater sei doch ein Profi in seinem Fach und wisse bestimmt, wie man die richtigen Entscheidungen treffe.

Schon in der kurzen Gesprächssequenz zeigen sich sprachpragmatische Auffälligkeiten, die zwar zuerst einmal »klein« erscheinen, am Ende aber große Auswirkungen haben können. Bereits die Frage des Untersuchers »War Ihnen nicht klar, dass sie als Erzieherin ein Problem mit Reizüberflutung haben würden?« wird von der Patientin im pragmatischen Sinn nicht verstanden: sie erfasst nicht die implizite Aufforderung, die Unklarheit zu erklären, sondern lediglich die sachliche Nachfrage, die sie mit »Doch, das war mir klar« hinreichend beantwortet zu haben glaubt. Ein nicht mit Autismus bewandertes Gegenüber hätte nun diese Form der (Nicht-)Antwort wiederum auch als Sprechakt verstehen können, im Sinne eines intentionalen Nicht-antworten-Wollens oder einer Beziehungsaussage wie: »Was für eine blöde Frage! Die beantworte ich nicht« oder ähnlichem. Dann hätte sich der neurotypische Gesprächspartner angegriffen gefühlt, obwohl dies von der Patientin mit Sicherheit nicht so gemeint war.

Das deutlich folgenreichere Missverständnis liegt aber in diesem Fall schon einige Jahre zurück. Wie so häufig bedeutet ein Satz hier wieder etwas anderes als das, was semantisch drinsteht. Konkret fragt der Satz »Können Sie sich vorstellen, in einem sozialen Beruf zu arbeiten?« im gegebenen Kontext nicht danach, ob eine Vorstellung möglich ist, sondern danach, ob diese Form von Arbeit der Person entsprechen würde oder ob ihr diese Vorstellung gefallen würde. Aus autistischer Sicht ist aber (objektiv zu Recht) einzuwenden: Woher soll ich denn das wissen? Und abgesehen davon, dass man sich hier auf das »neurotypische Gewohnheitsrecht« berufen kann, im Sinne von »Das versteht doch jeder«, ist die Beantwortung der Frage tatsächlich schwierig, woher man es eigentlich (meistens) weiß, wenn ein Terminus etwas anderes meint, als er (semantisch) sagt. Ich hoffe, das (der Realität entnommene) Beispiel macht auch deutlich, dass diese »kleinen Missverständnisse« mit Sicherheit nicht vernachlässigbar sind, weil sie – wie hier – fast lebenslange Folgen haben können.

Vielfach werden im neurotypischen Gespräch auch Beziehungsaussagen oder Appelle »zwischen den Zeilen versteckt«, was häufig damit zu tun hat, dass der Sprecher sich für den Angesprochenen so gesichtswahrend (auch eine Metapher…) wie möglich ausdrücken will. Beispielsweise werden Aufforderungen indirekt und im Konjunktiv formuliert (»Jemand könnte noch den Müll runterbringen«), um das Gegenüber nicht als Befehlsempfänger dastehen zu lassen, oder Kritik wird gleichsam als Nebensache verpackt (»Deine neue Hose ist ja super! Die Farbe gefällt mir total. Na ja, vielleicht hätte sie ein, zwei Zentimeter länger sein können, aber das ist ja nicht so wichtig ...«), um das Gegenüber nicht zu kränken.

Im neurotypischen Alltag werden in diesem Zusammenhang häufig Fragen gestellt, die als zustimmende Antwort eine »überkomplizierte« Bestätigung erwarten. Beantwortet etwa ein autistischer Mensch die obige Frage »Gefällt dir meine neue Hose?«, wahrheitsgemäß mit »Ja.«, ohne etwa zu ergänzen, wird er nicht selten die neurotypische Interpretation erhalten: »Aha, sie gefällt dir nicht, ich habe verstanden.« Hier wird neurotypisch als Zustimmung ein komplizierterer Satz erwartet, etwa: »Ja, sehr, sie hat wirklich ein ganz besonderes Muster.« Dass diese Logik den meisten Menschen mit Autismus gar nicht einleuchtet, braucht nicht erneut ausgeführt zu werden. Für autistische Menschen ist dies auch deswegen hochgradig irritierend, weil sie von sich aus geradeheraus sagen, was sie denken und meinen. Als neurotypischer Mensch muss man hier allerdings auch anerkennend hinzufügen: Die allermeisten autistischen Menschen sind im Gegenzug wenig empfindlich und kränkbar, wenn man auch ihnen direkt und unverblümt sagt, was man denkt. Der Autor dieses Kapitels hat diese »autistische Eigenschaft« im Laufe der Jahre sehr zu schätzen gelernt und freut sich darüber, mit autistischen Menschen meist »Klartext« reden zu können. In der Zwischenzeit wird er nun von neurotypischen Gegenübern gelegentlich ermahnt, die Dinge doch nicht gar so deutlich und direkt auszudrücken.

5.3.7 Konversationelle Implikaturen – warum manches so kompliziert ausgedrückt wird

Beispiel aus der Sprechstunde

Ein 45-jähriger Patient beklagt sich zum wiederholten Male heftig über sein soziales Umfeld, in dem die meisten Menschen sich immer so »unnötig kompliziert« ausdrücken würden. Er hegt zunehmend den Verdacht, dass die Leute ihn »dauernd verarschen« wollen. Es zeigt sich eine zunehmend paranoide Haltung, der Patient kommt zu der Überzeugung, dass dies die einzig plausible Erklärung ist, warum die Menschen so komisch mit ihm sprächen. »Sie verwirren mich absichtlich und lachen dann über meine Verwirrung, das ist echt perfide.« Über die Monate sei er zu der Überzeugung gekommen, dass verschiedene Leute sich abgesprochen hätten, um ihn gemeinsam zu verwirren und darüber zu lachen. Im Vorfeld war der Patient bereits mit einer antipsychotischen Medikation behandelt worden, die sein ständiges Zurückkommen auf dieses Thema reduzierte, an seiner Schlussfolgerung aber nichts veränderte. Die Medikation war dann wegen Bewegungsunruhe abgesetzt worden.

In der Autismussprechstunde werden nun konkrete Beispiele herausgearbeitet, in denen sich der Patient »verarscht« gefühlt hat. Es bereitet größere Mühe, die Situationen und Dialoge exakt herauszuarbeiten, da er allzu schnell seine Schlussfolgerungen präsentiert und sich erst nach und nach bereitfindet, die – für ihn beschämend anmutenden – Dialoge konkret wiederzugeben. Das erste Beispiel, das sich herausarbeiten (und neu interpretieren) lässt, ist das Folgende: Im Rahmen einer Hilfsarbeit bei einem Reinigungsdienst wurde er morgens von seinem Vorgesetzten gefragt: »Können Sie diesen Raum übernehmen?« Er habe nicht so genau gewusst, was mit »übernehmen« gemeint gewesen sei, und habe auch nicht gewusst, ob er das könne. Er habe dann wahrheitsgemäß geantwortet: »Ich weiß es nicht.« Man habe ihm eine andere Aufgabe zugeteilt. Nachmittags sei dann gefragt worden: »Fühlen Sie sich eventuell in der Lage, diesen Raum zu säubern?« Hier sei wieder diese überkomplizierte Ausdrucksweise aufgetaucht und er sei sicher gewesen, dass die anderen sich die ganze Zeit über ihn lustig machten.

Der Zusammenhang zwischen den beiden Szenen ist dem Patienten naturgemäß nicht klar; im Nachhinein lässt sich die Verbindung allerdings recht deutlich herstellen. In der ersten Situation – in der aus neurotypischer Sicht keine Ironie oder Ähnliches zu erkennen ist – versteht der Patient den Appell des Vorgesetzten nicht (den Raum zu reinigen), sondern hört lediglich die sachliche Nachfrage (ob er das könne). Der ihm kontextuell unklare Ausdruck »übernehmen« verkompliziert das Verstehen. Die Aussage »Ich weiß es nicht« erscheint ihm deshalb am adäquatesten. Der Vorgesetzte interpretierte diese Aussage wahrscheinlich als Affront, vielleicht im Sinne von: »Mir ist das egal, die Arbeit interessiert mich nicht, ich bin mir zu fein dazu« oder so ähnlich. Die nachmittägliche Frage kann nun als Antwort auf die, in dieser Weise interpretierte, vormittägliche Kommunikation verstanden werden. Die »überkomplizierte« Ausdrucksweise des Vorgesetzten (eine konversationelle Implikatur im Sinne eines Verstoßes gegen die Maxime der Quantität »Sag nicht mehr als nötig«, vgl. ▶ Kap. 4.2) markiert, dass es eine starke Bedeutung »zwischen den Zeilen« gibt. Sie lautet in etwa: »Ich habe verstanden, dass du dir zu fein bist, die Arbeit einfach zu erledigen, Du willst Rosinen picken, deshalb spreche ich dich auch überhöflich an. Es passt mir aber natürlich gar nicht und ich möchte, dass du das änderst.« Hier bemerkt der Patient zwar richtig, dass es eine Irritation in der Beziehung gibt, er versteht den Appell und den Bezug auf den Vormittag allerdings nicht und interpretiert die konversationelle Implikatur als reine Boshaftigkeit im Sinne einer absichtlichen Verwirrungsstrategie.

Beipiel aus der Sprechstunde, Fortsetzung

Ganz besonders regt sich der Patient über eine Mutter auf, die versuchte, einen Kinderwagen in die Straßenbahn hineinzuheben. Sie habe ihn gefragt: »Dürfte ich Sie für einen Augenblick um Hilfe bitten?« Er sei von dieser Frage ziemlich irritiert gewesen und habe »Ja« gesagt. Dann habe sie ihn aber gar nicht um Hilfe gebeten und auch nicht gesagt, wobei und wie er ihr helfen solle, sondern nur ziemlich patzig »Na danke!« gesagt. Er halte das für eine völlig sinnlose Art, miteinander umzugehen.

Es liegt auf der Hand, dass der Patient die Frage, ob die Passantin ihn um Hilfe bitten dürfe, wörtlich aufgefasst hat und bejahte, dass sie ihn um Hilfe bitten dürfe. Er wunderte sich nur, dass sie ihn dann nicht um Hilfe bat. Sie wiederum verwendet die Matrjoschka-artige, wiederum die Maxime der Quantität verletzende

Formulierung, um besonders höflich zu sein. Auch in der nach einem Vortrag gestellten Frage: »Dürfte ich Sie fragen, ob Sie mir Ihre Vortragsfolien zuschicken könnten?« drückt sich die besondere höfliche Zurückhaltung aus, die der Fragende zeigen möchte. Es ist eine Aussage wie »Ich weiß, dass mir das mitnichten zusteht« darin enthalten. Für Autisten ist das natürlich nur hochgradig irritierend. – Erst nach mehr als zehn Sitzungen war der Patient bereit, die Interpretationen des Therapeuten zumindest probeweise in Betracht zu ziehen. Nach und nach löste sich seine paranoide Haltung dann aber auf, und er empfindet heute die komplizierte Ausdrucksweise seiner Mitmenschen nicht mehr automatisch als gegen sich gerichtet. Warum neurotypische Menschen diese Kompliziertheit wählen, bleibt ihm aber weiter ein Rätsel.

5.3.8 Synchronisation und Hierarchien im Gespräch, Organisation des Sprecherwechsels

Beispiel aus der Sprechstunde

Ein 36-jähriger Patient berichtet: »Beruflich ging es lange gut. Als Ingenieur habe ich Wärmepumpen entwickelt, und da ich ein sehr gutes räumliches Vorstellungsvermögen habe, war ich meist schneller als die Kollegen und hatte die besseren Ideen. Auch als Teamleiter mit drei direkten Mitarbeitern ging es noch ganz gut, aber dann wurde die Betriebsleitung auf mich aufmerksam und ich bekam einen Posten im mittleren Management. Es ist fürchterlich. Ich kann kaum noch das machen, was ich gerne mache, nämlich das Entwickeln von Wärmepumpen. Ich muss ein großes Team führen; dauernd werden irgendwelche Probleme an mich herangetragen, die total unsachlich sind. Ich bin doch kein Kindergärtner. Und ich verstehe so oft nicht, was die Leute von mir wollen. Mit am schlimmsten sind die großen Teamsitzungen. Es geht grade noch, wenn ich die Sitzung leite und damit die Struktur in der Hand habe, aber auch dann ertrage ich das ewige Gelaber nicht. In den Sitzungen, wo das höhere Management tagt, wird es ganz schwierig. Sie verschwenden radikal meine Lebenszeit. Und ich weiß einfach nie, wann ich sprechen kann und wann nicht. Auch wenn ich mich am besten in der Sache auskenne, komme ich nicht zu Wort. Immer verpasse ich den richtigen Zeitpunkt, um mich einzubringen, und wenn ich dann endlich zu Wort komme, passt es nicht mehr. Und wenn ich genau dann spreche, wenn das Thema noch dran ist, werde ich als unhöflich und respektlos wahrgenommen. – Als ich noch jünger war, haben die Leute oft gesagt, ich würde sie unterbrechen. Ich habe mir daher angewöhnt, immer erst dann zu sprechen, wenn mein Gegenüber ganz fertig ist. Aber in diesen Meetings komme ich einfach gar nie zu Wort, wenn ich warte, bis einmal keiner spricht.«

Das Beispiel zeigt mehrere, für hochfunktionale erwachsene Autisten typische Problemkonstellationen: Zuerst einmal wird die autistische Version des »Peter-Prinzips« (nach Laurence J. Peter) deutlich. Autistische Mitarbeiter, die inhaltlich sehr gute Arbeit leisten, werden für hierarchische Aufstiege vorgeschlagen, dazu sogar oft gedrängt, obwohl die allermeisten autistischen Mitarbeiter an hierarchischem Aufstieg nur wenig und an Mitarbeiterführung überhaupt kein Interesse haben. Damit landen sie oft im mittleren Management, was aufgrund der kommunikativ schwierigen »Sandwichposition« sowohl für die Mitarbeiter hochschwierig ist als auch aus Sicht des Betriebes die denkbar schlechteste Besetzung darstellt. Aufgrund der nachlassenden Leistung in dieser Position ist meist auch ein weiterer Aufstieg nicht möglich, und ein »Schritt zurück« auf die vorherige Position ist aufgrund des aus neurotypischer Sicht unerträglichen Gesichtsverlustes meist auch nicht möglich.

Ein weiteres Problem, das sich in dem Beispiel zeigt, erscheint zuerst einmal nebensächlicher, erzeugt aber häufig erstaunlich hohen Leidensdruck. Es betrifft die Frage, wer wann in welchem Kontext spricht, wie man den Sprecherwechsel organisiert und wie man zu Wort kommt, ohne unhöflich oder respektlos zu erscheinen. Und hier ergibt sich – wieder einmal – die Figur, dass ein sprachliches Phänomen auch von neurotypischen Menschen als etwas imaginiert wird, das »autistisch« funktioniert. Auch wir stellen uns ein Gespräch so vor, dass einer redet, sein Sprechen dann beendet und dann der nächste spricht. Und wenn einer »dazwischenredet« ist das unhöflich. Diese Vorstellung wäre zwar für autistische Erwachsene, die »guten Sprecherwechsel« lernen wollen, die beste Variante, sie stimmt aber in der Realität (leider) nicht: In einem flüssigen Gespräch geht der Redebeitrag des ersten Sprechers sehr häufig in den Beitrag des zweiten Sprechers über, das Gespräch »fließt«. Und dabei kommt es oft darauf an, dass der zweite Sprecher sich gut mit dem ersten synchronisiert und dann genau an der »richtigen« Stelle einsetzt. Setzt er an der richtigen Stelle ein, wird das Unterbrechen (das real tatsächlich stattfindet) nicht als unhöflich empfunden; setzt er aber an der »falschen« Stelle ein, wird sein Sprechen als unhöfliches Unterbrechen wahrgenommen. Und was es besonders schwierig macht: Der »richtige Zeitpunkt« hängt von so vielen Variablen ab, dass er nicht mehr didaktisch vermittelbar und lernbar ist. Das Kapitel über Alignment macht deutlich, wie hochkomplex die gegenseitige Anpassung von Sprechern aneinander organisiert ist (vgl. ▶ Kap. 4.5). Dies mit einer Kompensationsstrategie abzubilden, ist auch für sehr intelligente autistische Menschen nicht möglich, sodass das Problem auch bei hochkompensierten Erwachsenen mit ASS weiterbesteht. Die im Beispiel angedeutete Kompensationsstrategie des »Wartens,-bis-der-Andere-fertig-geredet-hat« führt in größeren Besprechungen oft dazu, dass der Betroffene gar nicht mehr zu Wort kommt und macht Gespräche in kleineren Gruppen oft zäh und aus neurotypischer Sicht »langweilig«. Insofern ist von einer konsequenten Anwendung dieser Kompensationsstrategie sicher abzuraten.

Zusätzlich verbirgt sich in unserem Beispiel ein Problem, das besonders dann auftritt, wenn Hierarchien eher flach sind – oder zumindest als flach imaginiert werden. Auf der Oberflächenebene wird dann allen Mitarbeitern vermittelt, dass man die Hierarchien ja nicht so eng sehe und alle das fast gleiche Mitspracherecht hätten. Darunter zeigt sich aber nicht selten bei genauerer Betrachtung ein in der Tiefe eingeschriebenes, hierarchisches Regelwerk, das nicht ausbuchstabiert ist, aber intuitiv von allen neurotypischen Beteiligten mehr oder weniger eingehalten wird. Dadurch, dass es eben eher intuitiv Beachtung findet, können auch neurotypische Kommunikationspartner an der Oberfläche weiterhin daran »glauben«, dass gleichsam ohne Hierarchie kommuniziert werde. Dass dieses Regelwerk existiert, fällt meist erst dann auf, wenn jemand häufiger gegen die impliziten Regeln verstößt. Für autistische Menschen ist das dann natürlich ein ausgefuchst wirkendes Verwirrspiel, in dem sie aus kaum verstehbaren Gründen immer wieder auf sehr negative Resonanz stoßen. Konkret geht es hierbei um Fragen, wie: Wer initiiert den Smalltalk auf dem Büroflur? Wer definiert, wie lang der Smalltalk geht? (fast immer der höherrangige Gesprächspartner.) Wie wird Kritik formuliert? (das sieht »von unten nach oben« oft völlig anders aus als »von oben nach unten«.) Wer darf wen fragen, wie es z. B. den Kindern geht? Wer fasst das Sitzungsergebnis zusammen, wer hat das Schlusswort? (meist der oder die Höherrangige.) Wer hat welche Redeanteile? (oft auch sehr hierarchisch aufgeteilt.) Bei Beiträgen welchen Sitzungsteilnehmers darf man »dösen«, bei welchen nicht? – Diese Reihe an hierarchischen »Regeln« ließe sich noch lange fortsetzen … Es wird dabei hoffentlich klar, dass es sich nur selten um explizite Regeln handelt, die an irgendeiner Stelle nachlesbar wären. Das macht es für autistische Menschen besonders schwer. Leichter ist es oft in stark regulierten, entschieden hierarchischen Systemen (z. B. Japan), in denen die hierarchischen Codes festgeschrieben und nicht selten sogar nachlesbar sind.

5.3.9 Das Ende des Gesprächs

Beispiel aus der Sprechstunde

Ein Patient schildert, dass er sich seit Jahren weigere zu telefonieren, er sei immer so aufgeregt und habe Angst, dass es misslingen könne. Daraufhin befragt, ob er denn schlechte Erfahrungen mit dem Telefonieren gemacht habe, sprudelt es aus ihm heraus. Irgendwie seien am Telefon immer Konflikte entstanden, die er nicht verstanden habe, eigentlich sei er meist völlig hilflos gewesen, habe sich dann aber auch geärgert, und oft sei das Gespräch im Unfrieden beendet worden. Auf Nachfrage schildert er eine Situation, die beispielhaft für viele steht, in der er etwa zehn Minuten mit einer Cousine telefonierte, mit der er sich über die Geschehnisse des letzten Jahres ausgetauscht habe. Es sei interessant gewesen, zu hören, was in ihrem Leben alles geschehen sei. Er sei echt froh gewesen, dass das Gespräch ohne größere Irritationen abgelaufen sei und habe es sehr erleichtert beendet. Dreißig Sekunden, nachdem er aufgelegt habe, habe seine Cousine dann wieder angerufen und ihn sehr laut gefragt, was denn mit ihm los sei, oder ob sie etwas Falsches gesagt habe. Er sei völlig verwirrt davon gewesen und habe ihre Fragen jeweils mit »Nein« beantwortet. Die Cousine habe dann in sehr komischem Ton gesagt, dass sie ihm das nicht glaube, und auch dieses Telefonat endete mit einer Missstimmung, die er nicht verstanden habe. Es sei doch klar, dass er auf so etwas keine Lust mehr habe.

Dieses Beispiel illustriert in deutlicher Weise, dass in vielen Fällen Beginn und Schluss eines Gesprächs für autistische Menschen eine besondere Hürde darstellen.

Immer wieder berichten autistische Erwachsene, dass sie in Gesprächen wie ungewollt »hängenbleiben«, weil sie nicht wissen, wie sie die Kommunikation regelkonform beenden können. In diagnostischen Gesprächen werden die Schwierigkeiten mit Anfang und Ende oft sehr deutlich, wenn der »Frage-Antwort-Teil« sehr gut gemeistert wird und der Diagnostiker sich wundert, wie unauffällig dieser Teil abläuft. Im Gegensatz dazu stehen oft die non-formaleren Teile des Gesprächs, wie beispielsweise die Begrüßung, das Gespräch auf dem gemeinsamen Weg vom Wartezimmer zum Sprechzimmer und die Verabschiedung. Vielfach variieren autistische Menschen ihre Art der Begrüßung und Verabschiedung nicht oder nur sehr wenig, unabhängig davon, ob es sich um Partner, Freunde, Kollegen oder Fremde handelt.

Das im beschriebenen Beispiel auftauchende »Zentralproblem« ist, dass die »Regeln der Verabschiedung« üblicherweise von niemandem erklärt und auch von neurotypischen Gesprächspartnern selten reflektiert werden. Gleichzeitig wird der Regelverstoß aber meist – wie bei den konversationellen Implikaturen (vgl. ▶ Kap. 4.2 und ▶ Kap. 5.3.7) – als Sprechakt interpretiert und ggf. auch scharf sanktioniert. Versucht man diese unausgesprochenen Regeln in Worte zu fassen, so könnten sie für manche Telefongespräche etwa so lauten:

Wenn du ein (Telefon-)Gespräch beenden willst, dann werde in deinen Antworten kürzer, stelle keine Vertiefungsfragen mehr. Gebe sodann deinen Worten mehr Klang und Dehnung, sage Dinge wie: »Es war schön, dich mal wieder ausführlich zu sprechen ...« oder »Dann sehen wir uns ja in zwei Wochen ...« oder »So, dann muss ich jetzt mal weiterarbeiten ...« und beginne die Sätze mit einem (gedehnten) »Ohh-kay, ...« oder »Ahh-lso, ...«. Dann sollte dein Gesprächspartner dies aufgreifen und in einen ähnlichen Singsang übergehen. Wenn er das tut, weißt du, dass er verstanden hat, dass du das Gespräch bald beenden willst und ist damit wahrscheinlich auch einverstanden. Dann (und in vielen Fällen erst dann) kannst du das Gespräch mit einem »Dann mach's gut« oder »Bis bald« beenden. In der Schweiz darfst du übrigens die Namensnennung deines Gesprächspartners (»Ciao, xy«) nicht vergessen.

Vorsichtshalber sei darauf hingewiesen, dass die hier (etwas augenzwinkernd) ausformulierte Regel selbstverständlich nur als Beispiel unter vielen dienen soll. In jeder Beziehung und jeder Situation sieht das etwas anders aus und hängt von unterschiedlichsten Parametern ab, z. B. wie formell der Kontakt war, wann man sich zuletzt gesehen hat, wann man sich wiedersehen wird, wie nah man sich steht und wie lang und wie intensiv das Gespräch war.

Ein ausgeprägter »Verstoß« gegen diese Regeln wird von neurotypischen Menschen aber wie gesagt schnell als Sprechakt ausgelegt, beispielsweise, dass derjenige, der die Regel bricht, damit ausdrücken will, dass er durch irgendetwas im Gespräch verletzt wurde, verärgert oder mit einer Aussage des Gegenübers überhaupt nicht einverstanden ist. Aus neurotypischer Sicht kann ein »zu schnelles Abbrechen« des Gesprächs auch als Missachtung der Person verstanden werden. Hier sind Missverständnisse wie die im Beispiel beschriebenen vorprogrammiert.

Ein zusätzlicher Punkt, der aus dem Beispiel herausgelesen werden kann, ist, dass bei Fragen wie »Hab' ich was Falsches gesagt?« im neurotypischen Gespräch mehr als eine sachliche Antwort (»Nein«) erwartet wird, sondern ein eher »umständliches«, »doppeltes« Entgegenkommen, beispielsweise, »Aber nein, wie kommst du denn darauf? Es tut mir leid, wenn dieser Eindruck entstanden ist«. Das reine »Nein« wird in diesem Zusammenhang häufig wiederum als Sprechakt verstanden, im Sinne von »Ich will dich nicht entlasten, aber ich will auch nicht drüber sprechen ...« Somit wird die sachlich gemeinte Aussage des autistischen Gesprächspartners als Beziehungsaussage gedeutet, die den Konflikt verstärkt.

5.3.10 »High Visualizing« – Denken in Bildern

Autisten, die eine sehr ausgeprägte Form des sogenannten »high visualizing« aufweisen, stellen für sich selbst und ihre Umgebung oft eine besondere Herausforderung dar und zeigen nicht selten besondere Begabungsprofile. Ausführlichere und detailliertere Beschreibungen des Phänomens finden sich u. a. bei Temple Grandin (2006). Viele Autisten sind »high visualizer«, haben aber durchaus auch »verbalizer«-Anteile. Die sehr ausgeprägten Formen des high visualizing können aber mit einer hochgradigen Schwierigkeit einhergehen, die Welt und ihre Phänomene in Sprache abzubilden. Die Vorstellungswelt dieser Menschen ist hauptsächlich eine Bilderwelt, und auch die primäre Verarbeitung der Wahrnehmungswelt findet visuell statt. Sprache bleibt für »extreme high visualizer« oft etwas Fremdes, in das sie sich aktiv hineindenken müssen. Vielfach wirken die Betroffenen im Sprechen wie verlangsamt, und Gespräche können mitunter sehr zäh anmuten. Gleichzeitig ist das Innenleben eine reichhaltige Bilderwelt, die sich oft mühelos in Zeichnungen, Bildern oder auch technischen Diagrammen ausdrücken lässt. Da das primäre Denken in Bildern stattfindet, müssen Gedanken dann gleichsam in Sprache »übersetzt« werden, was zumindest manche Patienten als recht mühevoll schildern. Im vorliegenden Buch, in dem es ja um Sprache geht, soll dieses wichtige Thema allerdings nicht weiter vertieft werden.

5.3.11 »High Verbalizing« – Das Phänomen der hochexakten Semantik

Beispiel aus der Sprechstunde

Eine 36-jährige Akademikerin kommt gemeinsam mit ihrem Partner in die Autismusdiagnostik. Offenkundig besteht ein klarer Dissens zwischen den Partnern. Nach einiger Zeit legen sie offen, um welche Streitigkeiten es geht und was sie für eine Absprache miteinander getroffen haben. Die beiden Partner schildern Konflikte, die oft nach dem Muster ablaufen, dass sie miteinander Absprachen treffen, die der Partner nach Ansicht der Patientin dann nicht genau einhalte: Entweder er vergesse bestimmte Details oder halte die Zeit nicht genau ein oder behaupte, dass es sich gar nicht um eine Absprache gehandelt habe. Der Partner schildert die Patientin aus seiner Sicht als übergenau und pedantisch und sie merke sich Kleinigkeiten, die sich »keiner merken kann«. Sie wiederum kann sich einfach nicht erklären, warum er sich die Dinge nicht richtig merke oder sie nicht genau verstehe. Er verstehe auch wissenschaftliche Texte nicht genau und lese Dinge in Texte hinein, die so nicht drinstünden. Dass er im Privaten so vieles nicht verstehe, das interpretiere sie als eine persönliche Missachtung ihr gegenüber. Da er ihr nun immer wieder versichert habe, dass er damit bestimmt keine Missachtung ihr gegenüber ausdrücken wolle, habe sie logisch geschlussfolgert, dass er an einer Demenz leiden könnte. Die Vereinbarung laute nun: Zuerst lasse sie den Autismus abklären. Wenn sie keinen Autismus habe, dann habe er versprochen, sich einer Demenzabklärung zu unterziehen.

Neben den Erwachsenen mit ASS, die eher zu den »high visualizern« gehören (vgl. ▶ Kap. 5.3.10), gibt es auch nicht selten sogenannte »high verbalizer«. Für solche Menschen ist es selbstverständlich und bedeutet keinerlei Anstrengung, sich hochexakt »auf den Punkt« auszudrücken. Aus der Sprechstunde sind mir viele autistische Erwachsene bekannt, die in ihrer verbalen Treffsicherheit und -genauigkeit die allermeisten neurotypischen Menschen bei weitem überragen. Mitunter kann es ein Genuss sein, ihren Ausführungen zu folgen. Hier ein Beispiel aus einer (recht beliebigen) E-Mail der Patientin:[33]

»Anlass meiner E-Mail an Sie, die auch ein Stück weit als Anknüpfungspunkt für das nächste Gespräch dienen könnte, ist die vergangenheits-, gegenwarts- wie zukunftsbezogene Reflexion des mit Ihnen geführten Therapiegesprächs vom x. y des Jahres. Dass Sie terminlich in hohem Maße eingebunden sind und vermutlich einige, die Befindlichkeiten von Patienten zum Inhalt habende E-Mails erhalten, die zu lesen im laufenden Arbeitsalltag wohl kaum möglich, aber jedenfalls wenig erquicklich ist, ist mir sehr bewusst. Jedoch gibt mir die Verschriftlichung meiner Gedanken die Gelegenheit, sie noch einmal zu bündeln und, was mir ein Anliegen zu sein scheint, andernfalls ich es nicht täte, in der verdichteten Form zu kommunizieren. Einen darüberhinausgehenden Sinn hat die Nachricht freilich nicht.«

Das Beispiel zeigt eine besondere Leichtigkeit, Dinge klar auf den Punkt zu bringen, ohne sich selbst dabei übermäßig ernst zu nehmen. Mit dieser Begabung steht auch oft eine Fähigkeit im Zusammenhang, die schon bei Asperger beschrieben ist, nämlich: Neologismen so treffend und spontan einzusetzen, dass sie auch den meisten neurotypischen Hörern und Lesern sofort plausibel sind. Letztere Fähigkeit findet sich auch häufig in der Literatur von Autisten, z. B. bei Axel Brauns (vgl. ▶ Kap. 9).

Da den high-verbalizer-Autisten diese Gaben fast so selbstverständlich sind wie das Atmen, können sie sich zuerst einmal nicht vorstellen, dass sie anderen Menschen nicht zu Gebote stehen. Dies ähnelt neurotypischen Menschen, die sich einfach nicht vorstellen können, dass andere Menschen indirekte Sprechakte, die sich aus ihrer Sicht doch »wie von selbst« erschließen, spontan nicht erfassen

---

33 Der wörtliche Nachdruck der E-Mails ist von der Patientin explizit autorisiert.

können. Und wie die neurotypischen Menschen in diesem Beispiel dazu neigen, das primäre Nicht-Verstehen falsch zu interpretieren (»Sie rebelliert gegen mich, da sie auf meinen Hinweis, dass doch einmal jemand die Spülmaschine ausräumen könnte, nicht reagiert«), neigen auch autistische Menschen dazu, in andere Menschen, die die ihnen so leicht zugänglichen Fähigkeiten offenkundig nicht einsetzen, Gründe hineinzuinterpretieren, warum sie diese Fähigkeit nicht verwenden. Im obigen Beispiel mündet die (Fehl-)Interpretation in die Unterstellung von persönlicher Missachtung und, nachdem diese korrigiert werden konnte, in die Vermutung einer Demenz. Der Patientin will es bis heute nicht in den Kopf, dass die allermeisten neurotypischen Menschen sehr unscharf sprechen und aus ihrer Sicht im Verständnis von wissenschaftlichen, philosophischen und juristischen Texten wie »behindert« erscheinen, weil sie sich so schwertun, die behandelten Zusammenhänge beim Lesen spontan zu verstehen.

Obwohl die Schärfe der Sprache mancher Autisten auf neurotypische Gegenüber auch wie erschlagend wirken kann, ist sie zur Klärung sozialer Situationen und kommunikativer Missverständnisse doch hervorragend geeignet. Dazu nochmals ein E-Mail-Beispiel von derselben Patientin:

> »Sie hatten mich gestern gefragt, ob ich »Diversicon« kennen würde, und ich hatte daraufhin erwidert, dass wir darüber schon gesprochen hätten und ich damals auch – Ihrem Rat gemäß – nach Berlin gefahren (…) sei. Sie hatten sich dann wieder daran erinnert und gesagt, dass Sie mich möglicherweise in ein paar Jahren wieder danach fragen würden, weil Sie es wieder vergessen haben könnten.
>
> Diese Aussage hat mich beruhigt, weil Sie nach meinem Verstehen Ihre Bereitschaft impliziert, auch in Zukunft mit mir zu sprechen. (…) Was mir indes im Magen liegt, ist meine Reaktion auf Ihre Aussage. So habe ich Ihnen unterstellt, dass Sie das (drei Jahre zurückliegende, A. R.) »Diversicon«-Gespräch vielleicht absichtlich vergessen hätten. Tatsächlich dient mir diese Unterstellung in Unterhaltungen immer wieder als Erklärungsmuster für wiederholendes Nachfragen (des Gegenübers, A. R.) von schon einmal Gesagtem. Gerade im vorliegenden Fall habe ich indes übersehen, dass ich nicht Ihr/e einzige/r Patient/in bin, und es demgemäß völlig klar ist, dass Sie nicht jedes Patientengespräch, dass Sie in den letzten Jahren geführt haben, parat haben können. Das hätte wohl niemand. Ich bitte Sie, diese unreflektierte Bemerkung zu entschuldigen und sie mir nicht als Akt der Unverschämtheit nachzutragen! Das wäre mir ausgesprochen wichtig!
>
> (…) Der zweite Punkt betrifft einen kurzen Wortwechsel, den wir gestern hatten und den ich gerne noch einmal aufgreifen und aus meiner Sicht klarstellen möchte. Sie hatten mir zu der »Ich-Beobachtung« (…) geraten, und ich hatte Sie etwas ungläubig gefragt, wie das funktionieren solle. Sie hatten in diesem Zusammenhang gemeint, dass Sie nicht gesagt hätten, dass es einfach sei. Hier ist es mir wichtig anzumerken, dass ich meinerseits auch nicht unterstellt hatte bzw. in keiner Weise unterstellt haben wollte, dass Sie das gesagt hätten.

> In diesem Kontext musste ich übrigens an unser Gespräch vom (ich glaube!) 24. November 20xx denken, als wir das Thema »Sprache/Verstehen« erörtert hatten. Wir waren übereinstimmend zu der Ansicht gelangt, dass Sie meine Sprache grundsätzlich verstünden. Sie hatten das jedoch insoweit relativiert, als Sie meinten, zu einem Viertel unserer Kommunikation würden wir vermutlich aneinander vorbeireden. Das hatte mich damals ziemlich belastet, weil sich das »Aneinander-Vorbeireden« ja nicht ermitteln lässt, wenn beiden Seiten in dem Moment das Bewusstsein fehlt, dass sie aneinander vorbeireden bzw. vorbeireden könnten. Und ich hoffe nur, dass der Anteil des »Aneinander-Vorbeiredens« deutlich unter 25 % liegt.«

Unter anderem zeigt der E-Mail-Text, dass Erwachsene mit Autismus auch durchaus einmal Metaphern verwenden (»im Magen liegen«), diese aber situativ oft nur schwer einordnen können. Ein vollständiger Konkretismus findet sich bei autistischen Erwachsenen fast nie.

Es kann auf eine Art beängstigend sein, wenn Freunde, Partner oder Patienten einen Gutteil des Textes der gemeinsamen Gespräche der letzten Jahre exakt wiedergeben können – wie es bei dieser Patientin der Fall ist – und sich in einer scharfen Weise ausdrücken, bei der man sich als Gegenüber oft etwas plump und sprachlich ungelenk vorkommt. Es lohnt sich aber, sich immer wieder klarzumachen, dass die Betreffenden ihr Gegenüber meist weder einschüchtern noch dominieren wollen, obwohl es einem situativ so vorkommen mag. In psychotherapeutischen Kontexten sei ausdrücklich davor gewarnt, diese Art der Sprache als »narzisstisch« zu qualifizieren: Obwohl sie hochnäsig wirken kann, ist sie in den allerwenigsten Fällen so gemeint. Die Art zu sprechen ist lediglich die Art und Weise, wie der Geist mancher Autisten sich bewegt, und kein Versuch, sich über andere zu erheben.

Ein Phänomen, das mit der hochexakten Semantik im Zusammenhang steht, ist das autistische Postulat der Widerspruchsfreiheit: Neurotypischen Menschen, die regelmäßig mit high-verbalizer-Autisten umgehen, macht dabei das mitunter hochexakte Erinnerungsvermögen, das nicht wenige Autisten mitbringen, in einem ganz speziellen Sinn zu schaffen. Dabei wird man als Gegenüber schon einmal darauf hingewiesen, dass man am x.y.20xy dies oder das gesagt hätte, was ja dem, was man jetzt sage, total widerspreche. Schnell kommt der neurotypische Gesprächspartner unter Rechtfertigungsdruck, oder beide verwickeln sich in unangenehm verworrene und rechthaberische Diskussionen. Als Psychotherapeut z. B. sollte man sich dabei auf keinen Fall dazu hinreißen lassen, »mehr« recht haben zu wollen, oder auf der unausgesprochenen Position zu beharren, dass man qua seines Amtes häufiger recht hat. Oft ist es so, dass der Autist sich besser an die vorigen Gespräche erinnert: Das muss das Gegenüber (und eben auch der Behandler) oft nach und nach akzeptieren.

Gleichzeitig lernt man als neurotypisches Gegenüber – das impliziert etwas Demut –, dass die Annahme der Widerspruchsfreiheit eigener Aussagen leider ziemlich falsch ist: Wenn man alle Aussagen einer neurotypischen Person nebeneinanderstellt, die sie über einen bestimmten Zeitraum gemacht hat, finden sich geradezu massenhaft Widersprüche. Das fällt meist niemandem auf, im Umgang mit autistischen Menschen wird man damit aber häufiger konfrontiert. Wahrscheinlich hat dies damit zu tun, dass Aussagen in einem Kontext stimmen, im anderen aber eher nicht. An dieser Stelle scheint es wichtig, dass neurotypische Gesprächspartner sich der Realität der eigenen Widersprüchlichkeit stellen und gemeinsam mit ihren autistischen Gesprächspartnern lernen, dass »Wahrheit« häufig nichts Absolutes ist und die eigene Widersprüchlichkeit kein Zeichen von Schwäche sein muss. Manchmal gilt es für neurotypische Gesprächspartner aber auch, den eigenen Widersprüchen einmal kritisch ins Auge zu sehen und sie am Ende sogar zu reduzieren. Erwachsene mit ASS sollten im Zuge dieses Prozesses lernen, dass Aussagen je nach Kontext etwas Unterschiedliches bedeuten und dadurch zwei scheinbar widersprüchliche Aussagen situativ beide wahr sein können.

6 Autistisch-Neurotypische Kommunikation – Wie soll ich das verstehen?

Matthias Huber

6.1 Einführung

Wer über Sprache diskutiert, sollte darüber nachdenken, wie und in welcher Form Sprachverstehen durch die eigene (auch sozialisierte) Wahrnehmung und die daraus resultierende Wahrnehmungsinformationsverarbeitung mitbeeinflusst wird oder sogar zustande kommt. Wer *implizit* versteht, weiß intuitiv, wie etwas verbal und nonverbal gemeint ist. Zum Beispiel, dass man auf die Frage »Hast du eine Lieblingsfarbe?« nicht nur mit »Ja« antworten, sondern auch noch gleich mitteilen sollte, welche Farbe einem am liebsten ist. Wer das nicht von sich aus versteht, muss explizit darauf aufmerksam gemacht werden, dass Fragen nicht nur logisch beantwortet werden müssen, sondern dass von neurotypischer Gegenseite viel Unausgesprochenes erwartet wird.

Blicke ich zurück in meine Kindheit, war mir Sprache an sich zwar früh in meinem Leben bekannt, aber wozu sie gut sein könnte, blieb mir lange verborgen. Bevor mir bewusst war, woran es liegen könnte, dass ich neurotypische Kommunikation nur rudimentär verstehe, kam ich zu dem Schluss, dass Menschen zu kompliziert seien für mich und ich nicht gemacht für diese Welt. Ich glaubte, dass es nur eine Möglichkeit gäbe, eine Existenzberechtigung zu haben: Als Erwachsener in den Wäldern von Kanada zu leben, in einer Blockhütte, allein, mit einem Hund als Wächter, nahe einem stillen Gewässer mit Ruderboot und mit Schreibzeug, vielen Büchern und einem Radio. Da ich kein Jäger sein würde, stellte ich mir ein Propeller-Flugzeug vor, dass jeden Monat Vorräte über den See fallen ließ und wieder wegflog. Ich grübelte oft. Wie kann es sein, dass ich zwar sprechen, aber nicht verstehen kann? Wie kann es sein, dass andere mit mir sprechen, ich sie aber nicht verstehen kann? Während des Studiums habe ich freiwillige Kurse in Philosophie (Schwerpunkt Erkenntnistheorie und Logik) besucht. In der Hoffnung zu erkennen, wie Menschen denken, um dann besser nachvollziehen zu können, warum sie sich entscheiden, Worte und Sätze genau so zu benutzen, wie sie es ganz selbstverständlich tun: Ungenau, nicht präzise, nicht eineindeutig definiert, sprachlich hin und herleiernd, mit versteckten Botschaften zwischen den Zeilen (warum verstecken sie sie?) und mit indirekten Appellen, die ein Hintergrundwissen erfordern, das mir nicht zur Verfügung stand. Nach einem Jahr Philosophie-Kurse fragte ich einen jener Professoren, dem es gelang, sich sachlich-logisch und für mich verständlich auszudrücken, ob es denn in der Philosophie ein Buch gäbe, wo drinstünde, welche Sätze Menschen eher logisch und welche sie eher umgangssprachlich meinen würden. Er dachte ca. 7 Sekunden nach und antwortete, das sei eine interessante Frage, aber er hätte noch nie von einem solchen Buch gehört. Ob ich evtl. ein solches schreiben wolle? Ich antwortete, wenn ich das könnte, müsste ich die Frage nach einem solchen Buch nicht stellen, denn dann wüsste ich den Unterschied.

6.1.1 Autobiografische Erinnerungen

Ich erinnere mich an folgende Situation im Kindergarten: Ich war ca. 6 Jahre alt. Die Lehrerin sagte uns, wir sollten mit den Stühlen einen richtigen Kreis bilden. Als wir diesen Kreis bildeten, habe ich den links von mir stehenden, benachbarten Stuhl genau in jenem Moment weggezogen, als ein Kindergartenkind sich draufsetzen wollte. Es fiel auf sein Hinterteil und weinte. Die Kindergärtnerin schimpfte mit mir. Die anderen Kinder lachten.

Ca. 40 Jahre später (und 46 Jahre alt) besuchte ich eine Tagung. In der Pause kam eine Fachkollegin auf mich zu, grüßte mich und fragte mich: »Trinkst du einen Kaffee?« Ich schaute sie an und antwortete: »Sicher nicht ...« Die Kollegin drehte sich um und entfernte sich wortlos. Ich blieb stehen und schaute vor mich hin. Was war passiert?
(Hinweis: Die Erklärungen dieser Verhaltensweisen folgen in Abschnitt 6.5).

6.2 Zur Begriffsbildung

Woher weiß ein Kleinkind, wenn seine Eltern oder Bezugspersonen auf einen Hund zeigen und »Hund« sagen, dass der Begriff »Hund« dieses sich bewegende Etwas meint? Weil das Kind zwischen Vordergrund (Hund) und Hintergrund (Straße, Wiese, etc.) diskriminieren kann? Möglicherweise. Weil es den Hund kohärent als großes Ganzes wahrnimmt? Vielleicht. Weil der Hund genau so dasitzt oder an der Art, wie er dasitzt? Oder aber, weil der Hund in diesem Moment bellt? Mit dem Schwanz wedelt? Muss das Kind das Gleiche sehen wie der Erwachsene, der »Hund« sagt, um zu verstehen? Wird es den Hund erst mit der Zeit als Hund erkennen, wenn er ihm wiederholt gezeigt und benannt wird?

Warum teilen wir einem Kleinkind mit, das dies ein Hund ist? Nicht nur, weil wir ihm etwas beibringen wollen, sondern, weil wir unbewusst davon ausgehen, dass wir verstanden werden. Weil wir davon ausgehen, dass das Kind uns versteht oder im Verlauf verstehen wird. Weil wir immer wieder die Erfahrung machten, verstanden worden zu sein. Unbewusst glauben wir alle zuerst einmal, gleich wahrzunehmen wie alle anderen. Warum? Weil das für unsere persönliche Existenz am meisten Sinn macht und uns nicht irritiert. Wir sind (ob autistisch oder neurotypisch) davon überzeugt (ohne zu wissen, dass wir davon überzeugt sind), dass unsere Wahrnehmung universell ist, identisch mit jeder anderen Wahrnehmung jedes anderen Menschen. Würden wir vermuten, dass wir nicht alle gleich wahrnehmen und verarbeiten, wären wir u. U. unsicher, zögerlich, ängstlich und weniger direkt in der Kommunikation. Wenn wir erkennen, dass wir aufgrund einer anderen Perspektive nicht das Gleiche sehen können (beispielsweise sehen wir etwas an, was hinter einer Person ist), machen wir diese darauf aufmerksam. »Schau mal, hinter dir!«

Sprechen und kommunizieren ist von Beginn an nichts Solitäres, nichts Privates, sondern sozial entwickelt worden und eine Art Allgemeingut. Woher weiß ein Gegenüber, dass es ein Gegenüber ist und dass man mit ihm spricht? Spricht einer in einer Gruppe, gibt er dies jenem Menschen, den er meint, zu verstehen. Wie macht er das? Er schaut ihn an und das Gegenüber erkennt das. Manche Menschen mit Autismus haben erhebliche Mühe zu erkennen, ob die Augen eines anderen Menschen sie selbst oder eine andere Person im Raum anschauen.

6.2.1 Autobiografische Erinnerungen, ein Beispiel zum Thema hören, verstehen und einordnen:

Bis ins Erwachsenalter hinein habe ich selten meinen Kopf und die Augen hin und her bewegt und umhergeschaut, um Soziales zu erfassen. Ich erkannte nichts Sinnvolles und konnte diese Form der Informationsgewinnung nicht erfolgreich nutzen. Heute gelingt es mir häufiger. Meine Kopfbewegungen klappen besser, doch muss ich mir immer wieder selbst vorsagen und mich aktiv aufraffen, den Kopf auch wirklich zu bewegen, um soziale Hinweisreize zu suchen.

Im 10. Schuljahr saß ich allein in der Mensa und um mich herum ein Gewimmel an Schülern, welche sich unterhielten, aßen, saßen, standen oder sich bewegten.
Da hörte ich die Stimme eines Jugendlichen: »Du hast das gestohlen!« Da ich diese Worte einerseits laut und deutlich und sehr direkt in meinen Ohren hörte und andererseits wusste, dass ich für andere Menschen ein »Du« bin, verband ich die Worte nur mit mir selbst und nicht mit der Umgebung der vielen anderen Menschen in der Mensa. Egozentrisch, lediglich auf mich bezogen, bin ich davon ausgegangen, dass der Jugendliche mir mitteilte, ich hätte gestohlen. Ich erinnere mich, dass ich mit meinen Fäusten auf den Tisch schlug (Anmerkung: hier steht bewusst mit *meinen* Fäusten und nicht mit *beiden* Fäusten, denn bei der Aussage »mit beiden Fäusten« könnten auch zwei Fäuste eines anderen Menschen gemeint sein ...), laut sagte, das stimme nicht und ich hätte nicht gestohlen! Ich hörte Schüler in der Nähe von mir laut lachen. Die Aussage, »Du hast das gestohlen«, galt nicht mir, sondern jemand anderem, der in einem Dialog mit dem Sprecher involviert war. Ich war in keinen Dialog involviert, saß allein an einem Tisch. Dieses Erlebnis widerspiegelt die Schwierigkeit, nicht adäquat erkennen zu können, wenn man selbst angesprochen wird, wann man gemeint ist und wann jemand anderer gemeint ist (und wer das sein könnte). Ich wusste zu dieser Zeit nur unzureichend, dass nicht alle Du-Sätze, die ich höre, für mich gedacht sind. Auf der anderen Seite habe ich mich selten direkt angesprochen gefühlt, wenn in großen Gruppen oft in der Mehrzahl in die Runde gesprochen wurde: »Nehmt die Hefte hervor ..., räumt auf, wir gehen ins andere Schulzimmer ...« In Gruppen-Emails

heißt es »Ihr Lieben« oder »Liebe Arbeitskollegen«. Bis heute bleiben so formulierte Emails unbeantwortet, denn ich erkenne nicht, dass ich angesprochen bin, lese sie nicht und verpasse Wichtiges, wenn man mich nicht darauf aufmerksam macht.

6.3 Der egozentrische Fehlschluss

Wenn Menschen mit und ohne Autismus kommunizieren, glauben beide Seiten, sie würden sich verständlich mitteilen. Warum? Weil sie davon ausgehen, gleich wahrzunehmen, gleich zu assoziieren und gleich zu denken wie ihr Gegenüber. Aus diesem egozentrischen Fehlschluss heraus sind Missverständnisse im Alltag vorprogrammiert, denn, wer einen Alltagsgegenstand anschaut und nicht dasselbe sieht, wird andere Assoziationen haben und nicht verstehen, was ein Gegenüber über den genau gleichen Gegenstand aussagt. Wer beispielsweise die *eingeschlossenen Luftblasen* in einem Glas wahrnimmt (könnte jemand mit Autismus sein) und sich dazu Gedanken macht, jedoch von einem neurotypischen Gegenüber hört, er solle sich das *große* Glas nehmen, wird unter Umständen nicht bemerken, dass über den gleichen Gegenstand gesprochen wird (nämlich, über das grosse Glas mit den eingeschlossenen Luftblasen im Material). Warum? Weil die Worte nichts von dem beschreiben, was der andere sieht. Umgekehrt wird sich eine neurotypische Person fragen, warum die autistische Person über Luftblasen spricht und sich nicht endlich das große Glas nimmt. Bietet ein Gegenstand die Möglichkeit, mit unterschiedlicher Terminologie bezeichnet und beschrieben zu werden, wird es noch unklarer. Vor allem dann, wenn ein Dialogpartner keine Kenntnisse darüber hat, dass es für jemanden mit Autismus schwierig ist, wenn ein Gegenstand nicht durchgehend gleich benannt wird. Wer anders wahrnimmt und andere Assoziationen bildet als die meisten Menschen, beschäftigt sich gedanklich nicht mit demselben »Gegenstand« und wird unterschiedliche Erfahrungen in der Welt sammeln. Wer andere Erfahrungen macht, kann in der Folge nicht im gleichen Maße von den Aussagen und Verhaltensweisen der Peer-Group profitieren und diese in sein Verständnis über die Welt integrieren.

6.3.1 Ähnliche Sozialisation

Wer über eine ähnliche soziale Wahrnehmung verfügt, wird eine ähnliche Sozialisation durchlaufen und dadurch Ähnliches erkennen können. Zur Verdeutlichung ein Beispiel aus einer Schule: Die Lehrperson bringt drei neue Gegenstände in die Schule, zieht ihr Pult, welches vorne steht, in die Mitte und legt sie darauf. Dass es neue Gegenstände sind, weiß ein Kind nur, wenn es diese Gegenstände von bisher bekannten unterscheiden kann. Wenn ein neurotypisch wahrnehmendes und assoziierendes Kind nicht erkennt, ob es sich um einen neuen Gegenstand handelt, wird es das herausfinden, indem es das Verhalten der anderen Kinder beobachtet. Ein Kind in der Nähe wird vielleicht staunen oder auf die Gegenstände zeigen und »Schau mal dort!« sagen. Durch die reine Beobachtung des Verhaltens anderer Menschen kann demzufolge nützliches Wissen generiert werden. Nach dem Motto, wenn ich es nicht weiß, weiß es jemand anderer für mich. Für Autisten gilt das oft nicht.

Autobiografische Erinnerung: Ich erinnere mich, dass andere Kinder Dinge sagten, auf etwas zeigten oder sich in irgendeiner Weise bewegten. Dennoch gelang es mir nur rudimentär oder deutlich verlangsamt, Worte bzw. Begriffe, Sätze und die damit gemeinten Verhaltensweisen so miteinander in Verbindung zu setzen, dass ich Hilfreiches erkannte. Lange Zeit in meinem Leben gab es mich (auf der einen Seite) und die anderen (auf der anderen Seite). Es bestand kein direkter Zusammenhang, keine direkte Verbindung zwischen mir und dem, was andere taten oder sagten. Es war, als hätte deren Verhalten für mich keinerlei Bedeutung; als würden deren Worte, Sätze und Verhaltensweisen einfach so an mir »vorbeischwimmen«. Im Gegenzug schien ich für andere keine erkennbare soziale Insel zu sein, bei der man mal kurz anhält und Genauigkeiten und Klarheiten zur Verfügung stellt.

Zurück zum Schulbeispiel: Die drei neuen Gegenstände liegen auf dem Pult. Die Lehrperson steht daneben und sagt: »Kommt alle mal nach vorne«. Weil die meisten nicht-autistisch wahrnehmenden Kinder alle möglichen Sätze der Lehrperson unbewusst laufend abspeichern und interpretieren, wissen sie, dass »nach vorne kommen« bedeutet, zur Lehrperson zu gehen. Immer dann, wenn die Lehrerin sagt, »kommt nach vorne«, meint sie implizit damit, dass sie uns etwas zeigen möchte. Neurotypische Kinder wissen intuitiv, dass die Gegenstände auf dem Tisch Thema in der Lektion sein werden, weil sie ausreichend Wissen über Unausgesprochenes haben und es für absurd hielten, wenn die Lehrperson neue Gegenstände auf ein Pult legte und diese nicht zum Thema machen würde. Wer das *Konzept Schule* verstanden hat und das damit verbundene soziale Skript einer Lehrperson, wird wissen, dass, wenn eine Lehrperson neue Gegenstände in den Unterricht mitbringt, diese für die Schüler eine Bedeutung haben müssen. Wer etwas über das *soziale und pädagogische Profil* einer Lehrperson weiß und über deren Persönlichkeit, wird sicher sein, dass diese die Gegenstände nicht ohne Bedeutung für die Schüler aufs Pult legt. (Anmerkung der Herausgeber: Neurotypische Menschen gehen davon aus, dass diese impliziten Konzepte und Skripte *jedem* klar sind. Sie kommen gar nicht auf die Idee, dass sie jemandem nicht klar sein könnten.)

Autistischen Menschen sind diese impliziten Konzepte und Skripte aber oft nicht klar und sie können Aussagen wie »Kommt nach vorne!« deshalb nicht einordnen und finden sie irritierend und unklar. Daraus ergibt sich, wie wichtig es ist, Menschen mit Autismus implizite Konzepte und soziale Skripte immer wieder zu erklären. (Anmerkung der Herausgeber: Um diesen Wunsch zu erfüllen, braucht der neurotypische Mensch aber erst einmal ein Bewusstsein dafür, dass solche Skripte überhaupt existieren: Den meisten neurotypischen Menschen ist – obwohl sie sie intuitiv problemlos befolgen – die Existenz dieser Skripte nicht bewusst. Und dann besteht die Herausforderung zusätzlich darin, sie in verständlicher Form zu verbalisieren – was ebenfalls oft nicht so einfach ist.)

Autobiografische Erinnerung: Ich wusste nie unmittelbar, was »da vorne« konkret meint, wo das ist und blieb am Pult sitzen. Aufzustehen und irgendwohin zu gehen, obwohl es unklar war, wohin, hätte ich nicht ertragen. Sitzen zu bleiben, bewies mir mehr Klarheit. Was geholfen hätte? Jemand, der gesagt hätte: »Kommt nach vorne und damit meine ich hierher zum Tisch«. Eine deutliche Geste mit der Hand, die Hand, die zum Tisch zeigt oder den Tisch berührt, wäre nützlich gewesen (das Definieren und Ausformulieren von Begriffen, die benutzt werden).

Ein weiteres Beispiel, betreffend Fehlen von Vorhersehbarkeit: Wenn ein autistisches Kind aufgrund seiner autistischen Wahrnehmungsbesonderheiten nicht erfassen kann, dass die Lehrperson ihr Pult in die vordere Mitte des Raumes zieht und neue Gegenstände darauflegt, hört es zwar die Aussage, »Kommt alle nach vorne«, wird jedoch nicht verstehen, warum es nach vorne kommen soll; während die anderen schon vorher wussten, dass die Bewegung des Tisches und die neuen Gegenstände *bedeutsam* sind und die Handlungen der Lehrperson implizieren, dass der Fokus auf die neuen Gegenstände zu richten ist und sie evtl. nach vorne kommen müssen. Das autistische Kind hat im Gegensatz zu seinen Mitschülern kein intuitives Vorwissen über die Situation und das, was eventuell kommen wird (nämlich die Aufforderung) und deshalb auch keine innere Vorbereitungszeit auf den nächsten Handlungsschritt. Das gilt für alle Menschen mit Autismus. Oft fehlt Vorwissen oder intuitive Antizipationsfähigkeit, daraus resultierend die gesamte innere Vorbereitungszeit und so kommt es nicht selten zu einer Verweigerung, der Aufforderung nachzukommen, was fälschlicherweise von Interaktionspartnern mit unflexiblem oder oppositionellem Verhalten erklärt wird. Dabei fehlen explizite Informationen; und Zeit, sich darauf einzustellen. Erfasst ein autistisches Kind das dislozierte Pult und die drei Gegenstände, stellt jedoch keinen direkten Zusammenhang her zwischen diesen und der Aussage, es solle nach vorne kommen, wird es evtl. nicht oder deutlich verlangsamt auf die Aufforderung eingehen können. Viele Menschen mit Autismus neigen dazu, im Zweifelsfalle *nichts* zu tun; sie können nicht in die Handlung kommen, wenn sie nicht 100% sicher sind, was genau der nächste Schritt ist. Weil sie teilweise nicht umfassend beobachten und nachahmen können, ist es ihnen nicht möglich, im selben Maße von der »Schwarmintelligenz« anderer Menschen zu profitieren. Wer von der Schwarmintelligenz anderer profitieren kann, wird umherschauen, sich an einem oder mehreren Menschen orientieren und beobachten, wo sich diese hinbewegen. Wer erkennt, dass mehrere Personen, die sich zu einem Tisch bewegen, eine sinnvolle Gruppe bilden und nicht eine Anzahl chaotisch anmutender Haufen von unstrukturierten Armen, Beinen, Köpfen, Händen bedeuten, wird sich bestens orientieren können. Wer die sinnvolle Gruppe nicht erkennt und nur den chaotischen Haufen wahrnimmt, und zusätzlich dazu nicht adäquat kommunizieren kann – denn Fragen wäre ja auch eine Alternative, um zu fehlendem Wissen zu kommen – wird dasjenige tun, was er als klar und vorhersehbar bezeichnen würde: Am Pult bleiben, ein Buch hervornehmen und zu lesen anfangen. Oder aufstehen und zur Lehrperson gehen und über die eigenen Spezialinteressen zu sprechen beginnen. Demzufolge sind all jene Tätigkeiten zu bevorzugen, welche klarer, präziser und handlungskompetenter erscheinen.

Wer einen Alltagsgegenstand nicht so sieht wie die meisten, wird nicht davon profitieren können, was ein Gegenüber vor ihm mit dem gleichen Gegenstand erlebt hat. Dies soll aufzeigen, dass, wer Mühe hat zu sehen, was ein anderer Mensch sieht, wer andere Definitionen von Begriffen und Aussagen hat, nicht erst dann in Not gerät, wenn eine Perspektivenübernahme erwünscht oder verlangt wird, sondern schon viel früher und viel basaler als es auf den ersten Blick zu erkennen ist.

6.4 Erkennen von Kontextabhängigkeit

Sprache des Alltags zu verstehen ist für Menschen mit Autismus äußerst komplex, weil die Sprache nicht nur der Grammatik gehorcht, sondern versteckte Botschaften enthält, sozial abhängig ist und selten von anderen Menschen eindeutig formuliert wird. Egozentrismus (nicht Egoismus!), eigene Definition von Begriffen und Tätigkeiten und das teilweise sozial wenig abhängige Denken erschweren das Verstehen zusätzlich.

Peter mit Autismus findet, dass seine Bezugsperson nicht gewillt sei, für ihn einen neuen Arzt zu suchen. Sie würde sich nicht anstrengen, würde ihm nicht helfen wollen. Seine Begründung: »Wenn du mir wirklich helfen würdest, hätte ich schon lange einen neuen Arzt.« Seine Definition von ›helfen‹ lautet: Helfen ist nur dann helfen, wenn das von mir Erwünschte oder Erwartete genauso eintrifft. »Du hast doch gesagt, du würdest mir helfen. Dabei machst du das gar nicht.«

Des Weiteren kann neurotypisches Füllmaterial beim Sprechen Menschen mit Autismus verwirren: Neurotypische Menschen benutzen neben den logischen Sätzen in der Umgangssprache oft Füllwörter. Ein Beispiel:

Peter mit Autismus (in der Folge P. genannt) fragt einen neurotypischen Kollegen (in der Folge N. genannt):
P.: »Wirst du morgen schwimmen gehen?«
N.: »Ich denke schon.«
P.: »Was meinst du mit ›schon‹? Und warum sagst du, dass du das denkst? Machst du es, gehst du schwimmen oder nicht? Warum bist du so kompliziert und sagst nicht, ob ja oder nein?«

Folgende Antwort-Alternativen wären für P. einfacher zu verstehen:
N.: »Ja, ich werde morgen schwimmen gehen.«
N.: »Nein, ich werde morgen nicht schwimmen gehen.«
N.: »Ja, ich werde morgen schwimmen gehen, wenn die Wassertemperatur über 22 Grad ist.«
N.: »Ja, ich werde morgen schwimmen gehen, wenn ich vor 08.00 Uhr erwache.«
N.: »Ja, ich werde morgen schwimmen gehen, wenn ich nicht krank bin. Und mit ›krank‹ meine ich …«.

> Zwei Wochen später hat N. auf die Frage von P., ob er morgen schwimmen gehen werde, Folgendes geantwortet: »Ich weiß es nicht.« P. konnte das nicht glauben und wurde wütend: »Warum weißt du das nicht? Man weiß doch, ob man etwas will oder nicht.«[34]

Man stelle sich diesen jungen autistischen Peter vor, der im Leben genau drei Dinge kennt, die er gerne tut *und* von denen er genau weiß, dass er sie gerne tut:

1. mit dem ÖV fahren
2. den See entlang spazieren
3. in zwei verschiedene Restaurants essen gehen

Fragt man ihn, ob er mal schwimmen kommt, verneint er blitzschnell. Er lehnt auch alle anderen Aktivitäten ab, die man ihm vorschlägt: Etwas Neues ausprobieren kommt für ihn nicht in Frage. Bei allen möglichen Fragen, die ihm gestellt werden betreffend Einladungen kann er rasch nein sagen, denn er vergleicht alle Anfragen mit seinen drei wichtigen Aktivitäten und, wenn es keine dieser drei sind, lehnt er ab. Versteht man seine Art, wie er überlegt, wird Außenstehenden klar, warum er findet, dass doch jeder sofort beantworten können sollte, ob er etwas machen will oder nicht. Es wird offensichtlich, warum für ihn die Entscheidungsfindung anderer Menschen kompliziert ist. Für ihn gibt es keinen Kontext mit zu berücksichtigen, wie z. B. Temperatur, Aufstehen, Gesundheit/Krankheit, Befindlichkeit. Es soll anhand dieses Beispiels nicht unterschlagen werden, dass der Egozentrismus der neurotypischen Menschen es oft verhindert, dass sie verstehen, warum es zu Missverständnissen kommen kann.

6.5 Die zwei autobiografischen Beispiele

Zurück zu den beiden autobiografischen Erfahrungen zu Beginn des vorliegenden Textes.
»Der richtige Kreis«: Warum habe ich den Stuhl weggezogen, in jenem Augenblick, als das Kind sich draufsetzen wollte? Als ich mit den anderen Kindern in den Kreis saß, bemerkte ich, dass der Stuhlkreis kein richtiger Kreis war. Er war eher eine Art Ellipse. So zog ich den Stuhl neben mir nach hinten, damit der Kreis zum

---

34 Wichtig ist hier, dass Peter immer schon im Voraus weiß, also sehr rasch sagen kann, ob er etwas will oder nicht, weil er nur drei Dinge gerne tut und bei allen anderen sofort abwehrt, diese Tätigkeiten gar nicht in Frage kommen, er sofort »Nein« sagt und nicht mitmacht. Weil er explizit nur drei bestimmte Dinge im Leben gerne tut, ist für ihn klar, dass alle Angebote, welche nicht zu den drei Dingen gehören, von ihm abgelehnt werden. Das heißt, auch wenn es heißt »Wirst du schwimmen?«, ist es aus seiner Sicht das Gleiche, als würde er fragen »Willst du schwimmen?«. Er kann diesen Unterschied zwischen »wirst du« vs. »willst du« nicht machen, denn er wird eh nichts machen, was er nicht will.

»richtigen« Kreis wurde. Dabei übersah ich, dass ein Kind sich auf diesen zu setzen im Begriff war. Es fiel auf sein Hinterteil und weinte. Die anderen Kinder lachten. Mir war nicht implizit klar, dass der Stuhlkreis bedeutet, dass wir zusammensitzen und nun in der Gruppe etwas Gemeinsames erleben werden. Ich dachte, der Kreis aus Stühlen müsse möglichst genau formiert sein.

»Trinkst du einen Kaffee?« Als mich die Kollegin fragte, »Trinkst du einen Kaffee?« wunderte ich mich über ihr Verhalten. Warum fragte sie mich, ob ich einen Kaffee trinke, wenn ich keinen Kaffee in der Hand halte und absolut nicht am Trinken bin. Ich fand ihre Aussage absurd. Erst Wochen später wurde mir klar, dass ich sie vollkommen falsch verstanden hatte. Sie fragte mich nicht, ob ich in diesem Moment am Kaffeetrinken sei, sondern, ob ich Lust hätte, mit ihr einen Kaffee trinken zu gehen. In der Tat hätte ich Lust dazu gehabt. Aber natürlich nicht auf einen Kaffee, denn ich trinke keinen. Es wäre ein stilles Wasser geworden, denn Sprudel-Wasser ist mir zu laut und tut mir in der Speiseröhre weh.

6.5.1 Annahmen von Menschen mit und ohne Autismus

Wenn wir versuchen, diese beiden Ereignisse von autistischer und neurotypischer Sicht her zu betrachten, das heißt, die unterschiedliche Wahrnehmung von Menschen mit und ohne Autismus berücksichtigen, können folgende Annahmen gemacht werden:

Annahmen von Menschen mit Autismus:

1. Fragen sind Worte, welche Begriffe beinhalten, die logisch aneinander gereiht zu Sätzen geformt werden und dem Gegenüber die Botschaft vermitteln, etwas nicht zu wissen, was man vom Gegenüber wissen möchte.
2. Fragen sind logisch korrekt geformt und logisch korrekt hergeleitet worden.
3. Fragen sind dazu da, um 100% korrekt beantwortet zu werden.
4. Fragen, die im Präsens gefragt werden, beziehen sich auf das Jetzt.
5. Fragen werden nur dann gestellt, wenn sie auch beantwortbar sind.

Annahmen von neurotypischen Menschen:

1. Fragen sind manchmal keine Fragen, sondern Einladungen.
2. Fragen sind manchmal dazu da herauszufinden, ob man vom anderen gemocht wird.
3. Fragen sind manchmal indirekte Aufforderungen, etwas zu tun oder zu unterlassen.
4. Fragen sind nicht immer an das Jetzt gebunden, auch wenn sie im Präsens formuliert worden sind.
5. Fragen sind manchmal dazu da, etwas Neues einzuleiten.

Was fällt auf? Wer mit *unterschiedlichen Annahmen* unterwegs ist, verpasst im Dialog zwangsläufig den gemeinsamen Gesprächsgegenstand und kann nicht immer adäquat antworten. Und das gilt für Menschen mit und ohne Autismus.

6.6 Beispiele zur neurotypischen Kontextfixiertheit

Neurotypische Menschen sind kontextfixiert und weil sie alles im Kontext verstehen und zu verstehen geben, scheinen sie sprachlich nicht genau sein zu müssen. Des Weiteren überlegen und handeln sie kontextabhängig, sodass es wenig Spielraum gibt für Alternativen. Diese Kontextfixiertheit könnte man einteilen in Variante small, medium und large:

Kontextfixiert, Variante »small« heißt:
Ein Löffel ist beim Essen immer ein Löffel (… und kein sich drehender Propeller).

Kontextfixiert, Variante »medium« heißt:
Ein Löffel ist auch ein Löffel außerhalb von Mahlzeiten (… und nichts, um seine Augen damit abzudecken).

Kontextfixiert, Variante »large« heißt:
Löffel sind weltweit und universal definiert – basta.

Der Kontext ist ein unbewusst entstandenes, neurotypisch konstruiertes Gemeinschaftswerk und nichts, dass ein einzelner neurotypischer Mensch für sich erarbeitet hat. Ein Wort oder ein Begriff eines autistisch wahrnehmenden und denkenden Menschen kann durchaus ein Einzelwerk sein, eine egozentrische (nicht egoistische) Eigenproduktion, etwas, was nicht dem Kontext der anderen entspricht.
    Die neurotypische Ungenauigkeit:
Es gibt einen Unterschied zwischen einem Satz an sich und dessen Aussagekraft. Die Aussagekraft in Worten ausgedrückt ist meistens länger als der eigentlich gesprochene Satz, denn letzterem fehlen die versteckten Botschaften.
    Reagiert man als autistischer Mensch jedoch lediglich auf den ausgesprochenen Satz, kann es für alle Beteiligten zu Konflikten und Missverständnissen kommen.

Zum Beispiel:
»Sag', wenn du nicht mehr kannst …« Die versteckte Botschaft dahinter: »Sag', wenn du nicht mehr kannst … aber nicht zu früh, du solltest schon eine gewisse Zeit – die nur ich weiß und welche ich als korrekt definiere – daran arbeiten.«
»Schön, dass du mir das erzählst …« Die versteckte Botschaft kann lauten: »Schön, dass du mir das erzählt … aber bitte nicht zu lange, du bist im Grunde sehr anstrengend, also höre jetzt auf …«
»Lass dir Zeit …« heißt oft nichts anderes als »Lass dir Zeit … aber mache nicht zu lange.«

6.7 Wie soll ich das verstehen? – Fazit

Was brauchen Menschen mit Autismus um, ähnlich wie neurotypische Menschen, Implizites verstehen zu können? Es kann davon ausgegangen werden, dass es eine ähnliche Wahrnehmung (inkl. soziale) braucht. Ähnliche Assoziationen, ähnliche Begriffsdefinitionen, eine ähnliche Terminologie und die Befähigung, die Peer-Group beobachten zu können. Des Weiteren müssen Konzepte und soziale Skripte verstanden worden sein oder werden, wie auch die Fähigkeit, Relevantes von Irrelevantem unterscheiden zu können. Wie das funktionieren könnte? Indem die neurotypische Welt sich vom ausschließlich Impliziten und den damit verbundenen unausgesprochenen Anforderungen befreit und anfängt explizit(er) zu erklären: Genau, ein-eindeutig, vorhersehbar, verbal, nonverbal, mit Gebärden oder Piktogrammen, mit unterstützter Kommunikation, je nachdem, wer was braucht. Wer dies umsetzt, wird unter Umständen bemerken, dass manche Menschen mit Autismus anfangen, sich selbst und ihre Sätze ebenfalls zu erklären. Und es wird im Verlauf gemeinsames Verstehen entstehen können. Im Diskurs.

7 Die Bedeutung der Sprache in der Diagnostik

7.1 Diagnostische Bedeutung der Sprache in der pädiatrischen und kinder- und jugendpsychiatrischen Praxis

Die genaue Beobachtung der Sprache in der Pionierarbeit der ersten historischen Beschreibungen autistischen Verhaltens von Ssucherewa und Kanner (▶ Kap. 2.1) zeigt, dass eine nur minimale Entwicklung der funktionellen Sprache nicht zwingend mit einer Intelligenzminderung einhergeht und damit auch sicher nicht gleichgesetzt werden darf. Der Zusammenhang zwischen Sprache, Kommunikation und kognitiven Fähigkeiten bei ASS ist sehr komplex und kann interindividuell sehr unterschiedlich sein. Auch der hochfunktionalere Autismus, wie z. B. von Hans Asperger erstbeschrieben, weist – was Asperger schon treffend herausarbeitete – zahlreiche Besonderheiten in der Sprachpragmatik und im kommunikativen Dialog auf. Solche Besonderheiten, die bei autistischen Kindern oft mit einem unzureichenden Verständnis der Absichten und Erwartungen des Gegenübers, z. B. in einer Testsituation einhergehen, erschweren in hohem Ausmaß die Erhebung von kognitiven und adaptiven Fertigkeiten mit den herkömmlichen standardisierten psychometrischen Instrumenten. Daher wird die übliche entwicklungspsychologische Diagnostik dem tatsächlichen Stärken-Schwächen-Profil des autistischen Kindes vor allem im Vorschulalter meistens nicht gerecht.

Leider gibt es bis heute wenig standardisierte Instrumente und Richtlinien, um das sprachliche Profil eines autistischen Menschen zu definieren und diese Kenntnisse in die allgemeine Diagnostik und in die Interventionsplanung einfließen zu lassen. Aus dem (heil-)pädagogischen Bereich gibt es zahlreiche Vorschläge sowohl zur Erweiterung der Beobachtungen in der Sprachdiagnostik auf die Sprachpragmatik und Kommunikationsentwicklung als auch zur Verbesserung der Sprachtherapie und Sprachförderung mit dem Ziel einer höheren Partizipation vor allem in Bildungsstätten (Lindmeier, Sallat, Ehrenberg (Hrsg.), 2023) (▶ Kap. 3). Dem psychiatrischen und psychotherapeutischen Bereich stehen hingegen weiterhin wenige Mittel zur Verfügung, um die diagnostischen und therapeutischen Inhalte an die sprachlichen Besonderheiten der Kinder und Jugendlichen anzupassen. Die Berücksichtigung neurotypischer versus autistischer Kommunikationsweisen und die Anpassung der Sprache an autistische Bedürfnisse wird zwar generell als wichtig für die psychosozialen Interventionen und die kognitive Verhaltenstherapie betrachtet, es gibt aber kaum differenzierte Empfehlungen oder Fortbildungen mit konkreten Beispielen für die Umsetzung in der Praxis.

Eine Sprachentwicklungsverzögerung und das Fehlen von Reaktionen auf Ansprache bei Kleinkindern rufen sehr rasch Sorgen bei den Eltern hervor, die meistens zuerst mit den Kinderärzten besprochen werden. Ein eigentümlicher Gebrauch von Begriffen, eine ungewöhnliche Prosodie oder eine erwachsen anmutende Ausdrucksweise bei flüssig sprechenden Vorschul- und Grundschulkindern finden hingegen oft zunächst wenig Beachtung. Alle diese, die Sprache betreffenden Anzeichen sind jedoch wichtig und sollten Anlass für ein Autismus-Screening sein, vor allem wenn sie in Kombination mit Problemen der »Joint Attention« (gemeinsam die Aufmerksamkeitauf etwas richten können) und der wechselseitigen (dialogischen) Kommunikation auftreten. Sorgen bzgl. einer frühen Stigmatisierung der Kinder durch die kinder-/jugendpsychiatrische Diagnosestellung können in der Tat die Einleitung wichtiger Maßnahmen zur Förderung der sozialen Kommunikation verzögern. Neuronale Entwicklungsstörungen weisen vor allem in den frühen Entwicklungsphasen eine nicht unerhebliche Überlappung auf, sodass eine sichere, kategoriale Diagnose manchmal nicht möglich und auch nicht unbedingt sinnvoll sein muss. Ein stärkerer dimensionaler Blick auf die Ausprägung einzelner Merkmale in einem Cluster von Entwicklungsabweichungen und -besonderheiten könnte dabei helfen, die Art der Frühförderung und Interventionen besser zu definieren sowie differenziertere und individuellere Unterstützungsmöglichkeiten einzuleiten, die auf bestimmte (transdiagnostische) Symptome, nicht auf diagnostische Kategorien abzielen. So könnten Probleme der Sprachpragmatik etwa auch dann gezielt behandelt werden, wenn sie z.B. im Rahmen einer ADHS auftreten, die von einigen, vereinzelten autistischen Merkmalen begleitet wird. Dabei spielt die Entwicklung des sprachlichen Ausdrucks in seinen verschiedenen Facetten eine herausragende Rolle, damit die Kinder eine leichtere Integration in die Gruppe von Gleichaltrigen erleben können.

7.2 (Differenzial-)Diagnostik in Bezug auf Sprachproduktion und -kompetenz

Bei nicht oder kaum sprechenden Kindern ist die Einschätzung der intellektuellen Entwicklung und deren Abgrenzung von sensorischen Problemen (z.B. Taubstummheit) sowie von einer ASS für die Interventionsplanung entscheidend. Eine sorgfältige Verhaltensbeobachtung mit und ohne Bezugspersonen durch spielerische Situationen und die Durchführung eines, an der jeweiligen Sprachentwicklung angepassten, ADOS-Moduls (Poustka et al., (Hrsg.) 2015) oder sonstigen autismusspezifischen Testverfahren sind wichtige Bausteine der Diagnostik. Sie benötigen oft die Aufteilung der diagnostischen Sitzungen in mehreren kleinen Einheiten und viel Förderung der Motivation. Eine strukturierte (mittels Protokolle) elterliche Beobachtung in Bezug auf das Vorliegen und die Art von Spontanäußerungen und verbalen Reaktionen sollte die Diagnostik ergänzen. Dieses Prozedere erfordert allerdings Zeit und dem stehen wirtschaftliche Aspekte in der alltäglichen Praxis der heutigen Zeit leider oft entgegen.

Die Differenzialdiagnostik zwischen einer Sprachentwicklungsstörung und einer ASS (nicht selten mit zusätzlichen Symptomen einer ADHS) ist bei jungen Kindern oft schwierig. Im Vorschulalter muss manchmal die Entscheidung bzgl. einer bestimmten Diagnose, wie unter Kap. 7.1. beschrieben, zuerst einmal offenbleiben. Eine Festlegung im Sinne einer »Ausschlussdiagnose« sollte in diesem Alter vermieden werden, um nicht Gefahr zu laufen, etwas voreilig auszuschließen und damit mögliche wichtige Interventionen zu verwehren. In vielen Fällen kann eine umfassende Beobachtung der Sprachpragmatik diagnostisch entscheidend sein, um besser zwischen den verschiedenen Entwicklungsproblemen zu differenzieren. In den meisten deutschen Sprachtestungen befassen sich allerdings nur wenige Untertests spezifisch mit Sprachpragmatik, die zudem lediglich einen kleinen Teil der gesamten Einschätzung darstellen. Hier seien als Auswahl der in Deutschland bei der TEST-Zentrale seit 2024 erhältliche CELF-5 (Wing et al., 2013) sowie der ELFRA als Fragebogen für Eltern (Grimm et al., 2019) genannt, die jeweils ein pragmatisches Fähigkeitsprofil, bzw. gezielte Fragen über Sprachproduktion, Sprachverständnis und gestisches Verhalten enthalten. Die Gold-Standards der Autismus-Diagnostik ADOS-2 und ADI-R enthalten wenige spezifische Items für eine differenzierte Sprachbeobachtung.

Wenn strukturelle Sprachentwicklungsstörungen zusätzlich komorbid zur ASS vorhanden sind (siehe ▶ Kap. 3), wirkt sich diese Konstellation von Defiziten in der expressiven bzw. rezeptiven Sprachproduktion und in der Sprachpragmatik auf die Entwicklung von alltagspraktischen Fertigkeiten, Kommunikation und Teilhabe eher ungünstig aus. In der klinischen Beobachtung entwickeln solche Kinder nicht selten ein mutistisches Verhalten.

Allgemein kann die diagnostische Abgrenzung zwischen Selektivem Mutismus und ASS, wie auch in der ICD-11 weiterhin vorgesehen, schwierig sein. Obwohl die soziale Angst als führende Symptomatik beim selektiven Mutismus angesehen wird, kommt eine Überlappung von mutistischen Symptomen mit autistischen Traits wahrscheinlich viel häufiger als bisher angenommen vor (Muris und Ollendick, 2021). In der retrospektiven, auf Krankenakten basierten Studie von Steffenburg et al. (2018) erfüllten im Rahmen ihrer Spezialambulanz für ASS sogar 63 % der Kinder, die eine Diagnose von Selektivem Mutismus bekommen hatten, die Kriterien für eine ASS. Die Kinder mit überlappender Symptomatik waren bei der ersten Diagnosestellung eher älter als gewöhnlich gewesen (Selektiver Mutismus als eine Form der Angststörung tritt in der Regel bei sehr jungen Kindern auf) und wiesen häufiger eine Störung der Sprachentwicklung in der Vorgeschichte sowie eine unterdurchschnittliche kognitive Leistungsfähigkeit auf (Steffenberg et al., 2018).

Letztendlich bleibt es abzuwarten, inwieweit die neue Diagnose einer Pragmatischen Sprachentwicklungsstörung, die keine weiteren autistischen Merkmale aufweisen soll, sich mit welchen diagnostischen Verfahren in der Zukunft etablieren wird.

7.3 Diagnostische Bedeutung der Sprache im Erwachsenenalter

7.3.1 Stellung der Sprachpragmatik in der Diagnostik

Autismus-Diagnostik im Erwachsenenalter ist bekanntermaßen sehr aufwändig und fehleranfällig. Nach S3-Leitlinien (AWMF Online, 2016a) und auch nach den NICE-Guidelines (NICE Online, 2021) gibt es für das Erwachsenenalter keine »Goldstandard«-Methoden, mit denen Diagnosen mit nur geringen Interrater-Abweichungen gestellt werden könnten. Einer der Gründe dafür, dass »objektive« Testinstrumente im Erwachsenenalter eine geringe Sensitivität und auch Spezifität aufweisen, ist die häufig hohe Kompensationsleitung, die erwachsene Autisten erbringen können, wodurch sie trotz klar vorhandener autistischer Symptomatik die Scores bspw. in der standardisierten Verhaltensbeobachtungsskala ADOS (ADOS-Modul IV, Rühl et al., 2016) unter die vorgegebenen Cut-off-Werte senken können. Augenkontakt kann von erwachsenen Autisten durchaus bewusst hergestellt, bzw. durch Blick zwischen die Augen simuliert werden, was dann »unauffällige« Ergebnisse in der Verhaltensbeobachtung erbringt. Auch kann Gestik bewusst eingesetzt werden, was zwar oft ein bisschen »künstlich« wirkt, in den ADOS-Scores aber – wenn sie gut erlernt ist – als unauffällig bewertet wird. Auch können Smalltalk und dialogisches Sprechen (nach Algorithmus) bewusst abgerufen werden (vgl. ▶ Kap. 5.3.1), sodass die reine Verhaltensbeobachtung ggf. keine diagnostisch wegweisenden Befunde mehr erbringt. Im Erwachsenenalter wird die Diagnose unter anderem aus diesem Grund als *klinische Konsensdiagnose* gestellt, an der verschiedene Fachleute aus Psychiatrie, Psychologie und Heilpädagogik beteiligt sein sollten. Die drei Hauptsäulen der Diagnostik im Erwachsenenalter sind die Eigenanamnese (in der u. a. auch Kompensationsleistungen *erfragt* werden sollten), die Fremdanamnese für die Kindheit und die Verhaltensbeobachtung (u. a. ADOS, s. o.). Zu Beginn erfolgt meist eine Fragebogendiagnostik, und häufig wird der diagnostische Prozess durch testpsychologische Untersuchungen, z. B. Mimikerkennungstests, Tests der sozialen Kognition (z. B. Movie for the Assessment of Social Cognition (MASC), Dziobek et al., 2006), Social attribution task (Heider & Simmel, 1944) und Tests der zentralen Kohärenz (Witkin et al., 1971) ergänzt. Zum Ablauf der Diagnostik im Erwachsenenalter vgl. (Riedel, 2021).

Schon beim Blick in die üblichen diagnostischen Fragebögen fällt auf, dass der Aspekt der Sprache in der Diagnostik von ASS klar unterrepräsentiert ist: vgl. etwa das Adult Asperger Assessment (AAA) mit Autism Spectrum Quotient (AQ) und Empathy Quotient (EQ) (Baron-Cohen et al., 2005), den Fragebogen zur sozialen Kommunikation (FSK) (Rutter et al., 2003a), die Skala zur Erfassung sozialer Reaktivität (SRS) (Constantino & Gruber, 2005) oder die Australische Skala zum Asperger Syndrom (ASAS) (Attwood, 2000). Auch im standardisierten Elterninterview ADI-R (Rutter et al., 2003b) werden vor allem die repetitive, stereotype Verwendung der Sprache, der idiosynkratischer Gebrauch von Sprache sowie Aspekte der semantischen Sprachentwicklung (in den ersten 36 Lebensmonaten) abgefragt, die vor allem für den Bereich des Frühkindlichen Autismus relevant sind. Sprachpragmatische Aspekte (z.B. das Verstehen von indirekt Ausgedrücktem, Metaphern und Ironie), die typischerweise im hochfunktionalen Autismus auffällig sind, werden kaum exploriert. Auch in der ADOS (s.o.) sind sprachpragmatische Aspekte kaum repräsentiert. Autismus-Diagnostik anhand sprachpragmatischer Auffälligkeiten hat allgemein wenig Tradition. Zusätzliche Verwirrung dürfte die Ausgliederung der sprachpragmatischen Auffälligkeiten in die sozial (pragmatische) Kommunikationsstörung im DSM-5 gestiftet haben (vgl. ▶ Kap. 2.4), und der historisch lange unklare Status sprachpragmatischer Auffälligkeiten bei ASS (vgl. ▶ Kap. 2.2) hat sicher auch zu einer größeren Vorsicht geführt, diese in der Diagnostik von ASS zu nutzen. Da die ICD-11 (vgl. ▶ Kap. 2.3) nun aber pragmatische Auffälligkeiten (wie bereits Hans Asperger und Leo Kanner, vgl. ▶ Kap. 2.1) als wesentlichen Teil der autistischen Symptomatik auffasst, scheint es damit auch ein Stück »legitimer«, pragmatische Auffälligkeiten diagnostisch zu nutzen.

Aus psychodiagnostischer Sicht lassen sich viele autistische Symptome potenziell auch psychodynamisch ausdeuten: Zum Beispiel kann sozialer Rückzug als Folge schlechter sozialer Erfahrungen verstanden werden, die häufige Alexithymie (das Nicht-Wahrnehmen, Nicht-Verstehen und Nicht-differenzieren-Können eigener und fremder Gefühle) als Abwehrmechanismus im Sinne einer Abspaltung von Gefühlen, die Hypomimie (reduzierte Mimik) als Ausdruck einer depressiven Verstimmung, der mangelnde Augenkontakt als Zeichen von Angst, Scham oder einer Bindungsstörung, die hochgradige Anspannung in Menschenmengen als Symptom einer Agoraphobie, das videoartige Gedächtnis[35] als Teil einer posttraumatischen Belastungsstörung, die Ritualisierung als Zeichen einer »analen Fixierung«, die Neigung zum »Rationalisieren« als Widerstand gegen eine Deutung usw. Die psychodynamischen Deutungen sind zwar im Falle eines Autismus meistens falsch; im diagnostischen Prozess ist aber natürlich noch nicht klar, ob es sich um ein autistisches oder differenzialdiagnostisch um ein psychodynamisch verstehbares Symptom handelt. Daraus ergibt sich, dass in der Autismusdiagnostik Symptombereiche erwünscht sind, die psychodynamisch nicht oder nicht so einfach erklärbar sind und dadurch eine höhere Spezifität für ASS haben. Und hier zeigt sich die hohe diagnostische Wertigkeit der »autistischen Sprache«: Sie entzieht sich nämlich den beschriebenen Deutungsversuchen weitgehend. Man muss sich schon ziemlich verkünsteln, um Probleme mit dem Metaphern-Verstehen auf Erlebnisse in der Lebensgeschichte zurückzuführen. Auch die häufigen Probleme, verbale Andeutungen »zwischen den Zeilen lesen« oder spontane Ironie erfassen zu können, lassen sich nicht ohne Weiteres einer psychodynamischen Deutung zuführen. Somit handelt es sich bei den sprachpragmatischen Symptomen um »*reine*« Symptome, die gewissermaßen »keinen Grund« haben. Dass sie nicht mit psychodynamisch verstehbaren Symptomen verwechselt werden können, hebt sie von vielen anderen autistischen Symptomen deutlich ab. Dazu sind sie oft gut be-

---

35 Viele Menschen mit Autismus weisen Gedächtnisbesonderheiten (vgl. ▶ Kap. 8.2) auf, z.B. findet sich nicht selten eine tonbandartige, videoartige oder gar eidetische (viele Sinne umfassende) Gedächtnisspur, die leicht mit traumabedingten Flashbacks verwechselt werden kann.

obachtbar, in den meisten Fällen sehr gut erfragbar und stellen bei vielen differenzialdiagnostischen Fragestellungen ein unterscheidendes Merkmal dar. Konkret gibt es keine Persönlichkeitsstörung, keine Angststörung, keine Zwangsstörung und keine affektive Störung, die als ihr zugehöriges Symptom sprachpragmatische Symptome aufweisen würde.

Vergleicht man die sprachpragmatischen Auffälligkeiten mit anderen Symptomen, die mit Autismus einhergehen, wie z. B. Routinen, Rituale, Rigidität, soziale Zurückgezogenheit, mangelnder paraverbaler Ausdruck oder ungewöhnlicher Augenkontakt, so zeigt sich, dass diese durchaus auch einmal von Persönlichkeitsstörungen oder auch Zwangsstörungen herrühren können. Insbesondere anankastische (zwanghafte) Persönlichkeitsstörungen sind oft von einer ausgeprägten Rigidität begleitet. Auch die im DSM-5 und in der ICD-11 stärker in den Fokus rückenden, sensorischen Auffälligkeiten sind zwar hochsensitiv für ASS, aber auch sehr unspezifisch. Sensorische Auffälligkeiten sind häufig bei Aufmerksamkeitsdefizit-Hyperaktivitäts-Störungen (ADHS) als Begleitsymptome vorhanden, sie finden sich bei posttraumatischen Belastungsstörungen und bei Psychosen sind sie sogar ausgesprochen häufig. Nicht zuletzt finden sich sensorische Besonderheiten nach unserer Erfahrung auch nicht selten in der »Normalbevölkerung«.

Damit kommt aus Sicht des Autors der Diagnostik der Sprache in vielen Fällen eine zentrale Aufgabe zu (vgl. dazu auch Riedel et al., 2014). Dass insbesondere Persönlichkeitsstörungen und affektive Störungen erst im Erwachsenenalter zu relevanten Differenzialdiagnosen werden, macht deutlich, warum sprachpragmatische Symptome in der Erwachsenendiagnostik deutlich höher zu gewichten sind als in der Diagnostik von Kindern.

Bei der differenzialdiagnostischen Fragestellung »ASS oder Psychose« hingegen sind sprachpragmatische Symptome oft weniger hilfreich, da auch bei Psychosen Probleme auftreten können, was das Einbetten von Aussagen in den Kontext angeht; auch findet sich nicht selten ein konkretistisches Denken oder ein Hypersymbolismus und häufige Missverständnisse in der Kommunikation. Differenzialdiagnostisch sind in diesen Fällen weniger die sprachpragmatischen Schwächen bei ASS hilfreich als vielmehr die semantischen Stärken. Patienten mit der differenzialdiagnostischen Fragestellung Psychose oder ASS kann man beispielsweise eine schriftliche Erörterung zu einem Thema des eigenen Interesses verfassen lassen, mit dem klaren Auftrag, dies logisch stringent zu tun. Während Patienten mit ASS – auch wenn sie mündlich in ihren Gedanken manchmal etwas ungeordnet wirken mögen – diese Aufgabe in den meisten Fällen überdurchschnittlich gut meistern, kann die Forderung der logischen Stringenz von psychotischen oder psychosenahen Patienten in den meisten Fällen nicht oder nur unzureichend erfüllt werden.

Auch bei der differenzialdiagnostischen Fragestellung »ASS oder Intelligenzminderung?« sind die sprachpragmatischen Auffälligkeiten nur bedingt hilfreich, da auch Menschen mit einer Intelligenzminderung pragmatische Defizite aufweisen können – die dann allerdings mit unterdurchschnittlichen grammatischen und semantischen Fähigkeiten (die ja bei hochfunktionalen Menschen mit ASS meist gut ausgeprägt sind) einhergehen.

7.3.2 Untersuchungen mit Fragebogen

Vom konkreten diagnostischen Vorgehen her, hat es sich in unserer Sprechstunde bewährt, sprachpragmatische Auffälligkeiten bereits präanamnestisch zu screenen. Der dafür entwickelte Fragebogen – Freiburger Fragebogen zur Sprachpragmatik (FFS, Riedel et al., 2014) – findet sich nebst Auswertungsalgorithmus im Anhang des vorliegenden Buches. Der FFS dient erstens als Selbsteinschätzungsinventar und kann zweitens auch sprachpragmatische Fähigkeiten orientierend überprüfen. In der Selbsteinschätzung wird u. a. abgefragt, ob das eigene Sprachverständnis als abweichend von dem Sprachverständnis anderer Menschen wahrgenommen wird und ob Schwierigkeiten beim Verstehen von Metaphern und Ironie bemerkt wurden. Auch allgemeine Einschätzungen, wie Sprache beschaffen sein sollte, werden abgefragt; etwa, ob ein Satz als die Summe seiner Worte aufzufassen sei und ob eine ideale Sprache ohne Mehrdeutigkeiten auskommen sollte. Ergänzend erfolgt eine Abfrage, ob Metaphern primär konkret-bildlich verarbeitet werden. Dazu nutzt der Fragebogen verschiedene Sprichwörter, um das Verständnis dieser zu überprüfen. Eines der Sprichwörter ist frei erfunden, eines ist übersetzt und eines im Deutschen konventionalisiert. Der letzte Fragebogenteil präsentiert kurze Dialoge, deren Sinn sich rein semantisch nicht erschließt und die nur pragmatisch verstanden werden können. Damit überprüft er das Verstehen dieser Dialoge – aufgeschlüsselt nach intuitivem und kognitivem Herangehen. Zur Illustration soll das folgende kurze Beispiel dienen:

> Bitte lesen Sie sich die folgenden Sätze durch und entscheiden Sie, was am ehesten für Sie zutrifft. Versuchen Sie dabei, die Situationen zunächst rein intuitiv zu beurteilen.
>
> Frau Fischer sagt im Abteilungsflur zu ihrer Kollegin Frau Meyer: »Die neue Praktikantin ist eine blöde Ziege!« Frau Meyer antwortet darauf: »Schönes Wetter heute, nicht wahr?«
>
> ☐ Frau Meyers Antwort ergibt für mich intuitiv Sinn, nämlich:
> ___
>
> ☐ Frau Meyers Antwort ergibt für mich intuitiv keinen Sinn. Warum nicht?
> ___
>
> ☐ Frau Meyers Antwort ergibt für mich nach längerem Nachdenken Sinn, nämlich:
> ___

7.3.3 Diagnostische Eigenanmnese

Auch in der diagnostischen Eigenanamnese, die dann in der Sprechstunde erhoben wird, spielt die Sprachpragmatik eine wesentliche Rolle. Schon in der Art und Weise, *wie* die Anamnese erhoben wird, sollten bestimmte sprachpragmatische Besonderheiten beachtet werden. Während es sich bei der Befragung neurotypischer Personen beispielsweise empfiehlt, das Gespräch mit offenen Fragen (»Was führt Sie zu mir?«) zu beginnen, führt dies mit autistischen Patienten zu Verwirrung, wenn nicht Überforderung. Um den Stresslevel am Anfang des Gesprächs so gering wie möglich zu halten, empfehlen sich eher geschlossene, präzise Fragen, in denen transparent ist, worauf sie sich beziehen, etwa: »Wer hat Ihnen geraten, sich in der Autismussprechstunde zur Diagnostik vorzustellen?« (…) »Denken Sie auch, dass eine Autismusdiagnose auf Sie zutreffen könnte?« (…) »Welche Eigenschaften passen denn aus Ihrer Sicht gut dazu?« Der Untersucher sollte darüber hinaus versuchen, sonst eher implizite Information explizit auszudrücken, z.B., ob er auf eine Frage eher eine kurze oder eine lange Antwort will. Aus Erfahrung des Autors empfiehlt es sich auch, schneller als bei neurotypischen Patienten lenkend einzugreifen, z.B. wenn der Patient ausgiebig über ein diagnostisch nicht relevantes Thema spricht oder den Untersucher in ungünstiger Weise unterbricht. Anhand der Reaktionen des Patienten auf diese autismusadaptierte Art der Kommunikation des Untersuchers, können diagnostisch schon erste Hinweise gewonnen werden. Sowohl autistische als auch neurotypische Patienten können natürlich irritiert von der Unterbrechung des Redeflusses sein; während neurotypische Patienten aber eher genervt auf die übergenauen Anweisungen und evtl. gekränkt auf das rasche Ausbremsen des freien Redeflusses reagieren, zeigen sich autistische Probanden oft erleichtert und froh, dass sie nicht durch ein allzu offenes Fragen »ins Schwimmen geraten«. Darüber hinaus lohnt es sich oft, zur Exploration sprachpragmatischer Symptome »um die Ecke zu erfragen«, also nicht zu fragen, ob jemand Ironie verstehe – was nicht selten mit »Ja, ich bin sehr ironisch«, beantwortet wird –, sondern zu erkunden, ob dem Betreffenden von Dritten häufig Dinge gesagt würden wie: »Mensch, das war doch nur ein Witz, das war doch nicht ernst gemeint« oder »Du bist ja so leichtgläubig« oder »Warum verstehst du denn keinen Spaß?« Zuletzt gilt es immer, auch die Lerngeschichte miteinzubeziehen, d.h. zu erfragen, ob z.B. Metaphern oder indirekte Aufforderungen in der Kindheit und Jugend bereits erfasst wurden, ob übertragene Bedeutungen nach Wörterbuchprinzip auswendig gelernt wurden oder ob das Metaphernverstehen erst seit dem Erwachsenenalter gelingt.

Wichtig bei der Eigenanamnese ist, dass Erwachsene mit ASS – wie schon mehrfach beschrieben – häufig komplexe Kompensationsstrategien entwickelt haben, die ein auf den ersten Blick nur diffus auffälliges Erscheinungsbild – auch was die Sprache angeht – generieren können. Bezüglich Metaphern und Redewendungen berichten Patienten mit ASS oft, dass jene in der Kindheit wörtlich verstanden und dann nach und nach in ihren übertragenen Bedeutungen auswendig gelernt wurden. Oft werden Redewendungen und Metaphern nach wie vor als »unnötig« oder »befremdlich« wahrgenommen und zuerst bildlich prozessiert: Menschen mit ASS erscheint der Apfel, der nicht weit vom Stamm fällt, zuerst als inneres Bild (oder gar als »Filmchen mit Ton«) vor Augen, bevor – nach Wörterbuchprinzip – die übertragene Bedeutung gefunden wird. Dieser Prozess ist zwar langsamer als die neurotypische (intuitive) Metaphernverarbeitung, was aber in alltäglichen Situationen nicht unbedingt auffällt. *Erfragbar* ist diese »Übersetzungsleistung« allerdings sehr gut, da sie fast immer hochgradig bewusst abläuft. Die Selbstbeschreibung, dass eine Übersetzung ähnlich der aus einer Fremdsprache stattfindet, ist ein häufiger Befund bei Erwachsenen mit ASS: »Zuerst sehe ich das

Bild des Teufels an der Wand vor mir, der gerade hingemalt wird. Dann wird mir klar, dass mein Gesprächspartner das so nicht gemeint haben kann, und ich suche in meinem inneren Lexikon nach einer übertragenen Bedeutung. Wenn ich das Sprichwort schon einmal gelernt habe, finde ich die Bedeutung und verstehe, dass ich nicht vom Schlechtesten ausgehen soll.« Bezüglich des Ironieverstehens berichten Patienten mit ASS häufig, dass sie Ironie bei genauerer Analyse der Situation, oft im Nachhinein, durchaus erkennen. In der Situation selbst seien sie aber nicht schnell genug in der Lage, ironische und ernst gemeinte Bemerkungen zu unterscheiden.

Eine weitere Kompensationsstrategie ist das schweigende Übergehen von missverständlichen Aussagen oder stereotyp vorgebrachte, vieldeutige Antworten, die vor allem den Vorteil haben, dass sie fast nie anecken. Diesem Phänomen begegnet man diagnostisch am besten – wenn auch nicht immer erfolgreich – mit der Ermunterung, bei Unklarheiten im Gespräch so oft wie möglich nachzuhaken und Klärung auch dann zu suchen, wenn sie nicht unbedingt nötig ist. Auch das bewusst initiierte Mitlachen bei Witzen (die nicht verstanden wurden) ist hier zu nennen.

Aufgrund der häufigen Kompensationsstrategien geht es in der Eigenanamnese also sehr oft um die Frage, auf welche Weise die kommunikative »Oberfläche« »hergestellt« wird, um nach und nach besser zu verstehen, welches »Betriebssystem« dahinter läuft. Hierzu kann auch genauer erfragt werden, ob der Betroffene bestimmte kommunikative Situationen ausgiebig geübt hat, sei es vor dem Spiegel, anhand von Vorbildern in Fernsehserien oder gar mithilfe von Schauspielunterricht.

> **Folgende Fragen können in der Eigenanamnese weiter erörtert werden**
>
> Wird die eigene Sprache und das eigene Sprachverständnis als abweichend empfunden?
> Erscheint der betroffenen Person das Sprechen und Kommunizieren der Anderen häufig als rätselhaft?
> Werden Metaphern im Gespräch als irritierend empfunden?
> Kann ein Sprechakt wie »Haben Sie zufällig eine Uhr an?«, als Aufforderung, die Uhrzeit zu nennen, verstanden werden?
> Kann aus der Situation herausgelesen werden, dass »Oh, was für ein toller Tag!« Unterschiedliches bedeutet, je nachdem ob viel Schönes oder viel Unglück passiert ist?
> Kann aus der Situation herausgelesen werden, ob »Wie geht's?« gerade als Begrüßungsformel (z.B. im Büroflur) oder als Aufforderung, länger von sich zu erzählen (Wiedersehen eines Freundes nach längerem Urlaub), zu verstehen ist?
> Wie war es früher: Wurden Metaphern häufig konkretistisch missverstanden? Reagierte die Umgebung ärgerlich, wenn indirekt Ausgedrücktes nicht verstanden wurde (»Jemand könnte mal den Tisch decken …«)?
> Wird der Betroffene von Anderen häufiger als unhöflich, schroff, arrogant, faul, egoistisch wahrgenommen, obwohl er sich um Höflichkeit, Kooperativität etc.

doch sehr bemüht?
Wie ist der heutige innere Umgang mit Metaphern, Ironie, indirekt Ausgedrücktem? Gibt es eine Art »Warnsystem« bei diesen kommunikativen Elementen, das den »Übersetzungsmodus« starten lässt?
Wurden dem Betroffenen von Dritten häufiger Dinge gesagt wie: »Mensch, das war doch nur ein Witz, das war doch nicht ernst gemeint!« oder »Du bist ja so leichtgläubig!« oder »Warum verstehst Du denn keinen Spaß?«

Klinische Anamnesebeispiele

»Es gab Zeiten, da habe ich jeden Aprilscherz geglaubt, von Natur aus bin ich extrem naiv, und ich kann mir einfach nicht vorstellen, dass die Leute dauernd lügen ... ICH lüge nicht 30Mal am Tag, so wie das in den Medien behauptet wird. Heutzutage bin ich misstrauisch geworden, aber ich kann immer noch schlecht auseinanderhalten, ob etwas spaßig oder ernst gemeint ist.«

»Einmal hätte ich fast die Fensterscheiben gestrichen, weil der Chef befohlen hatte, die Fenster zu streichen. Zum Glück habe ich meinen Irrtum noch bemerkt, bevor ich angefangen habe.«

»Wenn mein Kollege fragt, wie ich sein neues Jackett finde (und ich sage Ihnen: es ist wirklich hässlich!), würde ich spontan jederzeit die Wahrheit sagen, aber ich habe über die letzten Jahre gelernt, dass sich das nicht gehört, und nun schweige ich einfach.«

»Ich hasse diesen ungenauen Sprachgebrauch, den so viele Leute haben; ich finde, es ist doch wirklich nicht zu viel verlangt, dass man einfach ganz genau das sagt, was man meint. Dieses verschwurbelte Drumherumreden macht mich immer ganz verrückt! Es nervt mich und ich verstehe nie, was gemeint ist.«

7.3.4 Untersuchung und Verhaltensbeobachtung

Neben der Eigenanamnese, also der Befragung zu sprachpragmatischen Problemen und Auffälligkeiten, sollten sprachpragmatische Phänomene auch *untersucht* werden. Dies ist insbesondere bei denjenigen Personen von hoher Bedeutung, die die eigenen Fähigkeiten nicht gut einschätzen können. Eine fruchtbare Eigenanamnese setzt meist voraus, dass die untersuchte Person introspektionsfähig genug ist, um die eigene Art der (Sprach-)Verarbeitung wahrnehmen zu können, und reflexionsfähig genug, um den Unterschied zu anderen Menschen zumindest zu ahnen. Dies kann natürlich nicht bei allen untersuchten Personen vorausgesetzt werden. In diesen Fällen muss dann mehr Wert auf die Beobachtung und »Testung« der Sprachpragmatik gelegt sowie fremdanamnestische Angaben höher gewichtet werden. Im FFS (s. o.) ist darum auch ein kleiner »Test« pragmatischen Verstehens eingefügt.

Zur Beobachtung der Sprachpragmatik ist der Untersucher oft auf zufällige Beobachtungen angewiesen, die etwa wie folgt aussehen können: Wenn der Patient zum Beispiel die Frage »Können Sie mir das genauer erklären?« korrekt mit »Ja« beantwortet, aber nicht weiterspricht, kann dies als deutlicher Hinweis auf ein vermindertes Verständnis indirekter Sprechakte (vgl. ▶ Kap. 4.2) gewertet werden. Probleme mit dem Sprecherwechsel können häufig beobachtet werden, entweder in Form von zu langem Warten mit einer Reaktion oder einem ungelenk wirkenden »Dazwischenreden«. Schwierigkeiten mit dem Verstehen ironischer Bemerkungen sind zwar im Alltag häufig, aber in der klinischen Untersuchungssituation deshalb nur selten zu beobachten, weil Ironie nicht zum Standardrepertoire eines diagnostischen Gesprächs gehört. Dennoch ergibt sich manchmal die Gelegenheit, einen ironischen »Versuchsballon« einzuflechten. Auch dass z. B. Versprecher des Untersuchers nicht supprimiert werden, kann ein Hinweis auf eine ASS sein: So kann etwa die Frage »Fühlen Sie sich in Gesellschaft oder in Gruppen wohler?« von Menschen ohne Autismus meist problemlos beantwortet werden, wohingegen Menschen mit ASS sie aufgrund ihres unlogischen Charakters nicht oder nur verzögert verstehen. Vermutlich werden Versprecher dieser Art von neurotypischen Personen aufgrund einer stärkeren kontextuellen Erwartungshaltung und Top-Down-Prozessierung oft gar nicht erkannt oder rasch supprimiert.

Wenn man gezielter sprachpragmatische Auffälligkeiten erfassen möchte, kann man bspw. Smalltalkangebote in das Gespräch einfließen lassen, z. B. nach einer Kaffeepause das Gespräch mit der Frage nach Unterkunft, Anreise und Wetter wieder beginnen. Wichtig ist, dies nicht zu früh im Verlauf des Diagnostikgespräches zu starten, um nicht schon nach einer Viertelstunde in einer autistischen Stressreaktion zu enden. Auch können im Verlauf Metaphern und Redewendungen ins Gespräch eingebaut und die Reaktionen darauf beobachtet werden. Neben diesen impliziten Methoden kann der Patient auch explizit aufgefordert werden, die Bedeutung von angebotenen Metaphern und Sprichwörtern zu benennen. Hierbei kann oft beobachtet werden, ob ein spontaner Zugriff auf die übertragene Bedeutung möglich ist (neurotypische Prozessierung), oder sie – eher kompliziert – aus einem primär konkretistischen Verständnis heraus »übersetzt« werden muss. Auch indirekt ausgedrückte Aufforderungen können »getestet« werden, wie z. B. »Jetzt muss ich einmal auf die Uhr schauen …«. Gelegentlich fällt auch auf, dass Erwachsene mit Autismus Kontextwechseln im diagnostischen Gespräch nur verzögert folgen und gestellte Fragen im Rahmen des vorherigen Kontextes beantworten.

Bei differenzialdiagnostischen Erwägungen im Hinblick auf die Frage *ASS oder Persönlichkeitsstörung* (s. o.) ist es zuletzt oft hilfreich, die unterschiedliche Natur der kommunikativen Irritationen gut einschätzen zu lernen: Bei ASS handelt es sich fast immer um ein gegenseitiges Nicht-Verstehen auf der sprachlichen Ebene, bei Persönlichkeitsstörungen oft um emotionale Irritationen durch untergründig spürbare Bedürfnisse, Enttäuschungen sowie Angst- und Wutaffekte des Patienten.

8 Die Bedeutung der Sprache in Therapie und Beratung

8.1 Die Bedeutung der Sprache in Therapie und Beratung von Kindern und Jugendlichen mit Autismus

Bei sehr jungen Kindern bis zum Schuleintritt, die eine Störung der funktionellen Sprache zeigen, wird entsprechend der Leitlinien zur Therapie der ASS (AWMF, 2021) ein intensiver Sprachaufbau, wie er in evidenzbasierten Therapieverfahren zur Förderung der sozialen Kommunikation zum Einsatz kommt, empfohlen. Diese Therapieverfahren sollten so früh wie möglich eingeleitet werden und sind in der Regel an das sog. natürliche Lernformat angelehnt. Sie enthalten umfassende Übungen zu basalen Kommunikationsprinzipien, die in spielerischen und flexiblen Situationen zuerst nonverbal (Förderung der gemeinsamen Aufmerksamkeit, z.B. bringen, deuten, zeigen) und dann als zunehmend komplexere verbale Äußerungen sukzessiv und kleinschrittig eingeübt werden. Dabei stehen Initiative des Kindes und somit die konsequente Verstärkung der spontanen Sprachproduktion (angefangen mit Lauten bis zu allen Arten der sprachlichen Äußerung) im Vordergrund (AWMF, Leitlinien Therapie ASS, 2021).

Die Einleitung der Maßnahmen zum Aufbau von sprachlichen und kommunikativen Fertigkeiten sollte, wie unter ▶ Kap. 7.2 beschrieben, sehr früh starten, unabhängig von etwaigen Unsicherheiten in der diagnostischen Einschätzung.

Aber selbst wenn die Förderung rechtzeitig und intensiv beginnt, bleibt ein Teil der Kinder auch nach intensiver Intervention minimal verbal. Aus der hohen Heterogenität der Gesamtgruppe ergeben sich methodische Schwierigkeiten, die Prävalenz dieser Sub-Population empirisch zu erfassen. Schätzungen zufolge geht man allerdings davon aus, dass ca. 30% aller Autisten minimal verbal bleiben (Schaeffer et al., 2023). Die genannte Heterogenität bezieht sich sowohl auf die sprachliche Produktion als auch auf die sonstigen kognitiven Fähigkeiten. Minimal verbale und nonverbale Menschen mit Autismus weisen in der Regel schwer ausgeprägtes autistisches Verhalten auf und machen wenige Fortschritte in der sozialen Anpassung und Teilhabe am öffentlichen Leben. Studien konnten wiederholt belegen, dass dies nicht zwangsläufig mit unterdurchschnittlichen kognitiven Fertigkeiten zusammenhängt. Es gibt viele, teilweise strittige Diskussionen in Bezug auf Art der Förderung und Umgang mit diesen Menschen, z.B. Art der Beschulung und der Unterbringung, Umgang mit Meltdowns sowie Art und Verwendung von unterstützenden Kommunikationsmitteln. Im medizinischen/psychiatrischen Bereich wird z. B. explizit von der sog. »Gestützten Kommunikation« abgeraten (wegen fraglicher Wirkung und Gefahr der Manipulation durch die stützende Hilfsperson), wohingegen es auch überzeugte Vertreter der »Gestützten Kommunikation« gibt. Im Rahmen der zum Teil ideologisch gefärbten Diskussionen sollten unseres Erachtens die Studien und Argumente beider Seiten jeweils kritisch daraufhin geprüft werden, ob sie einen tatsächlich ergebnisoffenen Aufbau haben oder schon in ihrem Design das Ergebnis vorwegnehmen. Im medizinisch-psychiatrischen Bereich werden Methoden wie Bildkartensysteme, Geräte bzw. digitale Tools als alternative Kommunikationsmittel sowie individuell einsetzbare Gebärden empfohlen. Konsens besteht weitgehend darüber, dass an der jeweiligen Entscheidung über die Art der Hilsmittel, die zur Kommunikation eingesetzt werden, insofern konsequent festgehalten werden sollte, dass sie von allen Bezugspersonen (Eltern, Geschwister, Lehrer, Therapeuten) einheitlich verwendet werden muss (AWMF, Leitlinien Therapie ASS, 2021).

Autistische Kinder, die eine flüssige Sprachproduktion aufweisen, sind sich in der Regel, trotz ausreichender Kommunikationsfertigkeiten und sozialer Motivation, der eigenen Schwierigkeiten im sprachlichen/pragmatischen Bereich wenig bewusst und können kaum Auskunft darüber geben. Bei diesen Kindern führen die Missverständnisse in der Kommunikation insbesondere mit den Gleichaltrigen, die aufgrund des jungen Alters wenig Rücksicht darauf nehmen können, zu Frustrationen und Unverständnis darüber, was das Umfeld von ihnen erwartet. Insbesondere autistische Kinder, die sich gut ausdrücken und zur wechselseitigen Konversation fähig sind, wirken mit ihren eigenartigen sprachlichen Denkprozessen seltsam und befremdlich auf ihr Umfeld. Das erzeugt bei den betroffenen Kindern oft Wut und Hilflosigkeit (siehe ▶ Kap. 5.2), die entweder in einem verstärkten Rückzug (bis zum mutistischen Verhalten) und/oder in emotionalen Krisen und massiven interpersonellen Konflikten münden können. Daraus entstehen erhebliche emotionale Belastungen und Beeinträchtigungen der Teilhabe, öfters im schulischen Bereich, die zusätzlich das Auftreten von komorbiden psychischen Problemen begünstigen können.

Probleme der Sprachpragmatik bei Kindern und Jugendlichen mit normaler Sprachentwicklung finden Beachtung in den Empfehlungen der S3-Leitlinien zur Therapie der ASS (AWMF, 2021). Auch hier wird in erster Linie empfohlen, die soziale Kommunikation, diesmal unter Anwendung von psychosozialen Gruppentrainingsverfahren, zu fördern. Spezifisch dazu wird das Üben von Begrüßung und Abschiedsritualen, von Small Talk und wechselseitiger Konversation genannt. Das Erlernen des Einsatzes von nonverbalen Signalen im Gespräch wird ebenso empfohlen wie die Beübung der Fähigkeit, die Tonhöhe an die jeweilige Situation anzupassen. Die Anwendung von strukturierten, manualisierten Interventionen und die positiven Effekte der Gruppensituation (in Abhängigkeit von der Fähigkeit des Kindes, sich an den Gruppenrahmen anzupassen) sind wertvolle Ansätze für die Verbesserung von Kommunikationsfertigkeiten. Auf einen ausreichenden Transfer auf Alltagssituationen ist in Anbetracht der autistischen Probleme mit Analogieschlüssen und dem Erkennen von analogen Situationen selbstredend zu achten.

Eine individuelle Psychotherapie findet vor allem bei der Behandlung der zahlreichen begleitenden Probleme und psychischen Störungen (Angst, Zwang,

8.1 Die Bedeutung der Sprache in Therapie und Beratung von Kindern mit Autismus

Depression, psychotische Phänomene) statt, die bei einer ASS leider eher regelhaft als zufällig auftreten. Dabei haben sich die Konzepte und Methoden der kognitiven Verhaltenstherapie als wirksam erwiesen. Mehrfach wird allerdings in der Literatur darauf hingewiesen, dass die Konzepte an die Besonderheiten der autistischen Wahrnehmung und Kognitionen sowie an die sprachlichen Eigenschaften und Bedürfnissen angepasst werden müssen, damit beispielsweise eine Expositionsübung zur Behandlung einer Zwangsstörung effektiv sein kann, statt die Anspannung zu verschlechtern (Kose et al., 2018).

Vor allem bei Jugendlichen ist es wichtig, sie auf ihre sprachlichen Besonderheiten und auf die möglichen Missverständnisse mit neurotypischen Gleichaltrigen hinzuweisen und aufzuklären. Im Jugendalter nehmen bei hochfunktionalen Autisten das Bewusstsein und der Reflektionsprozess über die eigene Andersartigkeit stetig zu. Gleichzeitig sind Jugendliche stark mit der eigenen Identitätsentwicklung und mit der Frage bzgl. der eigenen »Normalität« beschäftigt. Wenn eine soziale Motivation vorhanden ist, wächst in der Jugend das Bedürfnis, normal zu sein und dazuzugehören, deutlich. Missverständnisse in der Kommunikation während der therapeutischen Sitzung können u.U. zu emotionalen Krisen bis hin zur totalen Ablehnung weiterer Unterstützung führen. Nicht zuletzt aus diesem Grund ist es wichtig, frühzeitig die Möglichkeit von Missverständnissen gemeinsam zu erörtern und sie dabei als Anlass zur Klärung zu verstehen und nicht als Anlass, eine (therapeutische) Beziehung als Ganze infrage zu stellen.

Die ausführlichen Beispiele und Empfehlungen im ▶ Kap. 8.2 sind ebenfalls für ältere Jugendliche gültig. Folgende Punkte sind ein Versuch die wesentlichen Aspekte, die im Umgang mit autistischen Kindern und Jugendlichen aus persönlicher Erfahrung berücksichtigt werden sollen, darzustellen:

- Sehr aufmerksam zuhören
- Auf zu lange Erklärungen verzichten
- Sich häufig vergewissern, ob und wie ein Inhalt des Gesprächs verstanden wurde
- Strukturierte, systematische Fragen stellen
- Metaphern, Ironie, sprachliche Konventionen im neurotypischen Sinn – in eher autismusgeeigneter Sprache – erklären
- Auf die eigene metaphorische Sprache des Kindes/Jugendlichen achten. Diese individuellen Beispiele für eine Psychoedukation über Bedeutung metaphorischer Sprache und der Symbolisierung nutzen
- Emotionale Ausdrücke des Kindes/Jugendlichen, schonungslose Beschreibungen z.B. von Gewaltfantasien, im Kontext der »autistischen« Kognition ablesen, interpretieren und ausführlich in ihrer Wirkung auf das neurotypische Gegenüber besprechen
- Das Ignorieren von Konventionen, Etikette und sozial angemessenen Reaktionen im Sinne der neurotypischen sozialen Erwünschtheit (stattdessen sich schroff, direkt, »unsensibel« zeigen) in ihrer Auswirkung auf neurotypische Menschen erklären sowie passende, situationsadäquate Äußerungen fördern und verstärken
- Auf zu starke Tendenzen sich anzupassen (sog. »Camouflage« oder »Masking«) achten, im Sinne von übertriebener Höflichkeit, offensichtlichen Floskeln, af-

fektierten oder manieriert wirkenden Ausdrücken, die wenig spontan und echt erscheinen. Darauf hinweisen, wie anstrengend der Versuch sich »zu verstellen« für eine autistische Person sein kann und, dass die eigene Psychohygiene wichtig ist (in welchen Situationen soll ich mich anpassen, mit wem kann ich so bleiben wie ich bin und evt. mich als autistische Person »outen«)

Es ist hilfreich, sich Notizen über das, was in der therapeutischen Sitzung besprochen wurde, zu machen, um diese zu einem späteren Zeitpunkt mit anderen Aussagen des Kindes/Jugendlichen verknüpfen zu können. Das »autistische Gehirn« vergisst in der Regel fast nichts, man beobachtet jedoch eine Latenz in der Bearbeitung. Aus eigener Erfahrung und nach Berichten von Kollegen erlebt man oft, dass z. B. Inhalte der Therapie zuerst kaum eine Reaktion erzeugen, so als ob sie nicht verstanden worden wären, was zu erheblicher Frustration von therapeutischer Seite führen kann. Einige Zeit später kommt jedoch, quasi aus heiterem Himmel, eine spontane Äußerung oder Feststellung, die mit der vorausgegangenen Situation verknüpft ist.

Klinisches Beispiel

Ein Junge hatte im Alter von 8 Jahren an einem autismusspezifischen Gruppentraining teilgenommen und sich dabei sehr ablehnend und oppositionell gezeigt, bis die Gruppentherapie für ihn abgebrochen werden musste. Es erfolgte eine Unterbringung in einer Tagesgruppe der Jugendhilfe. Ca. zwei Jahre später wurden vom Kind inmitten einer Therapiesitzung im Einzelsetting Inhalte des damaligen Trainings wortwörtlich wiedergegeben (es ging um wechselseitige Konversation und Aufbau von Beziehungen) und korrekt mit dem aktuellen Gesprächsthema verknüpft.

Klinisches Beispiel

Einem Jugendlichen, der ein großes Geschick und Interesse für Medien hatte, wurde mehrmals den Vorschlag gemacht, das Handy als Terminkalender zu benutzen, um so viel Selbstständigkeit wie möglich in der Terminplanung zu erlangen. Der Hinweis wurde nach einigen erfolglosen Versuchen aufgegeben, weil weder eine positive noch eine negative Resonanz darauf zu spüren war. Ca. ein Jahr später stellte sich im Gespräch heraus, dass er jetzt doch einen Überblick bzgl. der eigenen Terminplanungen hatte. Auf die Frage hin, wie es jetzt dazu gekommen sei, zückte er sein Handy und sagte nüchtern: »Ich speichere meine Termine auf dem Handy.« Solche Art der Kommunikation lässt einen zunächst verdutzt zurück. Allerdings ist man jedes Mal froh festzustellen, dass Vorschläge zwar nicht thematisiert oder diskutiert, oft nicht einmal »abgenickt«, jedoch auf eine (nicht »dialogisierende«) Weise doch verinnerlicht werden.

Spontane Bemerkungen jeder Art der Kinder/Jugendlichen geben sehr wichtige Hinweise über ihre emotionalen Zustände und Sorgen, vor allem wenn sie *nicht* im Kontext eines Dialogs stattfinden. Oft ist eine direkte Antwort auf die Frage: »Wie

8.1 Die Bedeutung der Sprache in Therapie und Beratung von Kindern mit Autismus

geht es dir heute« gar nicht möglich (siehe ▶ Kap. 5.2), wenig später fallen allerdings spontane Äußerungen, die genau diese Frage beantworten. Eine Jugendliche, die flüssig spricht und sehr gute kognitive Fähigkeiten aufweist, sagt plötzlich: »Herkules war heute nicht nett zu mir« (Name und Situation aufgrund des Datenschutzes leicht verändert). Man muss in diesem Fall aufgepasst haben, dass sie ihren wiederkehrenden Bauchschmerz »Herkules« nennt, eine direkte Erklärung für ihre Aussage gibt sie spontan nicht. Auch ihre Stimmungslage wird von ihr nicht quantitativ mit Zahlen oder Adjektiven wie »gut«, »mäßig« oder »schlecht« angegeben, sondern mit z. B. »mickrig«, um eine mittelmäßige emotionale Lage zu bezeichnen. Hier wird eine eigene Metaphorik entwickelt (wie bei Kanner beschrieben) und eine eigene Symbolik gebildet.

Auch können Adjektive in ihrer Bedeutung verändert oder eher nicht situationsentsprechende Adjektive verwendet werden (z.B. ignorant statt eingebildet), ohne dass dies auf unzureichende semantische Kenntnisse zurückgeführt werden kann. Die ungewöhnlichen (und oft passenden) Wortverwendungen geschehen aufgrund von eigenen Schlussfolgerungen, Erlebnissen und Assoziationen des Kindes/Jugendlichen, die dabei keinen sozialen Konventionen folgen (siehe dazu das Buch von Axel Braun: Buntschatten und Fledermäuse, s. ▶ Kap. 9). Das geschieht am häufigsten im Kindesalter, bevor die Hemmung durch soziale Normen zwangsläufig auch bei (hochfunktionalen) Autisten irgendwann eintritt.

Noch ein wichtiges Thema für den Kinder- und Jugendbereich ist der Umgang mit der konkretistischen, teilweise drastischen Sprache von Autisten, vor allem wenn Gewaltfantasien, Androhung von Gewalt oder Suizidgedanken geäußert werden. Gewaltfantasien bei autistischen Kindern werden oft schonungslos, mit gruseligen, pedantischen, manchmal bizarren Details wiedergegeben. Dabei ist selbstverständlich sowohl die Begrenzung des Kindes bei solchen extremen Äußerungen wichtig als auch die Aufklärung und Beruhigung des Umfelds, das oft mit Fassungslosigkeit, Sorgen und Ärger reagiert. Gewaltandrohungen können ebenfalls mit sehr detaillierten, unheimlichen und schaurigen Beschreibungen einhergehen, die nicht selten im Rahmen von Konflikten in der Familie angekündigt werden. Dabei übersteigt der sprachliche Inhalt oft erheblich den begleitenden wahrnehmbaren emotionalen Zustand der autistischen Person. Die Reaktionen des Umfelds darauf (Einrücken der Polizei, geschlossene Unterbringung in der Kinder- oder Jugendpsychiatrie) werden vom Jugendlichen dann als überzogen erlebt, die eigene Wahrnehmung für die sprachlichen Äußerungen weicht stark von der Wahrnehmung der Zielpersonen einer Androhung ab. Insgesamt wirken Gestik, Tonhöhe und mimischer Ausdruck (von unbeteiligt trotz der Dramatik, bis aufgesetzt/theatralisch) auf die neurotypische Person nicht zur sprachlichen Äußerung passend. Wenn z.B. ein Kind, das sich gerade in einer krisenhaften Zeit (in der Familie oder Schule) befindet, während eines Ausflugs den Satz äußert: »Das ist ein schöner hoher Turm, man könnte sehr gut da runterspringen«, kann dies als suizidale Kommunikation gedeutet werden. Die Äußerung sollte dann ruhig, ohne Aufregung und zeitnah geklärt werden. In vielen Fällen entspringen solche Äußerungen eher einer spontanen Assoziation als einem Todeswunsch oder gar einem Suizidplan.

Nach eigener Beobachtung können v. a. bei Mädchen manchmal Themen wie »sich verlieben« und heiraten so repetitiv und intensiv vorkommen, dass sie fast der einzige Gegenstand des Gesprächs werden oder dass die »angebetete Person« mehrfach sehr offensichtliche, wortwörtliche Liebeserklärungen bekommt, die als Stalking interpretiert werden können.

Zusammenfassend ist eine intensive Beobachtung der Besonderheiten der autistischen Sprache sowohl im Kontext von Schule und Familie als auch von psychosozialen Interventionen und psychotherapeutischer Behandlung sehr wichtig. Spezifische und systematische Empfehlungen sollten darüber erarbeitet werden, wie man mit autistischen Kindern und Jugendlichen ins Gespräch kommen und psychoedukative Inhalte vermitteln kann und wie Übungen zur Reduktion von Angst, Zwangssymptomen, Grübeln und Anspannung autismusgerecht umgesetzt werden können. Auch der Umgang mit autistischem mutistischem Verhalten stellt eine besondere Herausforderung dar, z.B. weil die Reduktion der Angst nicht ausreichend und das Einsetzen von sozialen Verstärkern in der Behandlung wenig wirksam ist. Der Therapeut ist auf die eigene Beobachtung, Einfühlsamkeit und Reflektion angewiesen, um eine gute Kommunikation mit dem Patienten mit einer ASS herzustellen. Erfahrungsgemäß werden Fragen zur Gesprächsführung mit Kindern und Jugendlichen im Kontext einer ASS von angehenden Psychotherapeuten häufig gestellt. Gute Kenntnisse der autismustypischen Charakteristika in den Bereichen der Kognition, Wahrnehmung und Sprache sind wichtige Voraussetzungen, um in der Therapie gute Erfolge zu erzielen.

8.2 Die Bedeutung der Sprache in Therapie und Beratung von Erwachsenen mit Autismus

> »Ich werde oft nach meiner psychotherapeutischen oder analytischen Methode gefragt. Darauf kann ich keine eindeutige Antwort geben. Die Therapie ist bei jedem Fall verschieden. (...) Sehr mit Absicht bin ich nicht systematisch. Für mich gibt es dem Individuum gegenüber nur das individuelle Verstehen. Für jeden Patienten braucht man eine andere Sprache. So kann man mich in einer Analyse auch adlerianisch reden hören oder in einer anderen freudianisch.« (C. G. Jung, 1985, S. 136f.)

8.2.1 Umgang mit Sprache in der Therapie

Es liegt auf der Hand, dass die Sprache – und der Umgang mit ihr – ganz wesentlich zum Gelingen oder Misslingen von Psychotherapien beiträgt, da sie ja schließlich das zentrale Handwerkszeug der allermeisten solchen darstellt. Das gilt gleichermaßen für »neurotypische Psychotherapien« wie für Psychotherapien mit autistischen Menschen, für letztere aber in besonderem Maße. Die Feststellung mag banal klingen, wird aber aus Sicht des Autors allgemein deutlich weniger reflektiert, als es

8.2 Die Bedeutung der Sprache in Therapie und Beratung Erwachsener mit Autismus

aus ihrer Relevanz folgen würde. Viele autistische Menschen haben Erfahrungen mit Therapeuten gemacht, die sie sprachlich nicht verstanden haben und von denen sie sich auch (sprachlich!) nicht verstanden fühlten. Sie berichten nicht selten von Therapeuten, die in ihrer Selbstgewissheit, sich maximal klar auszudrücken, nicht bereit waren, über eine gemeinsame Grundlage sprachlichen Verstehens zu reflektieren, sondern das Nicht-Verstehen kategorisch dem Patienten anlasteten, wahlweise in Form von psychodynamischen Deutungen (»Sie verstehen das nicht, weil Sie es nicht verstehen *wollen*, da Sie gegen ihre Mutter trotzen« oder ähnliches) oder als schlichte Leugnung (»Das kann einfach nicht sein, dass Sie meinen Wink mit dem Zaunpfahl nicht verstanden haben«). – Aus diesen Erfahrungen heraus scheint es geboten, sich die Notwendigkeit der Reflexion über Sprache in der Therapie immer wieder bewusst zu machen.

In der Behandlung oder Beratung von autistischen Erwachsenen treffen häufig zwei Menschen aufeinander, die in einem kleineren oder größeren Maße nicht die gleiche Sprache sprechen. Dabei finden sich die sprachlichen Kommunikationsprobleme natürlich nicht in jeder Therapie von autistischen Patienten; sie sind aber doch so häufig, dass es sich lohnt, sie in den Fokus zu nehmen und das Thema ausführlich zu reflektieren. Die meisten Menschen mit ASS kennen sprachliche Kommunikationsprobleme und das häufige Sich-verstricken in Missverständnisse schon seit früher Kindheit und haben sich Strategien für den Umgang damit zurechtgelegt. Diese Kompensationsstrategien können mehr oder weniger funktional sein: Das Spektrum reicht von gekonntem Über-Missverständnisse-hinweggehen bis hin zu heftigster, fast paranoider Überinterpretation der Aussagen anderer Menschen. Auch die Zuschreibung der Schuld kann sehr unterschiedlich ausfallen: Während einige autistische Menschen die Negativzuschreibung, die sie im Laufe ihres Lebens erfahren haben, internalisieren (»Ich verstehe eh nichts, ich bin begriffsstutzig und dumm ...«), bleiben andere konsequent bei ihrem Standpunkt und finden kein Ende, über die »ungenaue, unscharfe und belanglose Sprache der Anderen« herzuziehen.

Die Strategien für den Umgang mit dem Missverstehen können dabei mehr oder weniger bewusst sein. Da die Probleme mit der Verständigung ja »schon immer« da waren, fehlt oft die Vorstellung von einem Alternativmodell oder einer Kontrastfolie, weswegen viele Patienten das Problem kaum in Worte fassen können. Das Missverstehen ist manchmal in einem Maße »Normalität«, dass es schon gar nicht mehr als solches benannt oder gar beschrieben werden kann. Schon die Fähigkeit, sagen zu können, dass »irgendetwas in der Kommunikation nicht gut klappt«, ist dann ein wichtiger erster Schritt.

Die Therapeutin oder der Therapeut sollten genau an diesem Punkt einen Wissensvorsprung haben und fähig sein, die entstehenden Missverständnisse zu antizipieren und zu verbalisieren. Auch sollte er oder sie in der Lage sein, zumindest in Ansätzen in Worte fassen zu können, wie das jeweilige Missverständnis zustande kam. Dabei soll es keineswegs darum gehen, alle Missverständnisse zwischen Therapeut und Patient zu vermeiden; vielmehr geht es zuerst einmal darum, einen Raum des Vertrauens darauf, dass sprachliche Missverständnisse in den meisten Fällen klärbar sind, herzustellen. Dazu gehört auch das gemeinsame geduldige Betrachten der Kommunikation im Hier und Jetzt. Das Drüber-weg-gehen über potenzielle Missverständnisse sollte aktiv erkannt und tendenziell vermieden werden. Viele Patienten schildern die Erfahrung, dass ihre Umwelt dermaßen genervt von ihrem Bedürfnis nach verstehen und klären war, dass sie gelernt haben, es nicht mehr anzubringen und die unverstandene Kommunikation schweigend zu erdulden. Hier geht es in der Therapie auch darum, neuen Mut zu schöpfen, dass Klärung und Verständigung wirklich möglich sind.

Am Anfang der Therapie wird meist empfohlen, sich als Therapeut oder Therapeutin mit dem eigenen Sprechen ein Stück weit an »das autistische Ohr« anzupassen, also klar und unzweideutig zu sprechen, sich nicht in Andeutungen oder schillernden Sprachbildern zu ergehen und lieber etwas übergenau zu erklären, als die Fähigkeit zu schnellen Analogieschlüssen vorauszusetzen. Auch Witze, und Ironie sollten sparsam verwendet werden.

In diesen – für die Phase des Kennenlernens sicher sinnvollen – Empfehlungen liegt allerdings auch der Keim für ein Problem verborgen, das die meisten neurotypischen Therapeuten aus dem Umgang mit autistischen Erwachsenen wahrscheinlich kennen: Je mehr man versucht, »mit der Zunge zu kompensieren«, also so zu sprechen, dass es mit dem »autistischen Ohr« sicher verstanden wird, desto mehr läuft man Gefahr, verkrampft und unauthentisch zu werden, was der therapeutischen Beziehung natürlich schadet. Zusätzlich birgt dieses Vorgehen, wenn man es auf die Spitze treibt, die Gefahr, dass eine Art implizites Versprechen entsteht, dass die ideale Welt doch diejenige sei, in der sich die neurotypischen Menschen an das autistische Verstehen und Sprechen anpassen. Die Therapie erscheint als die bessere Welt. Dieses Versprechen wäre definitiv falsch, nicht nur weil es nicht einlösbar ist. Daraus wird klar, dass die »Kompensation mit der Zunge« des neurotypischen Therapeuten gut dosiert werden muss: Am Anfang so viel wie nötig für den Aufbau einer tragfähigen Beziehung und für das Vertrauen in das Gelingen der gemeinsamen Kommunikation und Klärung, aber dann immer weniger.

Aus Sicht des Autors ist – für autistische Menschen ebenso wie für neurotypische – eine »Kompensation mit dem Ohr« das langfristig deutlich sinnvollere Herangehen als die »Kompensation mit der Zunge«: Während eine ausgeprägte Kompensation mit der Zunge viel Gutes hemmt – z.B. Spontanität, Kreativität in der Sprache, Authentizität –, da sie immer *im Vorhinein* kontrollieren muss, was gesagt und getan wird, kann die »Kompensation mit dem Ohr« relativ gelassen *hinterherlaufen* und es geht auch nichts schief, wenn sie einmal etwas verpasst. Die Kompensation mit dem Ohr korrigiert im Nachhinein, z.B. erklärt sie dem neurotypischen Therapeuten, dass die negative Bemerkung über seine Schuhe von der autistischen Patientin nicht als Angriff, sondern rein sachlich gemeint war. *Vice versa* lernt der autistische Patient, dass seine Therapeutin nicht mit ihm über das Wetter sprechen will, weil sie das Wetter für therapeutisch wichtig hält, sondern dass es sich um eine neurotypische Art des Kontaktaufbaus handelt, die er zwar nicht nachfühlen kann, die ihm aber zumindest theoretisch bekannt ist. Die Kompensation mit dem Ohr ermöglicht es den Gesprächspartnern auch, rasch festzustellen, wenn sich ein Missverständnis eingestellt hat.

Das soll nun nicht heißen, dass die Kompensation mit der Zunge immer falsch wäre, gemeint ist vielmehr, dass sie als längerfristiger Modus untauglich ist. Situativ und fokussiert eingesetzt ist sie sinnvoll und in vielen Therapien unabdingbar. Der neurotypische Therapeut sollte definitiv in der Lage sein, so zu sprechen, dass es dem autistischen Hörer (wahrscheinlich) verständlich ist, er sollte sich aber nicht damit überfordern, dies durch die ganze Therapiesitzung zu tun. Zentral ist die Fähigkeit der Kompensation mit der Zunge *im Betrachten der Missverständnisse*. Hier ist es sinnvoll und notwendig, zwischen neurotypischer und autistischer Sprechweise »switchen« zu können, um das, was in der einen Sprechweise unverständlich war, in eine verständlichere Sprechweise zu übersetzen. Z. B. fasst die neurotypische Therapeutin ihre vorher nur »zwischen den Zeilen lesbare« Aussage dann in ganz explizite Worte – und gibt dem Patienten damit einen Einblick in das Funktionieren von neurotypischem Sprechen. So lernt auch der Patient nach und nach eine Kompensation mit dem Ohr, ohne dass er erneut unter den Druck käme, sich zu verstellen und in seinem kommunikativen Sosein zu verleugnen.

Wenn dieser Prozess gelingt, ist Sprache beides: Kommunikationsmittel und Anschauungsmaterial. Die Ziele, die dieses Vorgehen verfolgt, sind im Folgenden zusammengefasst.

»Leitsterne« der Therapie in Bezug auf die Sprache:

- Kognitives Verstehen neurotypischer Phänomene
  - Das heißt: Neurotypische Kommunikation soll von ihren Prinzipien her verstanden und ihre Phänomene ggf. situativ auch erkannt werden.
- Das Ziel ist nicht »Assimilation«
  - Die prinzipielle Fähigkeit, neurotypische Kommunikation »nachzuahmen« ist oft wichtig, dies sollte aber nicht zum Dauermodus werden
- Situativ freie Wahl der Kompensationsstärke
  - Das heißt: Der Patient sollte situativ frei entscheiden können, wie stark er neurotypische Kommunikation zeigt. Z. B. wird eine stärkere Kompensation mit eingeübtem Smalltalk, höflichen Floskeln etc. in einem Bewerbungsgespräch gelegentlich sinnvoll sein. An einem Abend mit guten Freunden kann auf die damit verbundene Anstrengung aber auch gut verzichtet werden.
- Wegkommen vom Recht-Haben-Wollen
  - Das heißt: Weder neurotypisches noch autistisches Sprechen ist in grundsätzlichem Sinne besser oder wahrer als das andere. In der Therapie sollte es darum gehen, vom immer wieder auftauchenden Konkurrenzgedanken wegzukommen.
- Augenzwinkernder Umgang mit den Missverständnissen
  - Das heißt: Viele autistische Menschen haben regelrecht Angst vor Missverständnissen, oft werden alte schwierige Situationen mit »angetriggert«. Hier geht es darum, gemeinsam zu einer gelassenen Haltung zu finden, in der das Auftreten von Missverständnissen selbstverständlich dazugehört und nicht als Gefährdung der Beziehung erlebt wird. Evtl. ist es dazu nötig, die »angetriggerten« alten Situationen dadurch aufzuarbeiten, dass sie besser verstanden und in die Biografie integriert werden können.

8.2.2 Sprechen über Sprache in der Psychotherapie

Neben dem Fokus auf den *Umgang* mit Sprache und dem Reflektieren über die Kommunikation im Hier und Jetzt ist die Sprache natürlich auch als *Objekt* des therapeutischen Gesprächs ein häufiges Thema: Es wird über Sprache gesprochen.

Zurecht ist es weit verbreitet, dass am Anfang der Therapie autistischer Erwachsener psychoedukative Elemente im Zentrum der Therapie stehen: Das erste allgemeine Ziel dabei ist, dass die Patienten so viel wie möglich über Autismus lernen, um sich selbst besser verstehen zu können. »Mitlaufende Ziele« sind dabei, einen guten Umgang mit autistischen Symptomen zu finden, die autistischen Eigenschaften gut in die Identität zu integrieren, dysfunktionale Strategien durch funktionalere zu ersetzen und die störenden Symptome, die nicht zu verändern sind, akzeptieren zu lernen. Im günstigen Fall wird die Autonomie gestärkt und realistische Erwartungen an sich selbst und die weitere Therapie entwickelt. Eine individuelle Analyse von Defiziten und Ressourcen des Patienten ist dabei unabdingbar. Dabei geht es um Fragen wie: Wie stark sind verschiedene autistische Eigenschaften ausgeprägt, z. B. Geräuschempfindlichkeit, Reizfilterschwäche, Gesichtsblindheit, Defizite im Mimiklesen, Defizite im Priorisieren, Defizite beim Multitasking, Defizite der Mentalisierung innerer Zustände der Mitmenschen (Theory of Mind), Probleme der Stressregulation, kommunikative Defizite? Liegen Synästhesien vor? Leidet der Patient unter häufigen Overloads, Meltdowns oder Shutdowns? Und: Wo liegen die Stärken des Patienten? Worunter leidet er? Worunter leidet sein Umfeld? An welchen Stellen empfiehlt sich eine bessere Anpassung des Patienten an die Umwelt? An welchen Stellen muss die Umwelt an den Patienten angepasst werden? – Durch eine genaue – evtl. auch in einem Diagramm festgehaltene – Aufschlüsselung dieser Punkte wird dem Patienten klarer, welche Symptome ihn evtl. von seinen Mitmenschen unterscheiden, aber auch, welche Symptome er evtl. *nicht* hat.

Die Psychoedukation sollte auch sprachliche Phänomene umfassen, beginnend mit einer Einschätzung, ob der Patient eher verbal, bildlich oder logisch-mathematisch verarbeitet (»high verbalizing« »high visualizing«, »high systemizing«). Darüber wird auch verstehbar, in welcher Form bei Verständnisschwierigkeiten zwischen Therapeut und Patient »übersetzt« werden sollte. Hilfreich als Anschauungsmaterial kann an dieser Stelle auch das »Vier-Ohren-Modell« der Kommunikation (Schulz von Thun, 2010) sein, mit welchem sich die unterschiedlichen Schwerpunkte des Sprechens und Hörens bei autistischen und neurotypischen Gesprächspartnern gut aufzeigen lassen: Autistische Menschen kommunizieren deutlich stärker auf der Sachebene, neurotypische auf Beziehungs-, Selbstoffenbarungs- und Appellebene (vgl. hierzu ▶ Kap. 4.7). Hieran lässt sich die grundsätzliche Struktur vieler neurotypisch-autistischer Missverständnisse erklären, was dann als Grundlage dafür dienen kann, einzelne konkrete Missverständnisse aus diesem Blickwinkel zu betrachten und zu erhellen. Die Stärken autistischer Sprache sollten – sofern sie im konkreten Fall vorliegen – psychoedukativ auch ihren Raum finden: Semantische Klarheit, grammatische Korrektheit, Sachlichkeit ohne tendenziös zu sein uvm.

8.2 Die Bedeutung der Sprache in Therapie und Beratung Erwachsener mit Autismus

Einen großen Raum nimmt in der Psychoedukation oft auch das Thema »Wie funktioniert die neurotypische Kommunikation?« ein. Im Zentrum steht dabei nicht selten die Frage, was die neurotypischen Menschen eigentlich die ganze Zeit mit ihrer (aus autistischer Sicht) überbordenden, unverständlichen, redundanten und verklausulierten Kommunikation austauschen. Unter anderem geht es um die vielen Informationen, die »zwischen den Zeilen« enthalten sind. Auch ein Thema wie »Wozu ist Smalltalk da und wie funktioniert er?« hat durchaus seinen Platz in der Psychoedukation. Das neurotypische Phänomen »Smalltalk« ist Menschen mit ASS oft ein ganz besonderes Rätsel. An diesem Punkt sollte entsprechend ▶ Kap. 5.3.2 erklärt werden können, dass der neurotypische Mensch gerne wissen will, wie gerade das soziale Klima an seinem Arbeitsplatz oder in seiner Nachbarschaft ist. Dies erfährt er (was für Menschen mit Autismus zuerst einmal völlig unplausibel ist) durch ein Gespräch über das Wetter. Die Signale dazu – auch das muss erklärt werden – sind nonverbal (Körpersprache, Stimmführung, Mimik etc.) und werden meistens nicht bewusst verarbeitet; sie sind sogar ziemlich schwer objektivierbar. Dabei wird von Menschen aus dem Autismusspektrum gerne die Frage gestellt, über welche Informationskanäle dies genau geschehe. Die Frage ist – das muss man zugeben – ebenfalls schwer zu beantworten. Daraus, dass die genauen Signalübertragungswege nicht objektiviert werden können, darf aber nicht falsch gefolgert werden, dass es diese Art der nonverbalen Kommunikation nicht gibt. Es gibt sie, und das sollten Menschen mit ASS auch dann wissen, wenn sie nur zum geringsten Teil an diesem »Spiel« teilhaben können. Das Ziel der Psychoedukation zu Smalltalk ist also keineswegs, dass Autisten diesen jederzeit entspannt anwenden können, sondern eher, dass sie das »neurotypische Ritual« erkennen und verstehen lernen, ohne sich davon stressen zu lassen. Mit etwas Übung kann auch ermöglicht werden, dass autistische Menschen notfalls einmal (angestrengt und evtl. etwas hölzern) am Smalltalk teilnehmen können. Meist wird es allerdings das realistischere Ziel sein, dass sie ihrer Umwelt ohne Scham erklären können, dass sie den Sinn von Smalltalk persönlich nicht einzufühlen in der Lage sind und ihn auch kaum beherrschen sowie dass es kein Ausdruck von Missbilligung ist, wenn sie sich nicht daran beteiligen und desinteressiert wirkend in der geräuschärmsten Ecke des Raumes herumstehen.

Themen wie »Wie verhalten sich neurotypische Menschen in Hierarchien?« werden oft ausführlich psychoedukativ besprochen, vor allem mit dem Fokus auf die unterschiedliche Kommunikation, die je nach hierarchischem Verhältnis zueinander zur Anwendung kommt (vgl. dazu ausführlich ▶ Kap. 5.3.8). Auch Fragen wie »Was ist der Unterschied zwischen Freunden und Kollegen?« »Welche Funktion hat Ironie?« und viele Fragen, die im klinischen ▶ Kap. 5.3 erörtert werden, sind hier von Relevanz. Dies kann in einem Erlernen und Einüben von Kompensationsstrategien münden, dient aber vor allem einmal dazu, Wissen darüber zu erwerben, in welchen Bereichen der individuelle Patient soziale Kommunikation nicht mitbekommt, nicht versteht oder nicht den »neurotypisch erwarteten« Ausdruck erbringen kann. Voraussetzung für diese Form der Psychoedukation ist die Fähigkeit des Therapeuten, seine eigene neurotypische Welt zumindest zum Teil zu reflektieren und ihre hochkomplexen, meist unbewussten »Spielregeln« auch in klare, für den Patienten verständliche Worte fassen zu können.

Wie in ▶ Kap. 8.2.1 schon angeklungen, ist ein weiteres zentrales Element in der Psychotherapie von Erwachsenen mit ASS die detaillierte Analyse von konkreten zwischenmenschlichen kommunikativen Situationen. Dies erfolgt zuerst einmal im Hier und Jetzt der therapeutischen Sitzung, mit dem Herausgreifen kleiner Missverständnisse und Konflikte, die in der menschlichen Kommunikation sowieso häufig und in der autistisch-neurotypischen Kommunikation Dauerbegleiter sind. Beide Kommunikationspartner sind in der Therapie gefordert, Missverständnisse und Unklarheiten zu bemerken und so gut es geht zu verbalisieren. Beispielhaft dafür steht die klinische Vignette am Ende des Kapitels. Dabei gilt es zu klären, dass man über Missverständnisse weder stillschweigend hinweggehen muss (was ein häufiger autistischer Kompensationsmechanismus ist, s. o.), noch die Kommunikation reflexhaft – mit Lachen, kleinen Späßen oder Selbstironie – zu »reparieren« braucht (was ein häufiges neurotypisches Verhaltensmuster ist, das Menschen mit ASS oft nicht verstehen). Viele Autisten empfinden es als sehr erleichternd, über die Irritationen der alltäglichen Kommunikation gemeinsam mit dem Therapeuten reflektieren zu dürfen und damit nach und nach die Muster zu verstehen, nach denen bei ihnen Missverständnisse zustande kommen. Beispielsweise wird die mangelnde phatische Resonanz (z. B. zustimmendes oder Verständnis-signalisierendes »Brummen«) Erwachsener mit ASS von neurotypischen »Empfängern« oft fälschlich als Ablehnung, Überheblichkeit oder Nicht-Zustimmung interpretiert (vgl. das zweite klinische Beispiel aus ▶ Kap. 5.3.3). Wenn dieses Missverständnis-Muster klarer sichtbar wird, können auch besser Maßnahmen zum Gegensteuern unternommen werden, wie beispielsweise der verstärkte Einsatz von expliziter verbaler Zustimmung.

Im Verlauf der Therapie können dann auch Alltagssituationen des Patienten, die er als unverständlich oder bedrohlich wahrnimmt, zur Situationsanalyse herangezogen werden. Hier profitiert die Therapie ggf. von einem, bei Menschen mit ASS häufigen, sehr exakten, teils tonbandartigen Gedächtnis, aus dem heraus soziale Situationen oft nur wenig subjektiv verfälscht rekonstruiert und dann neu verstanden werden können. Aufgrund der exakten und bewertungsarmen Situationswiedergabe, zu der viele Menschen mit ASS fähig sind, kann der Therapeut oft auch retrospektiv noch die Missverständnisse herauslesen, die eine Situation schwierig gemacht haben.

Wie oben schon angeklungen ist, können »angetriggerte« alte Situationen die aktuelle Gesprächssituation deutlich belasten, indem Gefühle von Scham, Schuld, Ärger, Zurücksetzung, Hilflosigkeit etc. so heftig ins Hier und Jetzt hineinwirken, dass die Klärung im Hier und Jetzt nicht mehr gelingt. In solchen Fällen gilt es, die vergangene Situation und die aktuelle Situation scharf trennen zu lernen, wobei es oft unumgänglich ist, die vergangene Situation durchzuarbeiten. Diesbezüglich sei darauf hingewiesen, dass durcharbeiten im Sinne einer Katharsis (emotionales Wiedererleben, um loslassen zu können) mit autistischen Patienten meist nicht gelingt. Dies hat mit der häufigen autismusspezifischen Gedächtnisbesonderheit zu tun, dass auch bei mehrfachem Durchschreiten einer Erinnerung (und auch mit dem zeitlichen Abstand) meist »kein Gras über die Sache wächst«. Um den Gedächtnisinhalt und die damit verknüpften Emotionen zu verändern, braucht es in den meisten Fällen keine Katharsis, sondern eine Neuinterpretation der Situation.

8.2 Die Bedeutung der Sprache in Therapie und Beratung Erwachsener mit Autismus

Im günstigen Fall kann die alte Situation des Missverstehens dann losgelassen werden, wenn sie – endlich – in ihrer Natur und in ihrem Grund verstanden wurde.

Dass Psychotherapie von autistischen Menschen sehr häufig sequenzieller, linearer und weniger holistisch verstanden wird, kann die Darstellung von Jette Jansen veranschaulichen, die hier angefügt ist (vgl. ► Abb. 8.1). Dem neurotypischen Therapeuten sollte dies insofern bewusst sein, als er Themen mehr noch als bei anderen Patienten *nacheinander* bearbeitet und nicht zu schnell zu einer Integration gelangen wollen sollte.

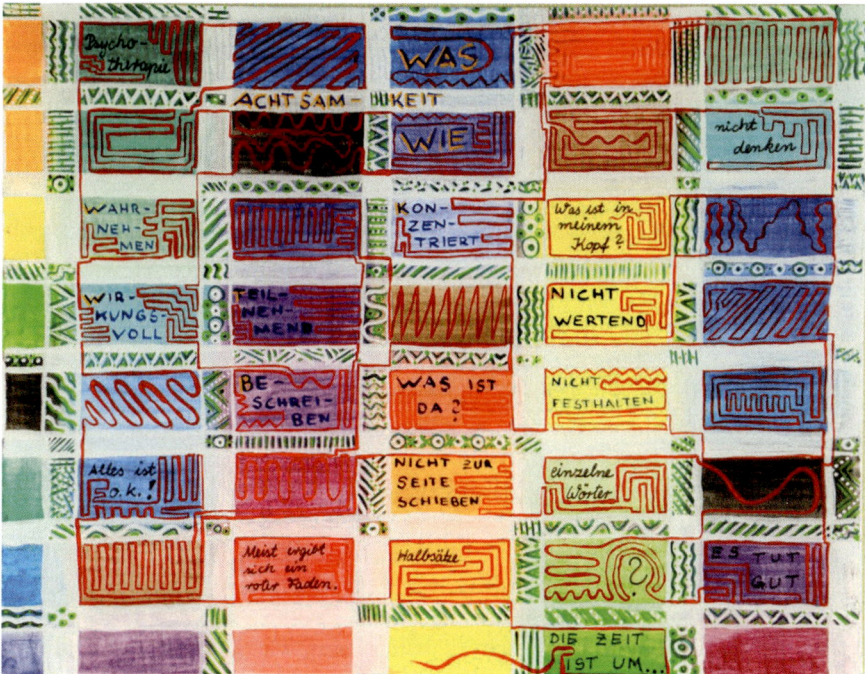

Abb. 8.1: Psychotherapie aus autistischer Sicht, Abdruck mit freundlicher Genehmigung von Jette Jansen, Bad Säckingen

Klinische Vignette zur Klärung von Missverständnissen

Die Vignette greift ein klinisches Beispiel aus ► Kap. 5.3.4 noch einmal auf. Therapeut und Patient sprechen über Kommunikationsformen

Th: Ich mag es eigentlich – wie die meisten neurotypischen Menschen – lieber, wenn ich mit meinem Gegenüber direkt sprechen kann, das strengt mich am wenigsten an. Wie kommunizieren Sie am liebsten?
Pat: Ich kommuniziere am liebsten per Internet-Chat …
Th: Es ist super, nicht wahr, dass bei dieser Art von Kommunikation all *das Störende* endlich einmal weg ist: Die Gestik, die Mimik, das hektische sofort

Antworten-müssen …
Pat: Ja, genau. (Pause)
Th: Auf mich wirken Sie jetzt irritiert; sind Sie irritiert?
Pat: Ja.
Th: Warum?
Pat: Weil Sie sich widersprechen. Sie finden es super, wenn das Störende wegfällt und wollen trotzdem das direkte Gespräch lieber. Das passt doch nicht zusammen.
Th: Äh (denkt nach). Ich muss mich wohl erklären. In der Bemerkung, dass es super ist, wenn das *Störende* wegfällt, habe ich versucht, mich in Sie hineinzuversetzen und – leicht ironisch – die Bewertungen übernommen, die ich glaube, dass Sie sie haben.
Pat: Deswegen haben Sie kurz so eine komische Grimasse dabei gemacht, als Sie das gesagt haben?
Th: Sie sind ein guter Beobachter. Es war mir zwar nicht bewusst, aber wahrscheinlich habe ich tatsächlich kurz ein bisschen ironisch geguckt.
Pat: Warum wollen Sie mich fertig machen?
Th: Was? Ich will Sie nicht fertigmachen! Wie kommen Sie darauf, dass ich Sie fertig machen will?
Pat: Wenn man ironisch ist, will man jemanden fertig machen.
Th: Äh, nein (denkt nach). Die Ironie hier war freundlich gemeint.
Pat: Das verstehe ich jetzt überhaupt nicht.
Th: Ironie ist nicht immer böse gemeint. Ich schwöre, dass sie hier freundlich gemeint war.
Pat: Aber warum machen Sie dann sowas?
Th: Um ehrlich zu sein war mir beim Sprechen gar nicht bewusst, was ich mache. Wenn es mir bewusst gewesen wäre, hätte ich es wahrscheinlich nicht so gesagt, weil ich Sie ja nicht verwirren will. Aber nun ist es mir so passiert. (Pause) Wenn ich jetzt rückblickend drüber nachdenke, wollte ich mit dem Satz und der Ironie ausdrücken, dass ich nachvollziehen kann, wie Sie denken und fühlen, obwohl ich nicht so fühle.
Pat: Das ist doch ausgemachter Blödsinn, völlig unnötig und total verwirrend.
Th: Wenn wir so drüber sprechen, kommt es mir auch komisch vor. Aber in der neurotypischen Kommunikation kommt das nun einmal vor. Und neurotypischen Gesprächspartnern ist es oft wichtig, sich gegenseitig zu signalisieren, dass sie sich ineinander einfühlen können. (Pause) Wie haben Sie meine Aussage denn verstanden?
Pat: Zuerst einmal gehe ich immer davon aus, dass mein Gesprächspartner das meint, was er sagt, und das sagt, was er meint. (Pause) Ich habe also angenommen, dass Sie es auch super finden, dass im Chat die Störfaktoren wegfallen. Irritierend war aber die Grimasse dabei und der Widerspruch zu dem, was Sie vorher gesagt haben. (Pause) Ich wäre so froh, wenn man ohne diese komische Unlogik kommunizieren könnte.
Th: Sie müssen das ja auch nicht mitmachen. Aber Sie sollten wissen, dass das, was Sie Unlogik nennen, in der neurotypischen Kommunikation nicht selten vorkommt. Und wichtig ist auch: Es ist weder böse gemeint, noch will jemand

8.2 Die Bedeutung der Sprache in Therapie und Beratung Erwachsener mit Autismus

Sie mit Absicht verwirren.
Pat: Ja, ich habe bisher sehr oft gedacht, dass meine Gesprächspartner mich mit Absicht verwirren wollen. (Pause) Aber jetzt nochmal im Klartext: Finden Sie es jetzt super oder nicht, wenn das ganze störende Rauschen von Gestik, Mimik und Tonfall wegfällt?
Th: Ich persönlich finde das nicht super, da es mich ja auch nicht stört. Für mich hilft es beim Verstehen der Kommunikation.
Pat: Das Störende stört Sie nicht?
Th: Nein.
Pat: Dann sollten Sie es auch nicht »das Störende« nennen. (Pause) Ihr Neurotypiker seid ja so kompliziert.

9 Das Ich in der Fremde: Autismus und Sprache aus literaturwissenschaftlicher Sicht

Miriam Nandi

Das Thema Autismus und Sprache legt die Frage nach der Literatur als Sonderform des kreativen, sprachlichen Ausdrucks nahe. Wie nutzen autistische Autor:innen[36] Literatur, insbesondere autobiografisches Schreiben, um ihre eigene Lebensgeschichte narrativ zu ordnen, mitzuteilen und kreativ zu gestalten? Welche Formsprachen, Perspektivierungen und textliche Anordnungen verwenden sie, um von sich zu erzählen? Das vorliegende Kapitel untersucht also nicht primär, was Menschen aus dem Autismus-Spektrum von sich erzählen, sondern vor allem auch, wie sie von sich erzählen. Die Perspektive der Verfasserin ist dabei zuerst einmal eine neurotypische. Wie jeder Mensch verwende und rezipiere ich Sprache auf meine spezifische Weise, die keinesfalls generalisierbar ist, aber eben doch für viele Leser:innen dieses Buchs nachvollziehbar sein dürfte. Dadurch entsteht mitunter eine Reibung zwischen neurotypischer Wahrnehmung und dem, aus autistischer Sicht geschriebenen, Text. Um nur ein Beispiel zu nennen: Vielleicht »überlese« ich bestimmte Passagen in Autobiografien, wie etwa Temple Grandins Darstellung von Rinderhaltung, weil ich von einer Autobiografie mehr Erzählen über das Leben der Person Temple Grandin erwarte und weniger sachliche Information. Vielleicht ist aber gerade die »Sache« das, was die Autorin besonders interessiert, sodass meine Lektüre auf neurotypische Weise in bestimmten Aspekten am autistischen Text vorbeibeigehen könnte.

Diese mögliche Reibung möchte ich als Denkanlass nehmen und untersuchen, inwieweit autistische Texte unausgesprochene (neurotypische) Leser:innenerwartungen treffen oder eben auch nicht treffen. Wie genau lassen sich diese Erwartungen und die möglichen Reibungen zwischen Text und Lesenden charakterisieren?

Tatsächlich ist die Zahl von autobiografischen Texten, die von einem autistischen Leben erzählen, so hoch, dass die Textauswahl selektiv bleiben musste und

---

36 Es könnte sein, dass sich manche Leser:innen von der Art, wie in diesem Beitrag gegendert wird, in ihrem Lesefluss gestört fühlen oder sich hinsichtlich der Grammatikkenntnisse der Autorin Sorgen machen (Stichwort: das Gerundivum in »Lesende« oder »Erzählende«). Auch ich finde perfekt gegenderte Texte manchmal etwas technokratisch und bin eigentlich eine Verfechterin der Duden-fähigen Formulierung. Dennoch ist mir geschlechtersensible Sprache (selbst eingedenk ihrer offenkundigen Schwächen) lieber als die Alternative des generischen Maskulinums. Ich bin nun mal kein Leser, Kunde oder Professor, sondern eine Leserin, Kundin, Professorin. Ich kann dementsprechend auch gut verstehen, dass sich z.B. nicht-binäre Menschen ebenfalls eine Repräsentation in der Sprache wünschen. Daher verwende ich das Gendern mit Sonderzeichen, hier mit Doppelpunkt, durch den alle Geschlechter angesprochen werden sollen und habe mich gegen die Paarschreibung (Leserinnen und Leser) entschieden.

nicht enzyklopädisch oder gar erschöpfend sein konnte. Es wurden fünf englischsprachige und drei deutsche Texte ausgewählt, bekannte und weniger bekannte Autobiografien, männliche und weibliche Autor:innen, queere und nicht-queere Menschen. Behandelt werden Donna Williams bereits 1990 erschienenes »Nobody Nowhere« (dt. »Ich könnte verschwinden, wenn du mich berührst«), das den Auftakt zu einer Reihe von autobiografischen Texten und Sachbüchern bildet, durch die sich Williams hervorgetan hat; Daniel Tammets »Born on a Blue Day« (dt. »Elf ist freundlich und Fünf ist laut«, 2006) und Dawn Prince-Hughes »Songs of the Gorilla Nation« (dt. »Heute singe ich mein Leben«, 2004); sowie Temple Grandins »Animals in Translation« (2005), eines ihrer vielen Bücher, in denen sie sich mit Tierverhalten beschäftigt, das gleichzeitig jedoch auch ein Stück Memoir[37] über eine bestimmte Zeit in ihrem Leben darstellt. Eine Sonderstellung haben die autobiografisch-lyrischen Texte von Tito Mukhopadhyay, von denen einige in deutscher Übersetzung zusammengestellt wurden (»Der Tag, an dem ich meine Stimme fand«, 2005). Tito Mukhopadhyay gilt, anders als die anderen hier diskutierten Autor:innen, nicht als »hochfunktional.« Zudem hat er seine Wurzeln in Indien, also nicht im euro-amerikanischen, westlichen Kontext.

Außerdem wurden drei deutsche Texte ausgewählt: Axel Brauns »Buntschatten und Fledermäuse« (2004), als einziges hier behandeltes Werk auf der Spiegel-Bestsellerliste, Susanne Schäfers schon in den 1990er Jahren erschienene Autobiografie »Sterne, Äpfel und rundes Glas« (1997) und Birgit Saalfranks »Ich, Birgit, Autistin und Psychotherapeutin« (2019). Zum Vergleich werden vereinzelt »neurotypische« Autobiografien herangezogen sowie, der von einem neurotypischen Autor verfasste Jugendroman »The Curious Incident with the Dog in the Nighttime« (dt. »Supergute Tage«, 2003), dessen Protagonist ein autistischer Junge ist. Es handelt sich hier also um einen fiktionalen, nicht um einen autobiografischen Text, was nicht bedeutet, dass er weniger authentisch oder wahrhaftig ist, aber natürlich Unterschiede mit Blick auf die Perspektivierung, den Aufbau und die Figurenzeichnung beinhaltet.

Das Kapitel gliedert sich entlang der behandelten Themen, also nicht entlang der Werke selbst:

Die ersten beiden Abschnitte konzentrieren sich auf Gemeinsamkeiten mit neurotypischer Autobiografik, deren Gattungsmerkmale eingangs kurz herausgearbeitet werden. Wesentlich sind hier das Versprechen von Authentizität und Wahrhaftigkeit, die Themen Reifung und Selbstermächtigung sowie die Ich-Erzählsituation. Die sich daran anschließenden beiden Abschnitte arbeiten Besonderheiten des autistischen autobiografischen Erzählens heraus: den Aspekt des enumerativen Erzählens sowie des Erzählens von sich als Erzählen von etwas Drittem. Der fünfte Abschnitt befasst sich mit der Spannung zwischen neurotypischen Leseerwartungen und »autistischem« Text. Der letzte Absatz geht dann auf

---

37 Der Begriff *Memoir* wird häufig anstelle des Terminus Autobiografie verwendet, um besonders zu kennzeichnen, dass es sich um Erinnerungen aus einem Leben handelt, die fragmentarisch und zeitlich begrenzt sind. Ein *Memoir* bezieht sich häufig nur auf ein paar Jahre im Leben des:der Autor:in, während die Autobiografie traditionell das ganze Leben, von der Kindheit bis ins Erwachsenenalter umfasst.

die Besonderheiten der sprachlichen Feingestaltung der autobiografischen Texte ein, wobei hier insbesondere Elemente des Lyrischen in den Blick genommen werden.

9.1 Schreiben über sich: Autobiografik und Authentizität

Die Autobiografie ist, wie jede andere kreative Ausdrucksform, immer auch in bestimmte kulturelle, soziale, historische und ökonomische Konstellationen eingelassen, die zum Schreiben ermuntern oder es verhindern, die Grenzen und Möglichkeiten des Sagbaren markieren und einhegen, bestimmte Ausdrucksformen legitimieren oder unterdrücken, manchen sozialen Gruppen das Schreiben erleichtern und andere als stumm imaginieren. So war es bis weit ins 19. Jahrhundert hinein für Frauen ausgesprochen prekär und riskant, sich selbst zur Heldin der eigenen Geschichte zu erklären. Das Gleiche galt für schwarze Autor:innen, Menschen aus sozial deprivierten Milieus und natürlich auch für Menschen mit Behinderung, bzw. Autist:innen.

Dass das Schreiben über sich für Menschen mit Autismus eine wichtige Form des Ausdrucks und der Selbstermächtigung ist, liegt auf der Hand, wie Thomas Couser verdeutlicht:

»[...] written from inside the experience in question, [autobiography] involves self-representation by definition [...]. Long the objects of others' classification and examination, disabled people have [...] assumed the initiative in representing themselves. [...] Life narrative can provide the public with controlled access to lives that might otherwise remain opaque or exotic to them.« (Couser, 2013, S. 458)

Couser nennt hier zwei wichtige Punkte: Zum einen die Wertschätzung der Binnenperspektive gegenüber der Außenperspektive. Nicht benannt, aber implizit ist dabei die Annahme, dass der Autobiografik eine Authentizität innewohnt, die an das schreibende Subjekt gebunden ist: Menschen mit Behinderung, so Couser, sollten immer auch den Raum haben, über sich selbst zu schreiben, anstatt durch den Blick von außen zum »Untersuchungsgegenstand« (»object of [...] examination«) gemacht zu werden. Zum anderen weist er auf die Aspekte der Fremdheit und Unverständlichkeit hin, die er mit den Adjektiven »opak« und »exotisch« umschreibt, wobei er hier von einem nicht-behinderten Lesepublikum ausgeht. Er verwendet die Begriffe »life narrative« oder »life writing« und bezieht sich somit auf sehr divergente Formen des Erzählens-über-sich, also z. B. auch Tagebücher, Briefe, digitale Selbst-Erzählungen wie Blogs oder Social-Media-Posts.

Grundsätzlich kann Cousers Beschreibung zu einem ersten Ausgangspunkt für eine Beschäftigung mit »autistischer« Autobiografik dienen. Im zweiten Schritt ist es sinnvoll, die Begrifflichkeit noch ein wenig zu schärfen und kurz zu umreißen, was genau eine Autobiografie bzw. ein Memoir eigentlich ist.

Die Autobiografie lässt sich lose als rückblickende Erzählung über das Leben eines: einer Autor:in, als autodiegetischer (d. h. in Ich-Form geschriebener) Text, der nicht fiktional, sondern auf dem tatsächlichen Leben des:der Autor:in basiert, definieren. In ihren klassischen Ausformungen beschreibt die Autobiografie das ganze Leben einer Person und zeichnet sich durch ein »Ringen mit Wahrhaftigkeit und Kreativität, zwischen Vergessen, Verschleiern, Heuchelei, [und] Selbstbetrug« (Schwalm, 2014, S. 1, Übers. M. N.) aus. Autobiografie versucht eine literarisierte Antwort auf die Frage »Wie wurde ich, was ich bin?« zu geben. Dabei gehen Autor:innen laut dem französischen Literaturwissenschaftler Phillippe Lejeune einen »autobiografischen Pakt« (»le pacte autobiographique« 1989, Orig. 1975) mit den Lesenden ein, der beinhaltet, dass Autor:innen das Versprechen abgeben, so aufrichtig und wahrhaftig wie möglich zu sein, auch wenn die Autobiografie natürlich nie das Leben selbst ist, sondern eine narrative Darstellung desselben.

Lejeunes Ansatz ist mit Blick auf literarische Experimente wie Autofiktion, in der Erfundenes mit Autobiografischem vermischt wird (man denke an das Werk des norwegischen Autors Karl Ove Knausgard), in die Jahre gekommen (vgl. Zipfel, 2009).[38] Auch hat seit gut einem Jahrzehnt der Begriff Memoir, also Lebenserinnerungen, gegenüber der Bezeichnung Autobiografie Konjunktur, wobei die Trennung zwischen den Begriffen nicht scharf ist und sie häufig synonym verwendet werden, was hier ebenfalls so gehandhabt wird. Im Kontext der autistischen Autobiografie ist jedoch ein Rückgriff auf Lejeunes Theorie fruchtbar, gelten Autist:innen doch als Menschen, denen lügen und verschleiern fernliegt. Aufrichtigkeit in Form eines offenen Erzählens über Dinge, die schmerzhaft und peinlich sind, bzw. Verhaltensweisen, die als nicht sozial-konform und seltsam wahrgenommen werden könnten, kennzeichnet alle hier diskutierten Autobiografien.

So schildert Donna Williams in »Nobody, Nowhere«, wie sie versucht, die Freundschaft des Nachbarsmädchens Terry zu gewinnen, indem sie ihr alle vulgären Schimpfwörter (»four-letter words«, S. 32) hinterherruft, die sie kennt. Die schwedische Autorin Gunilla Gerland erklärt freimütig, dass es ihr gefiel, andere Menschen zu beißen (1998, S. 15), wobei sie sich jedoch »meistens […] mit Gegenständen aus weichem Kunststoff begnügen [musste]« (Gerland, 1998, S. 16). Besonders ausführlich und gleichsam augenzwinkernd sind die Schilderungen von Axel Brauns, der in seiner Autobiografie »Buntschatten und Fledermäuse« eine Reihe von Angewohnheiten schildert, die ihm als Kind große Freude bereitet haben, seine Eltern jedoch Nerven kosteten:

> »Ich riss die Geschirrschublade auf, schaufelte die Löffel in die Edelstahlspüle und rührte gierig den Löffelteig um. Wundervoll! Ich walkte und knetete die Löffelmasse, bis es dröhnte und tönte. Ich konnte nicht aufhören. Rühren und schaufeln, rühren und schaufeln. Die Löffel trommelten auf den Stahl. […]
> Der Dachs [Brauns Vater, M.N.] packte mich an der Schulter. Ich war im Rühren und Schaufeln gefangen, konnte nicht aufhören. Der Dachs zog mich von der Spüle weg. Ein letztes Klackerabong wisperten die Löffel. Dann hörte ich die aufgebrachte Stimme des

---

38 Der Begriff Autofiktion wird dem französischen Literaturkritiker Serge Doubrovsky zugeschrieben, der ihn im Klappentext seines 1977 erschienenen Romans »*Fils*« (dt. »*Sohn*«) verwendet.

Dachses: ›Wenn du nicht mehr richtig tickst, hängst du dir besser ein Schild um.« (Brauns, 2004, S. 216)

Neben der Aufrichtigkeit, mit der Brauns seine (aus neurotypischer Sicht) bizarre Faszination für die lärmenden Löffel schildert, fällt die sprachliche Gewandtheit auf, mit der er Leser:innen in die Welt seines kindlichen Selbst führt. Er verfremdet und verdreht die Alltagssprache, indem er Verben wie »walken« und »kneten,« die sich eher auf weiche Objekte wie Teig beziehen, für etwas Hartes – die Löffel in der Spüle – verwendet. Seine besondere Wahrnehmungswelt evoziert er durch Wortneuschöpfungen wie »Löffelmasse« und »Löffelteig« und schöpft damit die Möglichkeiten der deutschen Sprache, Komposita zu bilden, für seine Zwecke aus. Er verwendet außerdem Lautmalerei wie »Klackerabong« und Personifikationen (die Löffel »wisper[n]«), also Sprachelemente, die traditionell der Lyrik zugeordnet werden. Gleichzeitig schildert er auch, wie sehr ihn Geräusch und sinnliche Erfahrung in den Bann ziehen: Er kann »nicht aufhören« und wird nur durch das Schimpfen seines Vaters mühsam aus seiner Welt gerissen. Auf der nächsten Seite folgt dann die Beschreibung eines Lernprozesses. Das Kind Axel merkt erst durch diese Konfrontation, dass sich seine Mitmenschen durch sein Verhalten gestört fühlen. Augenzwinkernd schließt er: »Ich gelobte, niemals wieder Klackerabong zu feiern« (Brauns, 2004, S. 217).

»Buntschatten und Fledermäuse« enthält also die klassischen Elemente der Autobiografie in Lejeunes Sinne: Aufrichtigkeit, Reifung (»Wie wurde ich, was ich bin?«) und Ich-Perspektive. Gleichzeitig handelt es sich hier auch um einen im besten Sinne literarisierten, sprachlich durchkomponierten Text. Die Authentizität, die hier evoziert wird, ist, und das klingt paradox, ein Effekt der sprachlichen Konstruiertheit. Das Stilmittel der Lautmalerei lässt uns das Klackern und Scheppern der Löffel in der Spüle hören, die Verwendung von positiv konnotierten Adjektiven und Verben (»Wundervoll!«, »feiern«) lädt Lesende dazu ein, sich mit Axels positiven Gefühlen zu identifizieren, während die Ich-Perspektive diese Effekte noch verstärkt: Das »Ich« im Text steht zwar für den autistischen Jungen, kann theoretisch jedoch auch für jeden beliebigen Menschen verwendet werden, also auch beispielsweise eine neurotypische Leserin mittleren Alters. Die sprachliche Gestaltung einer Autobiografie lenkt also die Sympathie der Lesenden ganz entscheidend. Daher soll die Frage nach der sprachlichen Gestaltung und der Perspektivierung in den kommenden Abschnitten genauer aufgefächert werden.

9.2 Das Ich als Vexierbild: Erzählendes und erlebendes Ich

Wie das kurze Zitat aus Axel Brauns' Autobiografie verdeutlicht, ist die Ich-Perspektive sehr viel komplizierter, als es auf den ersten Blick scheint: Nicht nur kann »Ich« jede beliebige Person sein, auch ist das Ich, das von sich erzählt, nicht komplett identisch mit dem Ich, dessen Erlebnisse geschildert werden. Schreiben kann man nur im Rückblick, »simultanes Erzählen« (»simultaneous narration« Genette, 1980, S. 216) ist eine Unmöglichkeit (vgl. auch Cohn, 1978). Der Erzähltheoretiker Franz Stanzel schlägt dementsprechend vor, zwischen einem »erzählenden Ich« (Stanzel, 1986, S. 201), d. h. einem älteren Ich, das auf einen bestimmten Zeitraum in seinem Leben zurückblickt, und dem »erlebenden Ich«, also dem jüngeren Ich, dessen Erfahrungen geschildert werden, zu unterscheiden. Zwischen erzählendem und erlebendem Ich liegt typischerweise eine gewisse Distanz, die durch den Lernprozess, den das Ich durchlaufen hat, gekennzeichnet ist.

Der Abstand zwischen »erzählendem« und »erlebenden Ich« lässt sich anhand von erzählerischen Markierungen ablesen. Typisch sind Einschübe wie im folgenden Beispiel, in dem Donna Williams die im letzten Absatz beschriebene Konfrontation mit dem Nachbarsmädchen schildert, die sie heute anders gestaltet hätte. Sie leitet den Satz ein mit: »Hätte ich damals schon gewusst, was ich jetzt weiß« (»[k]nowing what I would now know« (Williams, 1990, S. 33, Herv. MN), verwendet also Adverbien der Zeit (»now«) und grammatische Formen wie den Konjunktiv (»would«), die uns zu verstehen geben, dass sowohl ein zeitlicher als auch ein innerer Abstand zu der erzählten Episode, dem Beschimpfen des Nachbarsmädchens, liegen.

Noch deutlicher markiert Dawn Prince-Hughes in ihrer Autobiografie »Songs of the Gorilla Nation« den Abstand zwischen ihrem jüngeren und ihrem älteren Ich. Hier schildert sie, wie sie nach einer gemeinsamen erotischen Nacht mit einer Frau nun eine feste Beziehung mit ihr habe:

> »When I saw her dancing with someone else and kissing her in the same way a few days later, I was shocked. But I strode up to the undulating pair and asked, »So, uh, when did you think you would like me to move in?« Thinking back on the looks on their faces as their mutual fog lifted and I came into focus, they must have thought I was making a weird joke. I was, of course, completely confused and hurt.« (Prince-Hughes, 2004, S. 82, Herv. M. N.)

Dawn Prince-Hughes markiert die zeitliche und kognitive Distanz zwischen erlebendem und erzählendem Ich, indem sie ihre Überlegungen mit »Thinking back« einleitet. Außerdem macht sie deutlich, dass sie als erzählendes Ich ein besseres Verständnis für das Erleben der neurotypischen Menschen hat und konkrete Vorstellungen dazu entwickeln kann, denn sie schreibt »they must have thought I was making a weird joke«. Gleichzeitig kann sie ihre ursprünglichen Gefühle von Verwirrung und Schmerz noch gut abrufen: Sie war verwirrt und verletzt (»confused and hurt«). Das Nebeneinander der beiden Perspektiven, das Changieren zwischen ihrem jetzigen Wissen und ihrer früheren Verwirrung, wird durch das Adverb »of course« deutlich. Für das erlebende Ich war es selbstverständlich, verwirrt und verletzt zu sein, so wie es für ihre ehemalige neurotypische Partnerin selbstverständlich war, Dawns Verhalten als seltsam (»weird«) wahrzunehmen.

Weniger klar ausbuchstabiert, aber dennoch sichtbar, ist der Abstand zwischen dem erlebenden und erzählenden Ich bei Daniel Tammet. Tammets »Born on a Blue Day« (dt. »Elf ist freundlich und Fünf ist laut«, 2008) ist vor allem wegen der Savant-Fähigkeiten des Autors, die seinerzeit von einem gewissen Medienrummel begleitet wurden, bekannt: Er lernt Fremdsprachen in kürzester Zeit, hat eine mathematische Hochbegabung und spielt exzellent Schach. Die Fokussierung auf die Figur des autistischen Genies, die mitunter zu einem popkulturellen Klischee geworden ist (vgl. Freeman Loftis, 2015), sollte jedoch nicht davon ablenken, dass Tammet in seinem Memoir auch seine Überforderung in Alltagssituationen schildert. Zur Verdeutlichung sei hier eine Episode zitiert, in der er über seine erste unbegleitete Fahrt mit dem Schulbus schreibt:

> »It was the first time I had ever had to use public transport by myself and I did not realise that I had to get on the bus going in the other direction for it to take me towards home. When the bus arrived I climbed on and stated my destination, something I had rehearsed over and over again in my mind. The driver said something but I did not hear him clearly and automatically put my money out for the ticket. He repeated what he had just said, but I could not process the words in my head because I was concentrating so hard on not panicking at being aboard a bus alone. I stood there until finally the driver sighed loudly and took the money.« (Tammet, 2006, S. 123)

Hier ist die Distanz zwischen erzählendem und erlebenden Ich allein durch den kleinen Satz »Ich merkte nicht« (»I did not realise«) markiert. Das erzählende, ältere Ich, das gelernt hat, sich in der neurotypisch dominierten Welt zurechtzufinden, weiß, dass er in den anderen Bus hätte steigen müssen, aber das jüngere Ich, dessen verstörtes und verängstigtes Erleben hier perspektiviert wird, merkt es nicht.

Auch auf der Inhaltsebene schildern Autobiografien von Menschen aus dem autistischen Spektrum einen Bildungs- und Wachstumsprozess, wobei die Protagonist:innen häufig eine Entwicklung beschreiben, die ihren Anfang mit einer randständigen Position nimmt (»a position of marginalization« Couser, 2013, S. 458) und mit einem Hineinfinden in die sozialen Gefüge der neurotypischen Gesellschaft schließt. Wie in der kanonischen Autobiografie nehmen Hürden, Umwege, Sackgassen, Krisen und deren Überwindung eine zentrale Stellung ein. In manchen Fällen sind diese Krisen sehr drastisch, wie etwa bei Dawn Prince-Hughes, die Mobbing, Armut, Suchterkrankung und Obdachlosigkeit erlebt, und Donna Williams, die in einer höchst gewalttätigen Familie aufwächst und auch im späteren Leben immer wieder Gewalt und Grausamkeit ausgesetzt ist. Im Licht der »autistischen« Autobiografie erscheint die neurotypische Welt bedrohlich, fremd und chaotisch; im Falle von Williams und Prince-Hughes auch gewalttätig und feindselig. Das Hineinfinden in die neurotypisch dominierte Gesellschaft wird dabei nie als reine Anpassung oder gar Selbstverleugnung geschildert, sondern vielmehr als ein vorsichtiges, prozesshaftes Navigieren zwischen den Anforderungen der Gesellschaft und den eigenen, autistischen Bedürfnissen.

Auf den ersten Blick könnte man also annehmen, dass es im Grunde keine wesentlichen Unterschiede zwischen den genannten Texten und vergleichbaren Memoiren neurotypischer Autor:innen gibt, von den erzählten Inhalten einmal abgesehen. Müssen sich autistische Autor:innen also letztlich doch so stark an neurotypische Lesegewohnheiten anpassen, dass abgesehen von den erzählten Inhalten keine erzählerischen Besonderheiten bestehen? Diese Schlussfolgerung wäre voreilig, wie die folgenden beiden Abschnitte zeigen sollen.

9.3 Ein Leben in Listen: Enumeratives Erzählen

Eine Besonderheit der autistischen Autobiografie fällt bereits bei ganz oberflächlicher Lektüre auf: Selbst wenn man die Texte lediglich durchblättert, stellt man fest, dass mehr als die Hälfte der Autor:innen Listen in ihre Fließtexte eingebaut haben.[39] Konkret werden einzelne Punkte in kurzen Sätzen genannt und in abgesetzter, oft nummerierter Form aufgezählt. Die Liste ist insofern eine ungewöhnliche Form des Erzählens, als sie streng genommen überhaupt nicht erzählt: Eine Liste hat keine Binnenstruktur bestehend aus Anfang, Mitte und Schluss, keine Chronologie und keine Handlung. Sie beginnt an einem Punkt und hört irgendwann auf. Sie könnte aber theoretisch auch unendlich weitergeführt werden.

Donna Williams schließt ihren Erstling mit einer Liste von Routinen, die sie beruhigen:

1. »The matching or pairing of objects [...]
2. The ordering of objects and symbols [...]
3. Patterns [...]
4. Blinking compulsively [...]
5. Switching [...]
6. Dropping things repetitively [...]
7. Jumping [...]
8. Rocking from one foot to another [...]
9. Rocking, hand-shaking, flicking objects, chin-tapping [...]« (Williams, 1990, S. 212)

Die Liste könnte die Funktion einer Handreichung für neurotypische Leser:innen erfüllen, die auf diese Weise gebündelte Informationen darüber erhalten, wie sich autistische Menschen in Stresssituationen fokussieren. Williams' Liste erklärt Verhaltensweisen, die aus neurotypischer Sicht schwer zu begreifen sind. Sie könnte also als Übersetzungsleistung zwischen autistischen und neurotypischen Weltverhältnissen interpretiert werden. Gleichzeitig performiert die Liste sprachlich und formal das Spezifische, das Menschen wie Donna Williams ausmacht: Das Systematisierende, Bündelnde gegenüber dem Empathie-weckenden, sprachlichen Ausführen von Emotionen und Erlebnissen. Die Liste ist gewissermaßen ein Kompromiss zwischen der neurotypischen und der autistischen Sprache: Zwar erstellen neurotypische Menschen natürlich auch ständig Listen, auch finden sich Aufzählungen in literarischen Texten und faktualen Dokumenten wie etwa der mittelalterlichen Chronik, aber Autobiografien neurotypischer Autor:innen haben fast immer eine rückblickende, im Großen und Ganzen zielgerichtete Struktur. Aus neurotypischer Sicht werden Listen in Fließtexten eher »als Störung empfunden, als Bruch, als Fremdkörper« (von Contzen, 2017, S. 317). Sie irritieren und ermüden neurotypische Leser:innen, die Listen eher als Werkzeuge zur Ordnung und Orientierung verstehen. Für autistische Autor:innen scheint die Liste jedoch einen umgekehrten Effekt zu haben. Die Liste hat durch ihre ordnende, klassifikatorische Struktur, ihren gleichmäßigen, repetitiven Rhythmus etwas Beruhigendes, wahrscheinlich Angenehmes an sich. So gesehen wäre die Liste selbst und nicht nur die

---

39 Zur Liste als Erzählform vgl. von Contzen, 2017.

aufgeführten Routinen, die sie beschreibt, eine narrative Bewältigungsstrategie für Menschen aus dem Autismus-Spektrum.

Diese Interpretation legt auch die Autobiografie der Autistin und Psychotherapeutin Birgit Saalfrank nahe, in der es vor Listen nur so wimmelt. Saalfrank schließt ebenfalls mit einem Anhang am Schluss ihres Buches (S. 244 ff.), in dem sie die Charakteristika ihrer Symptomatik auflistet und erklärt. Außerdem verwendet sie immer wieder Einschübe im Fließtext, z. B. auf S. 37, S. 118, S. 170, S. 245, in denen sie Gründe für Krisen auflistet oder Bewältigungsstrategien aufzählt, die ihr in Stresssituationen helfen. Auch Temple Grandin arbeitet mit Aufzählungen, die durch neue Abschnitte oder Nummerierungen gekennzeichnet sind (vgl. S. 33–39, S. 53).

Der aufzählende Charakter der autistischen Autobiografie spiegelt sich auch in anderen Aspekten der sprachlichen Gestaltung. Mir – als typisch neurotypische Leserin – erschienen die Autobiografien abgesehen von »Buntschatten und Fledermäuse« mitunter etwas ermüdend, offen gestanden auch etwas langweilig zu sein, ein Lesegefühl, das ich als stets hungriger Bücherwurm praktisch nicht kenne. Irgendetwas an der Sprache schien nicht zu meinen Lesegewohnheiten zu passen, was ich jedoch nicht recht beschreiben konnte. Eine stichprobenartige, korpuslinguistische Vergleichsanalyse[40] war in diesem Zusammenhang aufschlussreich:

---

40 Für Interessierte sei hier die Methode kurz skizziert. Die hier behandelten Werke *Animals in Translation*, *Born on a Blue Day*, und *Songs of the Gorilla Nation* wurden mithilfe von Wmatrix (Rayson, 2008), einem automatischen Online-Tool für den Korpusvergleich, analysiert. Dabei wurde jedes Werk als eigener Korpus behandelt und betrachtet. Das Tool vergleicht Korpora und stellt Unterschiede in Bezug auf den Gebrauch von Wörtern, Wortklassen und semantischen Feldern heraus. Wmatrix identifiziert diese herausstechenden Merkmale, die sogenannten *keywords* oder *key features*, die im Vergleich zu einem Referenzkorpus häufiger oder weniger häufig verwendet werden und somit im statistischen Sinne von den Häufigkeiten des Referenzkorpus abweichen. Hilary Mantels *Giving Up the Ghost*, als Autobiografie einer Autorin, die sich nicht im Autismus-Spektrum befindet, wurde als Referenzkorpus verwendet und demensprechend alle drei Werke damit verglichen.

Um die Werke für Wmatrix vorzubereiten, wurden die Werke als E-Books erworben, in .txt-Dateien/Textdateien umgewandelt und leicht bearbeitet. Es wurden Vorworte, »Über die Autorin«-Texte und Epigraphe von anderen Autor:innen entfernt, um ausschließlich den Sprachgebrauch der Autor:innen im Autismus-Spektrum analysieren zu können. Außerdem wurden andere Bestandteile der E-Books, die nicht zum Text der Autor:innen gehören, entfernt. Dies waren Inhaltsverzeichnisse, Urheberrechtsinformationen und Bibliografien. Außerdem mussten teilweise Satzzeichen und Nummern von Fußnoten entfernt oder ersetzt werden, damit die, sie umgebenden Wörter, von Wmatrix erkannt werden konnten.

Alle Werke (auch Mantels *Giving Up the Ghost*) wurden durch Wmatrix und den darin enthaltenen Annotationstools CLAWS (Wortklassen) und USAS (semantische Felder) annotiert. Dann wurden *Animals in Translation*, *Born on a Blue Day*, und *Songs of the Gorilla Nation* jeweils mit *Giving Up the Ghost* in Bezug auf Wortgebrauch, Wortklassen und semantische Felder verglichen. Bewertet wurde die Verschiedenheit des betrachteten Korpus zum Vergleichskorpus nach dem Signifikanzwert der Verschiedenheit, der sogenannten *keyness* der Wörter, Wortklassen oder semantischen Felder. Demnach waren die Ergebnisse nach der *log-likelihood*, dem von Wmatrix verwendeten Signifikanzwert, sortiert. In jeder Untersuchung wurden jeweils die zehn Merkmale betrachtet, deren Gebrauch am meisten positiv oder negativ vom Referenzkorpus abweicht. Diese Ergebnisse

Prince-Hughes und Tammet verwenden die Konjunktion »and« deutlich häufiger als eine inhaltlich, zeitlich und thematisch vergleichbare neurotypische Autobiografie. Als Vergleich wurde hier Hilary Mantels »Giving up the Ghost« gewählt, ein Text, der insofern mit den »autistischen' Autobiografien« vergleichbar ist, als er von Krankheit und sozialer Deprivation handelt. Bei Prince-Hughes' nimmt »and« 3,83 % des Textes ein, bei Tammets sogar 4,07 %, während es bei Mantel lediglich 2,79 % sind.[41] Durch die häufige Verwendung der Konjunktion »and« entsteht für Lesende ein additiver, aufzählender Eindruck, der auch den im Fließtext gehaltenen Textpassagen etwas Listenhaftes verleiht. Möglicherweise hat dies zu meiner Ermüdung beigetragen.

Was neurotypische Leser:innen wie ich unter Umständen als etwas langweilig empfinden, dürfte sich aus autistischer Perspektive umkehrt gestalten, ist das Aufzählende doch nicht nur erzählende Form, sondern auch ein Stück strukturierender Lebensgestaltung, das für Menschen aus dem Autismus-Spektrum Erwartbarkeiten und dadurch innere Ruhe ermöglicht. Die Interferenzen zwischen aufzählender Narration und strukturierter Lebenspraxis lassen sich in besonders pointierter Form in Susanne Schäfers »Sterne, Äpfel und rundes Glas« finden. In ihrem bereits 1997 erschienenen Buch schildert sie, wie essenziell feste Tagesabläufe für sie sind. Die Routinen reichen bis hin zur Festlegung der Reihenfolge, in der die einzelnen Bestandteile des Frühstücks eingenommen werden, was sie auch in eine entsprechende narrative Form gießt. Sie schreibt: »Essen und Trinken, alles schön der Reihe nach,« (S. 221), wobei eine mit a), b) und c) feinstrukturierte Auflistung verschiedener Frühstückszutaten folgt. Besonders außergewöhnlich ist das Listenformat im ersten Kapitel ihres Buches, das den Titel »Steckbrief« trägt:

> »Susanne, geboren am 18. November 1966 in Düsseldorf, an einem stürmischen Tag mit grauem Himmel. Zu der Zeit muss der Leoniden-Meteorschwarm sein Maximum erreicht haben. [...]
> Ich selbst bin 164 cm groß, wiege je nach Jahreszeit 46 bis 51 kg, habe braune Haare, braune Augen und gelbe Hände (letzteres wegen 6.319 µg/l Carotin im Blut), rechts einen Ohrring und bin alles andere als elegant in meinen Bewegungen oder Kleidungsstücken.
> Religion: Naturanbeter.
> Meine Blutgruppe ist 0 Rh positiv (D positiv) – CCD.ee (Kell negativ – HPA negativ) – und da bin ich sehr stolz drauf.« (Schäfer, 1997, S. 15–16)

Der Auftakt zu ihrem Buch ist in vielerlei Hinsicht bemerkenswert. Erst einmal ist die Form des teils in Stichpunkten erzählten Steckbriefs außergewöhnlich. Manche der Informationen werden nur mit einem Wort angegeben, wie »Religion: Naturanbeter«, aber nicht weiter ausformuliert oder erklärt. Der Ton scheint augenzwinkernd, mit einer gewissen Selbstdistanzierung, aber auch mit Selbstbewusstsein geschrieben. Sie beschreibt sich als »alles andere als elegant in meinen Bewegungen oder Kleidungsstücken,« wodurch sie einerseits ausdrückt, dass sie

---

wurden qualitativ ausgewertet, um Aussagen über den Sprachgebrauch der Autor:innen im Autismus-Spektrum zu treffen, und somit die Hypothese(n) zu untersuchen.
Mein großer Dank gilt meiner Mitarbeiterin Julia Schrader für die Durchführung der Analyse! Von Julia Schrader stammt auch die Erläuterung der Methode dieser Fußnote.

41 Die log-likelihood Werte liegen beide weit über der Signifikanzgrenze von 6,63 (107,29 bei Prince-Hughes und 167,65 bei Tammet) und somit ist bei beiden p < 0,01.

weiß, dass Eleganz üblicherweise von Frauen erwartet wird, andererseits aber auch klarmacht, dass sie sich an diese Erwartungen nicht hält oder halten will.

Auch die im Steckbrief enthaltenen Informationen sind nicht unbedingt die, die man gewöhnlicherweise in autobiografischen Texten findet. So werden vor allem messbare, numerische Daten über die astronomischen Konstellationen zum Zeitpunkt ihrer Geburt (»der Leonidenschwarm«) und quantifizierbare Dinge wie Größe, Gewicht und der Carotinanteil im Blut genannt. »[S]ehr stolz« ist sie auf ihre Blutgruppe, die sie mit medizinischer Akkuratesse benennen kann. Susanne Schäfer schreibt also über sich selbst, sie orientiert sich dabei jedoch, anders als es neurotypische Leser:innen vielleicht erwarten würden, an messbaren Daten und Details, erzählt knapp und sachlich, in Stichpunkten, nicht in großen Bögen. Soziale Bindungen und innere Entwicklungsprozesse sind zwar Themen, aber sie haben keinen höheren Stellenwert als der Leonidenschwarm oder die Blutgruppe »0 Rh positiv (D positiv) – CCD.ee (Kell negativ – HPA negativ).«

9.4 Erzählen über sich – Erzählen über ein Drittes

Susanne Schäfer ist nicht die einzige autistische Autorin, die das Schreiben über sich an sachorientiertes Schreiben koppelt und ihr ausgeprägtes naturwissenschaftliches Verständnis als etwas Identitätsstiftendes erlebt. Besonders deutlich ist diese Verbindung von Identität und einem Spezialinteresse in den Texten von Temple Grandin, Dawn Prince-Hughes und Daniel Tammet.

Tammet entspricht wahrscheinlich ganz besonders dem weitverbreiteten popkulturellen Klischee des nerdigen, weißen, männlichen autistischen Genies und wurde auch entsprechend in verschiedenen Fernsehsendungen mit entsprechender visueller und musikalischer Untermalung inszeniert. Es ist natürlich ausgesprochen wichtig, diese Klischees kritisch zu reflektieren (vgl. z. B. Freeman Loftis, 2015; Myung-Ok Lee, 2019) und nicht vom Einzelfall (oder gar von einer fiktiven Figur in einer Netflix-Serie) auf eine heterogene Gruppe oder gar auf das individuelle Gegenüber zu schließen.

Tammets Faszination und außergewöhnliche Begabung für Mathematik werden auch von ihm selbst als identitätswichtig beschrieben. Er streut in seine Autobiografie immer wieder mathematische Informationen, z. B. über Primzahlen oder die Zahl Pi ein, denn diese seien, so erklärt er bereits auf der zweiten Seite, seine Freunde:

> »Numbers are my friends and they are always around me. Each one is unique and has its own personality. Eleven is friendly and five is loud, whereas four is both shy and quiet – it's my favourite number, perhaps because it reminds me of myself. [...] No matter where I go or what I'm doing, numbers are never far from my thoughts. In an interview with chat show host David Letterman in New York, I told David he looked like the number 117 – tall and lanky.« (Tammet, 2006, S. 2)

Nichts im Texte legt nahe, dass Daniel Tammet die Aussage »[n]umbers are my friends« als Metapher, also im Sinne von »Zahlen sind so etwas wie Freunde für mich« versteht, denn für ihn haben sie typisch menschliche Charaktereigenschaften, sie sind »freundlich« (»friendly«), »laut« (»loud«) oder auch »schüchtern und still« (»shy and quiet«) wie die vier, seine Lieblingszahl, die ihn an ihn selbst erinnert. Im Lichte vom Tammets Beschreibungen ist die Trennung zwischen Menschlichem und Nicht-Menschlichem wenig relevant und zumindest unscharf. Umgekehrt können Menschen ihn an Zahlen erinnern, wie er dem amerikanischen Superstar David Letterman erklärt: Letterman sieht für Daniel aus wie die Zahl 117 – »groß und schlaksig« (»tall and lanky«). Aus diesem Blickwinkel betrachtet, ist es nur folgerichtig, dass das Erzählen über sich ein ausführliches, mitunter auch emotional positiv eingefärbtes Erzählen über Beziehungen zu nicht-menschlichen Entitäten einschließen kann, vielleicht sogar muss.

Auch Temple Grandin hebt hervor, dass ihr die Wahrnehmungswelten nicht-menschlicher Aktanten (d. h. Säugetiere wie Hunde, Kühe und Pferde) viel näher seien als neurotypische Menschen. So erklärt sich auch der (aus neurotypischer Sicht etwas skurrile) Untertitel ihres Werks: »The Woman Who Thinks Like a Cow«. Grandin, so erklärt sie, kann nicht anders als die Welt in Form von einzelnen, sich addierenden Details wahrzunehmen, also nicht als Gestaltganzheit. Auch das Wechseln zwischen Hörverstehen und dem Wahrnehmen von visuellen und klanglichen Reizen (wie etwa Lärm) fällt ihr schwer. Dafür sieht sie wesentliche Dinge (wie etwa einen Schatten an der Stallwand, der die Kühe erschreckt), die neurotypische Menschen durch ihre Abstraktion aufs große Ganze aus dem Blick verlieren. Ihre Pointe ist, dass neurotypischen Menschen deshalb die Fähigkeit fehlt, sich in die Wahrnehmung von Säugetieren hineinzuversetzen, was ihr jedoch vergleichsweise leicht fällt. Entsprechend positioniert sie sich als »Übersetzerin« zwischen menschlichen und nicht-menschlichen Weisen, die Welt wahrzunehmen. Ihr Buch trägt somit den passenden Titel »Animals in Translation«. Insofern lässt sich ihr Werk auch keiner der üblichen Textsorten eindeutig zuordnen: Es handelt sich sowohl um ein Sachbuch über die Wahrnehmung von Tieren als auch um die autobiografische Erzählung einer Frau, deren Wahrnehmung besonders und außergewöhnlich ist. Den größten Teil nehmen jedoch die Sachbuch-artigen Anteile ein. Die autobiografischen Aspekte beschränken sich auf kleine Einschübe im Text.

Diese starke Gewichtung von Nicht-Menschlichem in den Texten von Grandin, Prince-Hughes und Tammet lässt sich auch anhand der im vorherigen Abschnitt skizzierten linguistischen Analyse nachvollziehen. Verglichen mit einer ausgewählten neurotypischen Autobiografie, werden in den genannten Autobiografien seltener Personalpronomina, also das Feld des Individuellen-Menschlichen verwendet. In Grandins und Tammets Werk werden generell Pronomen und in Prince Hughes Werk spezifisch »you« mit einer Signifikanz von $p < 0{,}01$ herausstechend wenig verwendet. Es häufen sich im Vergleich jedoch die semantischen Kategorien »Zahlen« und »lineare Ordnung« bei Tammet und »Lebewesen: Tiere, Vögel, etc.« bei Grandin und Prince-Hughes, alle jeweils mit Signifikanzen $p < 0{,}01$.

Literaturwissenschaftlich interessant ist wiederum, dass sach-orientierte Aspekte häufig stark emotional eingefärbt erzählt werden, mitunter stärker als etwa das Erzählen über zwischenmenschliche Beziehungen. So schildert Dawn Prince-

Hughes in ihrer Autobiografie »Songs from the Gorilla Nation« die Beschäftigung mit Primatenforschung und die Begegnung mit einer Gruppe Gorillas im Zoo als ein lebensveränderndes Erlebnis, das fast mystische, religiöse Züge annimmt:

> »Black and solid and timeless against the running and changing wet sat gorillas. Through the rain and a lifetime of waiting, they did not look at me, but they knew I was there. I sat still. I sat still. I sat for an hour, two, and three. I sat still.
> They didn't look at one another, and they didn't look at me. Instead, they looked at everything. They were so subtle and steady that I felt like I was watching people for the first time in my whole life, really watching them, free from acting, free from the oppression that comes with brash and bold sound, the blinding stares and uncomfortable closeness that mark the talk of human people. In contrast, these captive people spoke softly, their bodies poetic, their faces and dance poetic, spinning conversations out of the moisture and perfume [...]. They were like me.« (Prince-Hughes, 2004, S. 93)

Wie das Zitat verdeutlicht, fühlt sich die Autorin den Tieren ganz besonders nah, so nah, dass sie die Grenze zwischen Mensch und Tier gewissermaßen auflöst. Die Gorillas bezeichnet sie als »captive people« (also »Gefangene« oder »gefangene Menschen«) und schließt ihre Schilderung mit dem Satz: »They were like me.«

Die Wichtigkeit des Erlebnisses unterstreicht sie durch das Erzähltempo. Der Sprachrhythmus ist ausgesprochen langsam. Der Satz »I sat still« wird gleich dreimal wiederholt, wodurch die Ruhe, die die Autorin empfindet, auch in der sprachlichen Gestaltung spürbar wird. Die Begegnung hat etwas Religiöses, ist Erweckungserlebnis und Erleuchtung. Dies wird auch durch die verwendeten Zeitregister hervorgehoben. Dawn Prince-Hughes hat »ein Leben lang mit Warten« verbracht (»a lifetime of waiting«), um diesen Moment zu erleben und »zum ersten Mal« (»for the first time«) etwas über Gemeinschaft und Zusammensein zu verstehen. Die Gorillas sind »zeitlos« (»timeless«): Ein Zeitregister, das eigentlich dem Göttlichen vorbehalten ist, hier jedoch gezielt für die Beschreibung der Gorillas eingesetzt wird. So wie sie Ruhe beim Betrachten der Gorillas erlebt, eine Ruhe, die auch beim Verstreichen der Zeit (eine Stunde, zwei Stunden, drei Stunden) konstant bleibt, erzeugt sie Ruhe in der Sprache. Erst in der Begegnung mit den Gorillas bekommt sie eine klarere Vorstellung von ihrem Bedürfnis nach Ritualen und Rückzug, nach einer Kommunikation ohne Worte, nach der Abwesenheit von Lärm.

Im Gegensatz dazu wird der (neurotypische) Mensch als unangenehm, fremd und laut konstruiert. Das Starren (»stare«) der Menschen blendet (»blinding«) die Erzählerin, die »Nähe« (»closeness«), die Menschen im Erzählen suchen, ist »unangenehm« (»uncomfortable«). Im Zusammensein mit den Gorillas fühlt sich Dawn Prince-Hughes verbunden und in Gemeinschaft, wodurch sie langsam lernt, dass auch menschliche Gemeinschaft und Verbundensein angenehm sein könnten. Die Begegnung mit den Gorillas im Zoo ist für sie so ein einschneidender Wendepunkt im Leben und Lernanlass.

Der Autobiografie-Forscher Paul Eakin hat in einem anderen Zusammenhang den Begriff der »relationalen Autobiografie« (»relational autobiografy«, 1999) geprägt. Eakin richtet sich gegen den Gründungsmythos der Autobiografie (»the myth of autobiografy« 1999, S. 43), der beinhaltet, dass autobiografisches Erzählen in erster Linie als ein Ringen um Autonomie (»autonomy«, S. 43) zu verstehen sei, und schlägt vor, jene Formen des Erzählens einzubeziehen, in der »relationale Identitäten« (»relational identities«, S. 43) entworfen werden (s. a. Rueggemeier, 2014). Vereinfacht gesagt sind damit Formen der Identität gemeint, die sich durch eine enge Bezogenheit auf Mitmenschen auszeichnen, die eher gemeinschaftsorientiert als individualistisch sind. Das Ich wird in solchen Texten nicht primär in Abgrenzung zur Gesellschaft entworfen, wie zum Beispiel in der romantischen Lyrik oder in rebellischen Coming-of-age-Romanen der 1960er- und 1970er Jahren (man denke nur an J.D. Salingers »The Catcher in the Rye«, dt. »Der Fänger im Roggen«), sondern gerade als Teil eines bedeutsamen Beziehungsnetzes.

Mit Blick auf unsere Literaturbeispiele ist es interessant, dass im literaturwissenschaftlichen Konzept der relationalen Autobiografie davon ausgegangen wird, dass die geschilderten Bindungen und Beziehungen in erster Linie zwischen menschlichen Akteur:innen stattfinden. Tiere, oder gar Himmelskörper und Zahlen, sind in diesem Zusammenhang nicht mitgedacht und scheinen (aus neurotypischer Perspektive) eine etwas skurrile Wahl darzustellen. Dies ist jedoch eben eine neurotypische Sicht auf die Welt, die wir natürlich nicht als Maß aller Dinge nehmen. Für die hier vorgestellen Autobiografien ist eine andere, erweiterte Sicht nötig. Insofern würde ich vorschlagen, die genannten Autobiografien als Sonderformen der relationalen Autobiografie zu bezeichnen, in denen das Erzählen von sich eingebettet ist in ein Erzählen von Bezogenheit auf ein nicht-menschliches Anderes. Diese Bezogenheit wird vor allem durch die erzählten Inhalte deutlich, teilweise jedoch auch durch die formale Struktur: Prince-Hughes strukturiert die Autobiografie in ein »vorher« (Part I, »A Life Without Song«), einen Wendepunkt (Part II, »The Songs of the Gorilla Nation«) und ein »nachher« bzw. eine Synthese (Part III, »How Can I Keep from Singing«), in der die Integration dessen, was sie durch die Gorillas gelernt hat, geschildert wird. Tammet verwendet kleine graphische Visualisierungen, um zu verdeutlichen, wie sich Zahlen in seiner Vorstellung zu Mustern und Strukturen zusammensetzen (z. B. S. 74–75), die ihm ein Gefühl von »Ruhe und Vergnügen« (»calm and pleasure«, S. 76) geben.

Ähnlich verhält es sich mit Axel Brauns »Buntschatten und Fledermäuse«, in dem das Nicht-Menschliche – bestimmte Orte, Einrichtungsgegenstände, das einfallende Licht im Zimmer – als lebendig und »menschlich« konstruiert wird, während Menschen fremd bleiben, selbst seine Mutter (»die Haha«) und sein Vater (»der Dachs«). Das Kind Axel hat einen sehr speziellen Zugang zum Nicht-Menschlichen, insbesondere zu Orten, wie dem Keller (»mein bester Freund«, S. 29), den »Steinplatten der Hofhausreihe«, die ihn »so geordnet wie ich es schöner nicht kannte […] begrüßen« (S. 23) oder zu seinem alten Kinderzimmer, das »unentwegt um Aufmerksamkeit […] buhlt« (S. 86):

> »Steckdosen, Fußleisten, Heizung und Fensterbank schlichen in mein Bewusstsein. Im alten Kinderzimmer hing jetzt an der Decke eine neue Lampe, die weitaus prachtvoller strahlte als meine winzige Leselampe. Risse und Risschen schmückten die Lichterglocken. Einmal noch vor dem Einschlafen in dem brandungsguten Licht baden – nur ganz kurz. […]
> Heute Nacht, die Haha und der Dachs waren außer Haus, lockte die günstige Gelegenheit. Ich öffnete die Türe zum alten Kinderzimmer und trat in das Reich der Lichterglocken ein. Ausgiebig widmete ich mich dem Schalter. Lichtschauer auf Lichtschauer

sprühte aus den Glasglocken ins Zimmer. Die Augenblicke verschmolzen.« (Brauns, 2004, S. 86)

Durch den Blick des erlebenden Ich werden Dinge, die neurotypische Menschen wahrscheinlich kaum wahrnehmen, lebendig und menschlich, was Brauns durch die Verwendung von aktiven Verben des Handelns hervorhebt: das alte Kinderzimmer buhlt um seine Aufmerksamkeit, Steckdosen und Fußleisten schleichen. Für das autistische Kind ist das Alltägliche magisch und märchenhaft-fürstlich, gerahmt in einer Semantik des Höfischen und Sakralen: Die Deckenlampe scheint »prachtvoll«, die Glühbirnen werden zu »Lichterglocken« und »Glasglocken«, was an Kirchenglocken denken lässt. Gemeinsam bilden sie ein »Reich«, in das er mit freudiger Erwartung eintritt, um sich »ausgiebig« dem An- und Ausschalten des Lichtschalters zu widmen.

Die Schilderung des Spiels schließt wie andere Passagen, in denen das erlebende Ich geliebte Beschäftigungen, Dinge und Sinneseindrücke schildert, mit dem Satz: »Die Augenblicke verschmolzen,« wodurch ein Gefühl von Zeitlosigkeit evoziert wird, ein Moment der Verzückung, des Flow. Zugleich wird die Sprache jedoch durch das erzählende Ich so montiert, dass Lesende immer auch eine wissende, schmunzelnde Außenperspektive einnehmen können: Auf die lyrisch-kreative Wortschöpfung »brandungsgute[s] Licht« folgt ein kindlich-vergnügtes »nur ganz kurz,« das gehobene Sprachregister des »ausgiebig widmete ich mich« bezieht sich auf den (aus neurotypischer Perspektive) banalen Alltagsgegenstand des »Schalter[s]«.

9.5 Hohe Erwartungen: Neurotypische Leser:innen und »autistische« Autobiografien

Wie der letzte Abschnitt gezeigt hat, trifft die erzählerische Gestaltung von »autistischen« Autobiografien nicht immer neurotypische Leser:innenerwartungen: Es scheint an Spannungsbögen sowie Tiefe in der Figurendarstellung mitunter zu fehlen, während sachorientierte Themen ausführlich dargestellt werden. Donna Williams Erstling ist ein gutes Beispiel dafür, wie die folgende Rezension von Donna Williams ersten beiden Autobiografien veranschaulicht:

> »Compelling and helpful though the books might be, this reviewer cannot say they are a pleasant read. William's writing is suffocatingly and relentlessly self-absorbed. Characters appear and disappear with little context. Some minuscule occurrences seem to be analyzed for pages and other large events can only be surmised by the reader. The feelings and point of view of others are given short shift.« (Tirrul-Jones, 1995, S. 244).

Die Rezensentin kritisiert die angebliche Selbstbezogenheit der Autorin, ihr fragmentarisches Schreiben und ihre Informationsvergabe, in der andere Charaktere nicht genügend eingeführt werden, bzw. einfach wieder »verschwinden«, während »winzige Ereignisse seitenlang analysiert werden.« Sie räumt zwar am Schluss des

9.5 Hohe Erwartungen: Neurotypische Leser:innen und »autistische« Autobiografien

Artikels ein, dass diese Art des Schreibens wahrscheinlich genau das ist, was Williams autistische Sicht auf die Welt ausmacht, lässt dies jedoch nicht abwägend in ihre negative Beurteilung einfließen.

Richtig verärgert äußert sich ein:eine anonyme:r Rezensent:in auf Amazon über Birgit Saalfranks Autobiografie:

> »Das hätte was werden können, Birgit Saalfrank hat nämlich was Erzählenswertes erlebt. Nur: erzählen sollte sie auch können, und das kann sie nicht. Ich empfand es als quälend, mich durch ihre Bauchnabelschau zu lesen, chronologisch von ihrer frühesten Kindheit durch mehrere Jahrzehnte hindurch. Ihr Bericht ist schlicht nicht auf den Leser zugeschrieben, sondern eine Art Selbsttherapie.
> Der Unterschied ist: Wer für den Leser schreibt, der überlegt sich, WAS den Leser interessieren, bereichern, überraschen könnte von all dem, was der Schreiber erlebt hat. Und in einem zweiten Schritt, WIE er dies alles kompakt so aufbereiten könnte, dass es als packend erlebt wird beim Lesen. Dies ist hier nicht der Fall, leider.
> Zum Thema Asperger Syndrom gibt es inzwischen viel Literatur [...]. Ich wünschte mir mehr davon auf Deutsch. Aber nicht in der zähen Erzählweise, wie Birgit Saalfrank sie hier zum Nicht-Besten gibt.« (Amazon, 10.05.2022)[42]

Der abschätzige Ton der Rezension ist sicher der Anonymität und der Ranking-Logik des Internet-Formats geschuldet und dürfte wahrscheinlich noch ein harmloses Beispiel dafür sein, wie Menschen, insbesondere Frauen, aus dem autistischen Spektrum zu Zielscheibe von Missgunst und Aggression im digitalen Raum werden. Tröstlich für die Autorin dürfte gewesen sein, dass andere Leser:innen das Buch »spannend wie einen Krimi« (Amazon, 29.12.2019)[43] fanden. Für manche Leser:innen scheinen sich die Autobiografien von Menschen aus dem Autismus-Spektrum also zu entfalten, lebendig zu werden und zum Weiterlesen einzuladen, für andere jedoch ganz und gar nicht. Sie reiben sich an den Erwartungen und Wünschen ihres Publikums, da sie zu viel offenlassen, bzw. anderes zu deutlich ausbuchstabieren.

In der Rezeptionsästhetik spricht man in diesem Zusammenhang von textlichen »Leerstellen« (Iser, 1974, S. 235), die es lesend zu füllen gilt. Diese Leerstellen sind nicht etwa »ein Manko, sondern bilden einen elementaren Ansatzpunkt« (ebd.) für die Wirkung eines Textes. Leerstellen fungieren als Auslegungsspielräume und bilden ein »Beteiligungsangebot« (Iser, 1974, S. 236) für die Lesenden. Die in Texten gesetzten Leerstellen können jedoch sehr unterschiedlich ausfallen.

Nehmen wir als Beispiel noch einmal die Textpassage, in der Daniel Tammet seine Probleme mit dem Busfahren schildert. Er markiert deutlich, dass dies eine angsteinflößende, überwältigende Situation für ihn war: »I could not process the words in my head because I was concentrating so hard on not panicking« (Tammet, 200, S. 123). Die erzeugte Spannung wird jedoch nach nur wenigen Zeilen aufgelöst: »With time and experience I was to travel alone by bus [...]« (ebd.).

---

[42] https://www.amazon.de/product-reviews/3843611173/ref=acr_dpx_hist_3?ie=UTF8&filterByStar=three_star&reviewerType=all_reviews#reviews-filter-bar (abgerufen am 21.03.2025)

[43] https://www.amazon.de/product-reviews/3843611173/ref=cm_cr_unknown?ie=UTF8&filterByStar=five_star&reviewerType=all_reviews&pageNumber=1#reviews-filter-bar (abgerufen am 21.03.2025)

Im Vergleich dazu schildert Mark Haddon, der neurotypische Autor des bekannten Jugendromans »The Curious Incident with the Dog in the Nighttime« (dt. »Supergute Tage«) eine ähnliche Situation. Er tut dies jedoch auf signifikant andere Weise. In der, im Folgenden zitierten Episode, schildert der autistische Ich-Erzähler, wie er allein und auf sich gestellt eine Zugfahrt nach London unternimmt. Die Schilderung streckt sich über mehrere Kapitel, in denen die innere Anspannung des Ich-Erzählers stets zunimmt: von der schwierigen Orientierung im Bahnhof zum Kauf des Bahntickets, bei der eine Interaktion nötig ist, die ihn überfordert, bis zur Überfüllung im Zug, die ihn an seine Grenzen bringt:

> »There were lots of people on the train, and I didn't like that, because I don't like lots of people I don't know and I hate it even more if I am stuck in a room with lots of people I don't know, and a train is like a room and you can't get out of it when it's moving. And it made me think of when I had to come home in the car from school one day because the bus had broken down and Mother came and picked me up and Mrs Peters asked Mother if she could take Jack and Polly home because their mothers couldn't come and pick them up, and Mother said yes. But I started screaming in the car because there were too many people in it and Jack and Polly weren't in my class and Jack bangs his head on things and makes a noise like an animal, and I tried to get out of the car, but it was still going along and I fell out onto the road and I had to have stitches in my head and they had to shave the hair off and it took 3 months for it to grow back to the way it was before.« (Haddon, 2003, S. 196)

Die für den Jungen heftigen Gefühle von Überforderung, Überflutung und Panik werden in dieser Passage deutlich ausbuchstabiert. So fällt auf, dass Haddon die verschiedenen Informationen stets mit der Konjunktion »and« verbindet. Dadurch kreiert Haddon zwei miteinander verzahnte, erzählerische Illusionen: Erstens entsteht durch die stetige Wiederholung ein hämmernder, gleichförmiger Rhythmus, der die Rhythmik des Zuges evoziert.[44] Zweitens verweist die ständige Wiederholung des Wörtchens »and« auf Christophers Überflutungsgefühl: Für ihn passiert buchstäblich alles gleichzeitig. Er fühlt sich in einer Situation gefangen, über die er keine Kontrolle mehr hat.

Innerlich könnte es Daniel Tammet ganz ähnlich gegangen sein. So schreibt er, dass der den Busfahrer nicht hören konnte, weil er so stark damit beschäftigt war, seine Panik innerlich zu regulieren. Jedoch löst er die mögliche Spannung, die aus der gefühlsmäßig fordernden Situation erwachsen könnte, nur wenige Absätze später wieder auf. Selbst wenn es Daniel also schlecht gegangen ist – und das können wir nicht wissen – tut er neurotypischen Leser:innen nicht den Gefallen, daraus eine emotionale Episode oder einen Plot mit klarer Spannungskurve zu konstruieren.

Haddon hingegen konstruiert das Ereignis der Zugfahrt als emotional aufgeladen und spannungsreich, man möchte fast sagen, als Trauma-Narrativ: »There were lots of people on the train, and I didn't like that, because I don't like lots of people I

---

44 Elena Semino zeigt schlüssig, dass die Häufung der Konjunktion »and« zwei weitere Funktionen hat: Erstens handele es sich um eine sprachlich einfache Wendung, die auf das jugendliche Alter des Erzählers hindeute, dessen Sprache noch nicht ausgereift sein dürfte. Zweitens markiere Haddon mit diesem sprachlichen Kniff die autistische Wahrnehmungswelt der Erzählerfigur, die weder unter- noch übergeordnet, sondern die Welt gewissermaßen als *Plateau* wahrnimmt, in der alle Eindrücke gleich wichtig sind.

don't know and I hate it even more if I am stuck in a room with lots of people I don't know.« Durch die Wiederholung der Beschreibung »lots of people« wird Christophers Gefühl von Überflutung, Überforderung und Abwehr verdeutlicht und empathisch zugänglich gemacht: Es sind einfach zu viele Menschen im Zug. Christophers Ekel und Abwehr gegenüber den anderen Fahrgästen wird zudem in den Wiederholungen von Verneinungen wie »didn't like«, »don't like«, »don't know« »weren't in my class« markiert.

Auch die zeitliche Gestaltung der Episode erinnert an Trauma-Erzählungen: Haddon verbindet das schreckliche Erlebnis der Zugfahrt mit einem früheren Trauma, das, obschon in einer Rückblende erzählt, auf der gleichen Zeitebene wie die Zugfahrt stattzufinden scheint, da es nur durch den Halbsatz »and it made me think of« von dem Ereignis im Zug getrennt ist. Beide Episoden lösen beim Ich-Erzähler starke Überflutungs- und Überforderungsgefühle aus.

Gleichzeitig streut Haddon hier noch eine andere Ebene ein, nämlich die der möglichen Perspektive von Christophers überforderter Mutter. Christophers Mutter erscheint hier zwar als Nebenfigur, ihre Binnenperspektive wird nicht erzählt, jedoch ist sie, da wir ihre Lebenswelt ja bis zu einem gewissen Grad teilen dürften, erahnbar: Wie muss es sich anfühlen, wenn das Kind während einer Fahrt unwillkürlich anfängt zu schreien, den Gurt abzulegen und sich aus dem fahrenden Auto zu stürzen? Damit holt er neurotypische Leser:innen gewissermaßen ab, die die Leerstelle (Wie fühlt sich wohl die Mutter?) mit Leben füllen können.

Anhand des Vergleichs lässt sich ablesen, dass Haddon, literaturwissenschaftlich gesprochen, einen »impliziten Leser« (Iser, 1972) konstruiert, der neurotypisch denkt und fühlt, der sich für die Innenwelten der Figuren, wie etwa für Christophers Gefühl von Überflutung und Überforderung interessiert, der lange Spannungsbögen mag und mit Christophers überforderter Mutter mitfühlt. Tammet hingegen liefert nur wenig Innenschau, löst die Spannung rasch auf, inkludiert nicht weitere mögliche Perspektiven; sprich: Er komponiert seinen Text nicht nach dem Geschmack von neurotypischen Leser:innen.

Der Vollständigkeit halber sei erwähnt, dass das Konzept des impliziten Lesers nicht an eine auktoriale Intention gekoppelt ist, sprich: Es wird nicht darüber spekuliert, welches Publikum ein:eine Autor:in schreibend vor Augen hatte. Vielmehr entsteht der implizite Leser durch die Interferenzen zwischen den im Text gesetzten Leerstellen und dem Sinnvollzug der Lesenden im Akt der Textlektüre. Überspitzt ausgedrückt produziert der Text seine Leser:innen ebenso wie Lesende den Text in der Lektüre erst lebendig werden lassen.

Wie wir gesehen haben, setzen Haddon und Tammet textliche Leerstellen auf sehr unterschiedliche Art und Weise. Haddon ist dort ausführlich, wo es um Eindrücke und Emotionen geht, während Tammet es bei wenigen Sätzen belässt. Dafür markiert er Wendepunkte, wie etwa, dass er etwas aus der missglückten Busfahrt gelernt hat, sehr deutlich, für den neurotypischen Geschmack wahrscheinlich zu deutlich, sodass die Spannungskurve rasch abflacht.

Bedeutet dies, dass Haddon der ›bessere‹ Schriftsteller ist? Es dürfte klar sein, dass diese Folgerung aus vielerlei Gründen unzulässig ist. Es gibt keinen logischen Grund dafür, neurotypische Lesegewohnheiten als den ästhetischen Goldstandard zu setzen und alles, was davon abweicht, als minderwertige, abweichende Form zu stigmatisieren. Außerdem wäre es geradezu absurd, dem neurotypischen Autor mehr Kompetenz im Schreiben über autistische Lebenswelten zuzuschreiben als autistischen Schriftsteller:innen.

Dennoch ist es gut möglich, dass die Mehrheit der neurotypischen Leser:innen den fiktionalen, nicht von einem Autisten geschriebenen Roman als spannender und insgesamt gefälliger empfinden. Es ist sicher kein Zufall, dass die Rezensentin von Williams' Erstling nach einem »angenehmen Leseerlebnis« (»a pleasant read«) suchte und damit wohl darauf hinauswollte, dass ihre Lesegewohnheiten und ihr Lesegeschmack als neurotypische Leserin getroffen werden sollten.

So verständlich neurotypische Erwartungen an Autobiografien auch sein mögen, so entsteht durch sie ein schwieriger, fast schon unauflöslicher double bind für die autistischen Autor:innen: Sie sollen so authentisch und wahrhaftig wie möglich von sich erzählen, gleichzeitig aber den Text so »neurotypisch« wie möglich gestalten. Was aber, wenn Spannungskurven für die Schreibenden nicht wichtig, die Nennung des Carotingehalts im Blut jedoch wahrhaftig und erzählenswert ist?

Interessanterweise reflektieren manche der Autobiografien die Spannung zwischen (neurotypischen) Leseerwartungen und dem, was aus Sicht von autistischen Autor:innen erzählenswert ist, gleichsam mit. So schreibt Susanne Schäfer: »Oft gibt es Dinge, die ungeheuer wichtig für mich sind, die aber die anderen überhaupt nicht interessieren. Aber welche dies sind, das kann ich doch nicht wissen« (1997, S. 17, Herv. im Original). Sie weiß lediglich, was für sie selbst wichtig wäre: »Würde ich jetzt darüber schreiben, was den größten Teil meines Lebens von Kindheit an ausgemacht hatte, so würde dies hier ein Astronomie-Buch werden« (S. 35). Sie fährt fort: »Aber es soll ja ein Buch über Autismus werden« (S. 35). Damit verdeutlicht sie eine Reibung zwischen dem, was sie für »ungeheuer wichtig« hält und den »größten Teil ihres Lebens ausmacht,« d.h. Astronomie, und dem, was das Buch bezwecken soll, d. h. Auskunft über autistisches Leben geben, erzählen, wie es sich anfühlt, Autistin zu sein. Diese Erwartung wird bereits im sogenannten »Paratext« (Genette, 1993) geweckt, womit jene Teile eines Buches bezeichnet werden, die nicht zur eigentlichen Erzählung gehören, wie Umschlagsgestaltung, Klappentext, Vorwörter usf., die meist vom Verlag gestaltet werden. Die Paratexte der Autobiografien enthalten häufig Vorworte von medizinischen Expert:innen, wie etwa Simon Baron-Cohen im Falle von Tammet, Andreas Riedel im Falle von Birgit Saalfrank und Christopher Gillberg, der einführende Worte zu Susanne Schäfers Buch findet, die auf dem Klappentext noch einmal in Teilen abgedruckt werden. Gillberg schreibt: »Susanne gibt auf eine begreiflichere Weise als irgendein Lehrbuch einen tiefen Einblick dahinein, wie es ist, ›Autismus zu haben‹« (Schäfer, 1997, S. 11). Seine Empathie und seine Wertschätzung für Susanne kommen hier sehr glaubhaft zum Ausdruck. Gleichzeitig verdeckt der Paratext ein Stück weit das, was aus Susannes ureigener, autistischer Motivation wichtig ist und war: den Wunsch, ein Astronomie-Buch zu schreiben, das gleichsam Auskunft über ihr Leben ist. Für neurotypische Menschen wäre ein solches Buch jedoch nicht oder nur sehr schwer zu dekodieren: Die meisten von »uns« würden es einfach nur als Sachbuch lesen, nicht als Buch über ein Leben. Naturwissenschaftlich nur wenig Bewanderte, wie die Autorin dieses Beitrags, würden es wahrscheinlich überhaupt nicht in die Hand nehmen. Es kann also bestenfalls ein Kompromiss zwischen autistischen Weltzugängen und neurotypischen Lesegewohnheiten gefunden werden.

9.6 Kompromisse, Grenzgänge, Übersetzungen

Axel Brauns »Buntschatten und Fledermäuse«, einer der wenigen Texte eines autistischen Autors, der außerhalb von spezialisierten Diskursen wahrgenommen wurde, dürfte ein besonders erfolgreicher Kompromiss zwischen autistischer Wahrhaftigkeit und neurotypischen Leser:innenerwartungen sein.[45] Brauns Autobiografie wirkt ausgesprochen durchkomponiert und literarisiert, jedoch nie hermetisch oder verkopft. Der Ton ist sachlich-beschreibend, immer wieder humorvoll, mit einer besonderen Rhythmik und einem perfekten Timing. Hier stellt sich die Frage, mit welchen sprachlichen Mitteln er diese Brücken zwischen autistischer und neurotypischer Lebenswelt baut. Meines Erachtens stechen besonders die folgenden Punkte heraus: Die Perspektivierung, die zwischen Binnen- und Außen-, bzw. Metaperspektive schillert, Lyrizität und Rhetorizität, wobei vor allem die sinnlich-klanglichen Aspekte der Sprache hervorscheinen, und das Einstreuen von Humor und Ironie.

Dies wird bereits im Auftakt des Buches deutlich. Zunächst scheint er ganz ähnlich vorzugehen wie etwa Dawn Prince-Hughes und Daniel Tammet, denn er entwirft seine persönliche Erzählung auch als eine allgemeinere Erzählung über autistische Lebenswelten. Die sprachliche Gestaltung ist indes humorvoll-distanziert gehalten:

> »Manche Autisten verleben still, in sich gekehrt, ihre Tage, andere toben herum, weil ihnen die Welt durch den Kopf rennt. Manche Autisten lernen es nie, sich richtig zu bedanken, anderen kommen diese Floskeln so trefflich über die Lippen, dass der Eindruck entsteht, sie verstünden, was ihnen da herausrutscht. Manche Autisten lachen gerne und plappern viel, andere sind eher sachlich und einsilbig. Manche Autisten verzweifeln an trübsinnigen Gedanken, andere haben ihre Zelte auf der heiteren Seite des Lebens aufgeschlagen.
>
> Das Leben im Autismus ist eine miserable Vorbereitung für das Leben in einer Welt ohne Autismus. Die Höflichkeit hat viele Näpfchen aufgestellt, in die man treten kann. Autisten sind Meister darin, keines auszulassen.« (Brauns, 2004, S. 9)

Die kleine Vignette stellt gewissermaßen »eine kurze, allgemeine Einführung in die möglichen Erscheinungsformen des Autismus« dar (Sukrow, 2016, S. 338). Gleichzeitig fächert er die Unterschiedlichkeit autistischer Menschen in einer Reihe von Gegensatzpaaren (»still, in sich gekehrt« vs. »toben«, »plappern« vs. »einsilbig«, »trübsinnig« vs. »heiter«) auf. Diese sind sprachlich so montiert, dass sie ein orga-

---

45 Er wurde, wie der Verlag auf dem Klappentext vermerkt, in der *NZZ* und der *Süddeutschen Zeitung* rezensiert. Ein Ausschnitt aus *Buntschatten und Fledermäuse* reichte schon für den Hamburger Förderpreis für Literatur. Das Werk wurde außerdem für den deutschen Bücherpreis in der Kategorie »Bestes Debüt« nominiert und schaffte es auf die Bestseller-Liste des *Spiegels*.

nisches Ganzes bilden. Brauns verwendet hier ein Reservoir an rhetorischen Mitteln, die man eigentlich aus der Lyrik kennt wie Anaphern und syntaktische Parallelkonstruktionen. Entsprechend beginnen die ersten drei Sätze mit der identischen Formel »Manche Autisten«, denen dann syntaktisch identisch formulierte, inhaltlich jedoch gegensätzliche Informationen folgen. Dadurch entsteht ein Gefühl für Harmonie in der Gegensätzlichkeit und der Prolog bekommt eine rhythmische, fast tanzende Qualität.

Neben der Rhetorizität fällt ins Auge, dass sich das erzählende Ich in eine Metaperspektive zurückzieht, aus der heraus es nicht-autistische Leser:innen zu einer differenzierten Sicht auf autistische Menschen einlädt, die, wie seine Schilderungen naheliegen, sehr unterschiedlich sein können. Im Zuge dessen »gesteht [er] sich aber durchaus verallgemeinernde und wertende Urteile zu« (Sukrow, 2016, S. 33), wie Bianca Sukrow richtig beobachtet. Der Erzähler spricht mit seinem im Irrealis formulierten Satz »dass der Eindruck entsteht, sie verstünden, was ihnen da herausrutscht« autistischen Menschen im Allgemeinen ein Verständnis für die Bedeutung des Sich-Bedankens als soziales Höflichkeitsritual ab (Sukrow, 2016, S. 33). Er erzählt von der autistischen Wahrnehmung also sowohl aus der Binnenperspektive des Betroffenen als auch aus der Metaperspektive des Literaten, der Vielfalt sprachlich abzubilden sucht.

Interessant ist darüber hinaus, dass Brauns die Sprache nicht als reines Instrument zur Informationsvergabe konstruiert, sondern vielmehr als kreatives Spielfeld beschreibt, das ihm große Freude bereitet. Dies wird beispielsweise in seiner Wortschöpfung »Näpfchen« deutlich, das ihm offensichtlich besser gefällt als das allseits bekannte »Fettnäpfchen«. Dass er dieses Wort bewusst und mit großem Vergnügen für sich selbst gemünzt hat, erklärt er eine Seite später in einer dritten Vignette: »Kaum ein Leser dürfte, falls er über das Wort Näpfchen gestolpert ist, ermessen haben, wie glücklich ich mich schätze, so ein niedliches Wort gleich zu Beginn des Buchs begrüßen zu dürfen« (Brauns, 2004, S. 11). Damit baut er seinen neurotypischen Leser:innen eine Brücke: Sein Gefühl für Sprache und ihren Rhythmus, für hintergründigen Wortwitz und die Möglichkeiten des Deutschen durch Komposita – man denke auch an den Neologismus im Titel »Buntschatten« – neue Wörter zu erfinden, schmiegt sich gewissermaßen an einen neurotypischen, möglicherweise auch einen bildungsbürgerlichen Literaturgeschmack an. Die von ihm abgerufene Figur des irgendwie liebenswerten Tölpels, der Meister darin ist, kein »Näpfchen« auszulassen, ruft wiederum humorvolle Bilder ab, mit denen sich eine Vielzahl von Lesenden – ob autistisch oder neurotypisch – teils mitfühlend, teils selbstironisch identifizieren können. Wem wäre nicht schon ein Missgeschick unterlaufen, das man lieber aus dem Gedächtnis tilgen würde?

Brauns' ungewöhnlicher und doch zur Identifikation einladender Sprachgebrauch wird besonders in jenen Abschnitten deutlich, in denen er seine Faszination für bestimmte Sinneseindrücke schildert und dabei erneut auf Wortneuschöpfungen zurückgreift. Lesend folgen wir ihm, wie er im Sandkasten »wischelt«, wie er »lichtelt« (ebd., S. 29) und »dingelt« (ebd., S. 32), d.h. »die milchige Farbe der Türe [...] im Röhrenlicht« betrachtet (ebd., S. 29) und die ihn umgebenden Dinge »mit [s]einer Aufmerksamkeit [...] umkränz[t]« und so »Ordnung zwischen Gleichem« stiftet und »räumlich Getrenntes« verbindet (ebd., S. 32). Wie Dawn Prince-Hughes schildert Brauns eine Art Sucht (sie nennt es »sensual addictions«, Prince-Hughs, 2004, S. 23) nach der Wiederholung bestimmter Sinneseindrücke, mit denen er sich »hingebungsvoll«, »lustvoll« und »genussvoll« beschäftigt (ebd., S. 32). Er tut dies jedoch auf eine Weise, in der die Phänomene nicht einfach nur aus der Sache heraus geschildert werden, sondern die Sprache selbst sinnlich verdreht oder lautmalerisch nachgeahmt wird. Er liebt das »Klack, klack, rums« (ebd., S. 28) Geräusch, das er der Türklinke und dem Zuknallen seiner Zimmertüre entlocken kann; ist »hingerissen« von der Entdeckung, dass die Türklinke auf einer Seite der Tür hintergedrückt werden kann und sich gleichzeitig auf der anderen Seite der Türe senkt, so hingerissen, dass er den Vorgang »hunderte Male hintereinander« wiederholt (ebd., S. 29).

Den sinnlichen Genuss, den er aus seinen Handlungen zieht, umschreibt er mit dem Satz: »Nach kurzer Zeit bildete sich aus dieser Begeisterung ein Muster, das Belohnung in sich selbst fand« (ebd., S. 29). Dieser Satz, der sich wie eine Art Refrain durch das Buch zieht, lässt die innere Verkapselung des autistischen Kindes, das ganz auf den Sinneseindruck fokussiert und »sich selbst genug ist« für neurotypische Leser:innen verständlich und sinnlich greifbar werden. Das erlebende Ich erfährt eine innere »Belohnung« durch Ordnung, Wiederholungen und »Muster,« die sich neurotypischen Leser:innen kaum erschließen dürfte, wenn sie sich nicht auf Brauns' Perspektive einlassen. Denn von außen betrachtet – und diese Perspektive lässt Brauns ebenfalls zu – sieht man lediglich ein Kind, das die Türe malträtiert. Entsprechend macht seine Mutter »Geräusch«: »... Tür ... kein Spielzeug« (ebd., S. 29).

Ganz ähnlich verhält es sich mit dem Phänomen der Echolalie, die Brauns hier zunächst aus der Binnenperspektive des erlebenden Ichs, also des Kindes Axel, schildert. Wir erfahren, dass Axel zunächst laut, später nur innerlich, Worte, dessen Klang ihm gefallen, unablässig wiederholt »Dampfwalze – Dampfwalze – Dampfwalze«, »Hafen – Hafen – Hafen« (ebd., S. 38), »Mürbeteig – Mürbeteig – Mürbeteig« (ebd., S. 44), bis ihn seine Mutter ermahnt, er solle nicht alles »nachplappern« (ebd., S. 39):

»Das letzte Wort fand Heimat bei mir, es klang so schön wie das Wort Näpfchen. [...] Dabei purzelten die Worte aus mir heraus:
»Nachplappern, nachplappern, nachplappern.«
»Hör auf! Du bist doch kein Papagei!«
Eine vergnügte Stimme hallte in mir wieder [sic]: Papagei – Papagei – Papagei. Ich schloss sogleich Freundschaft mit ihm. Mein Mund blieb verschlossen.« (Brauns, 2004, S. 39)

Brauns schildert hier einen Lernprozess, in der er seine (autistische) Liebe zu klangvollen Wörtern, die er zugleich »zwanghaft« wie lustvoll wiederholt, in eine, durch neurotypische Werte und Normen strukturierte Welt integriert: Er schließt weiterhin »Freundschaft« mit den Klängen, tut dies jedoch im Stillen. Damit erfüllt Brauns als Erzähler einerseits die Gattungskonvention des Reifens und Wachsens, das in die Autobiografie eingeschrieben ist, andererseits nutzt er das Wechselspiel zwischen unterschiedlichen Perspektiven, um eine humorige Doppelbödigkeit entstehen zu lassen. Lesend können wir zwischen der Perspektive des Kindes Axel, der Perspektive seiner genervten Mutter, und einer übergeordneten Metaperspektive, die dem älteren, erzählenden Ich zuzuordnen ist und die eine Vermittlerposition zum Lesenden einnimmt, wechseln. Zur Verdeutlichung sei eine weitere Passage zitiert, in der er schildert, wie seine Mutter (von ihm als »Haha« adressiert) ihn und seinen Bruder »Heimer« auf den Spielplatz mitnimmt und den Versuch macht, ihn zum Spielen mit anderen Kindern zu bewegen:

> »Ich wandte den Fledermauskindern den Rücken zu und schaufelte Sand in meinen Eimer. Mit der Hand wischelte ich über Sandhügel im Eimer, bis der Sand glatt war.
> Rupsrups.
> Die Haha machte Lippenlärm und zeigte einzeln auf die Fledermauskinder, die in der Sandkiste mit dem Heimer herumhuschten, und machte Geräusch:
> ›Peter ... Wolfgang ... Barbara ... Gerd ... Christoph ...‹.« (ebd. S. 18)

Brauns gestaltet die Episode derart, dass der Blick des erlebenden Ichs überwiegt. Das Kind Axel nimmt Sprache zuallererst als »Lippenlärm« wahr, dem es nur schwer Bedeutung entnehmen kann. Axels Zugang zur Welt wird als sinnlicher, als hörender und haptisch fühlender, nicht jedoch als semantischer, bedeutungsorientierter konstruiert: Er streicht den Sand glatt und genießt das Gefühl des »Wischelns« und das Geräusch des »Rupsrups«; das sinnliche Genießen von Gefühl und Klang wird durch die lautmalerischen Neologismen »Wischeln« und »Rupsrups« unterstrichen. Durch die kreative Umgestaltung und Verfremdung der Sprache werden wir lesend in seine Welt hineingezogen. Gleichzeitig können wir jedoch auch die Perspektive seiner Mutter einnehmen, für die das Gesagte ja nicht »Lippenlärm« ist, sondern ein Kommunikationsversuch. Daraus entsteht schließlich eine dritte Perspektive, die Perspektive, die in den Vignetten des Prologs anklingt, eine »Metaperspektive« (Sukrow, 2016, S. 343), die weder den Einschränkungen des erlebenden Ichs, d. h. des autistischen Kleinkindes, noch den Einschränkungen seiner Mutter, die nicht ahnen kann, was in ihrem Kind vorgeht, warum es nicht mit den anderen Kindern spielen mag und ihre Worte nicht versteht, unterliegt. Brauns Spiel mit Perspektiven zeigt also eine ausgesprochen bemerkenswerte Fähigkeit zur theory of mind.

Ebenfalls außergewöhnlich ist, dass Ironie ein wesentliches Strukturmerkmal von Brauns Autobiografie bildet. Ironie findet hier auf zwei Ebenen statt: Zum einen auf der verbalen Ebene, durch den leisen, selbstironischen Ton, der sich durch den Text zieht. Zum anderen auf der Ebene von Wissens- und Informationsvergabe, also dem, was im Englischen »dramatic irony« genannt wird. Es handelt sich hier eigentlich um ein Konzept aus der Theaterforschung, mit der spannungserzeugende Elemente, wie etwa die Szene in Shakespeares Hamlet, in der der Mörder König Claudius sich betend Gott anvertraut und dabei, ohne es zu merken, von Hamlet beobachtet wird. Das Publikum indes kann Hamlet sehen und weiß somit mehr als der Schurke des Stücks, wodurch ein spannungsreiches Wechselspiel der Identifikationsmöglichkeiten kreiert wird: Das Publikum kann sowohl um Claudius Leben fürchten, der, obschon der Schurke des Königs, doch charismatisch und ein guter König ist (anders als der alte Hamlet hat er Friedensverhandlungen mit dem verfeindeten Norwegen begonnen), als auch sich in Hamlets innere Zerrissenheit einfühlen.

Die unterschiedlichen Wissensbestände und Identifikationsangebote in »Buntschatten und Fledermäuse«, die im Modus der Multiperspektivität erzählt werden, haben ebenfalls etwas (im englischen Sinne) Ironisches: Die Lesenden können sich in das erlebende Ich, das die »Fledermauskinder« fürchtet, »Lippenlaute« kaum versteht und lieber »wischelt« als in Interaktion zu gehen, hineinversetzen. Dennoch können sie auch die Metaperspektive des erzählenden Ichs einnehmen, das gelernt hat, dass sein Spiel mit der Türe, seine Echolalie und seine Weigerung, mit anderen Kindern zu spielen, aus neurotypischer Perspektive befremdlich und unverständlich ist. Durch das Einstreuen der Stimme der Mutter, meist in wörtlicher Rede, kommt noch eine weitere, dritte Perspektive ins Spiel, durch die sich vor allem neurotypische Leser:innen angesprochen fühlen. Als neurotypische Leserin und Mutter zweier Kinder wurden bei mir auch Bilder wachgerufen: Was hätte ich gefühlt, hätte eines meiner Kinder das Spiel mit Anderen abgelehnt, während sich das andere hineinstürzt? Aus diesem Spiel mit unterschiedlichen Perspektiven entsteht ein Vexierbild, das zugleich empathische Identifikation und ironische Distanznahme ermöglicht. Möglicherweise, und hier muss ich ein wenig spekulieren, liegt ein Grund für den bemerkenswerten Erfolg von Brauns Autobiografie: Der Text zielt auf ein Lesepublikum ab, dem das Wechseln zwischen unterschiedlichen Perspektiven nicht nur leichtfällt, sondern das auch ein ästhetisches Vergnügen daraus zieht. Mit anderen Worten schafft er den eingangs angesprochenen Spagat zwischen Authentizität und Literarizität. Es gibt keinen Grund daran zu zweifeln, dass es sich hier um eine Autobiografie, also um tatsächlich Erlebtes, handelt, dass beispielsweise das autistische Kind Axel tatsächlich nicht mit anderen Kindern spielen wollte, Sprache zunächst nicht semantisch verstand, usf. Das Erlebte wird jedoch von Brauns so gestaltet, dass neurotypische Leser:innen immersiv in das Erzählte eintauchen können.

An dieser Stelle ist auch Brauns sinnliche Verdrehung der Sprache, seine Verwendung von Lautmalerei und Neologismen, besonders prägnant, denn er erzielt so gewissermaßen einen doppelten Effekt: Einerseits macht er dadurch die Perspektive, des im Spiel mit sich selbst versunkenen, autistischen Kindes besonders gut nachfühlbar, andererseits erfüllt er aber auch den (wahrscheinlich überwiegend neurotypischen) Wunsch nach Einfühlung und Immersion in der erzählerisch entworfenen Welt. Um den Unterschied zu den bislang betrachteten Werken noch einmal deutlich zu machen: Während Williams und Prince-Hughes ihre Faszination für bestimmte Sinneseindrücke gut nachvollziehbar beschreiben, schlüssig erklären und somit auch für neurotypische Menschen verständlich machen, bietet Brauns den Lesenden an, die autistische Wahrnehmung sinnlich zu fühlen. Was Brauns hier erreicht, ist also die Auflösung eines komplexen Paradoxons: Er trifft neurotypische Lesegewohnheiten genau in den Momenten, in denen er das für neurotypische Menschen eigentlich Fremde und Bizarre der autistischen Wahrnehmung thematisiert.[46]

---

46 Einschränkend sei hier festgehalten, dass es natürlich ebenso wenig genau »die« neurotypischen Leseerwartungen und Gewohnheiten gibt, wie es »die« autistische Sprache gibt. Wenn ich es genau nehmen würde, müsste ich schreiben, dass er den durch meine (bildungsbürgerliche, weiblich gegenderte, in Sorgearbeit involvierte, und ganz persönliche etc.) Identität geprägten Geschmack gut trifft. Dies wäre mir jedoch ein wenig pedantisch und auch nicht ganz wahrhaftig vorgekommen. Denn selbst, wenn ich es nicht mit hundertprozentiger Sicherheit wissen kann, so scheint es mir doch sehr plausibel, dass viele neurotypische (und sicher auch einige autistische) Lesende gerne »in Büchern ver-

»Buntschatten und Fledermäuse« ist damit eine außerordentliche Übersetzungsleistung zwischen neurotypischem und autistischem Realitätszugang, ein Wandern zwischen zwei sehr unterschiedlichen, sich reibenden kognitiven Perspektivierungen der Welt. Ob dies die Folgerung zulässt, dass der erwachsene Autor Axel Brauns seinem Autismus entwachsen sein muss, oder umgekehrt, dass Simon Baron-Cohens Definition von Autismus als »mindblindness« zu global formuliert ist, vermag ich als Literaturwissenschaftlerin nicht zu sagen. Stattdessen möchte ich auf eine interessante Parallele hinweisen, die m. E. zwischen Brauns Grenzgang zwischen verschiedenen Arten wahrzunehmen und dem Phänomen der kulturellen Übersetzung, das als besonderes Merkmal der transkulturellen Literatur (oder auch »Weltliteratur«, vgl. Damrosch), etwa der Romane von Salman Rushdie, Kazuo Ishiguro oder Jhumpa Lahiri herausgestellt wurde (vgl. z. B. Walkowitz). So wie die sogenannte »Weltliteratur« zwischen verschiedenen kulturellen Kontexten und, im Falle von Lahiri, die sowohl auf Englisch als auch auf Italienisch schreibt, auch zwischen unterschiedliche Sprachen übersetzt, so vermittelt Brauns zwischen unterschiedlichen Bezügen zur Welt.

9.7   Sprache als Klang und Bild

Das Beispiel von Brauns »Buntschatten und Fledermäuse« legt nahe, dass lyrische Sprache und Autismus sich nicht grundsätzlich ausschließen. Brauns schöpft aus einem großen Reservoir kreativer, lyrischer Sprache, wie sich anhand seiner zahlreichen Wortneuschöpfungen, seiner durchkomponierten Syntax und ungewöhnlicher Verknüpfung unterschiedlicher Semantiken zeigt. Dennoch scheint lyrische Sprache mit Blick auf »autistische« Literatur zunächst ein abwegiges Thema zu sein. Als eines der zentralen Elemente der lyrischen Sprache gilt doch das Setzen bzw. das Verstehen von übertragener Bedeutung, wie etwa von Metaphern, was indes häufig als eine der charakteristischen Schwächen von autistischen Menschen hypostasiert wird. So bedauert auch Christopher Savarese, einer der wenigen Experten für Literatur von Menschen aus dem autistischen Spektrum: »Because autistics cannot discern the mental states of others, experts claim, the undisclosed and indirect meaning of metaphor eludes them.« (Savarase, 2015, S. 394).[47]

---

sinken«, dass sie sich das Erzählte vor dem inneren Auge sinnlich vorstellen wollen, dass sie sich in die Hauptfigur einfühlen möchten, auch oder gerade wenn diese ambivalent bleibt, ebenso wie viele autistische (und nicht wenige neurotypische) Menschen mit viel Genuss im Pflegen von bestimmten Spezialinteressen »versinken«, wie Daniel Tammet in numerischen Systemen, Susanne Schäfer in der Astronomie und Temple Grandin in der Welt der Säugetiere. Dass in beiden Fällen andere Faktoren wie Geschlecht, Schichtzugehörigkeit, Alter, kulturelle Identität große Unterschiede machen können, ist damit unbenommen.

47   Vgl. auch Happe (1995), Rundblad/Annaz (2010).

Tatsächlich ist jedoch die wissenschaftliche Evidenz für diese weit verbreite These weniger eindeutig, als man vermuten mag (vgl. Riedel et al., 2014). Darüber hinaus ist auch hier eine gewisse Skepsis und Vorsicht gegenüber einer Engführung der neurotypischen Perspektive angebracht, durch die vorschnell Formen des Wahrnehmens und Schreibens als anders und reformbedürftig stigmatisiert werden. Wie Savarese in Anlehnung an Donna Wiliams Buch Autism and Sensing vorschlägt, könnte die Differenz zwischen autistischen und neurotypischen Wahrnehmungsformen als eine, zwischen einer sprachbezogenen, interpretierenden Verarbeitung von Informationen und einem »sensorischen Wissen« (»sensory knowledge« Williams, 1998, S. 68, zitiert nach Savarese, 2015, S. 395), einer sehr viel direkteren, körperlichen und weniger semantisierten Wahrnehmung der Welt ausbuchstabiert werden. Das sensorische Wahrnehmen, Sprache in ihrer klanglichen Ausformung, die (noch) nicht auf eine bestimmte Bedeutung hin wahrgenommen wird, ist jedoch, hier würde ich Savarese folgen, ein wichtiges Element der Lyrik.

Eine weitere Besonderheit in der autistischen Wahrnehmung sind nicht selten Synästhesien. Damit wird ein Phänomen beschrieben, das das simultane Erleben zweier unterschiedlicher Sinneswahrnehmungen enthält. Konkret kann das bedeuten, dass das Hören eines Klangs mit dem Wahrnehmen eines Geschmacks einhergeht, wie etwa bei Tito Mukhopadhyay, der erklärt, dass der Klang einer bestimmten Stimme nach Tamarinden-Pickle schmeckt (»the sound of her voice [...] tasted like tamarind pickle«, Mukhopadhyay, 2008, S. 110) oder eine Zahl Form und Farbe hat, wie bei Daniel Tammet, der schreibt: »The number one, for example, is brilliant and bright white« (2006, S. 3).

Hier ist wichtig zu erwähnen, dass längst nicht alle Autist:innen Synästhesien erleben; und umgekehrt auch vereinzelt neurotypische Menschen Synästhesien wahrnehmen. Allerdings sind laut Simon Baron-Cohen (2013) Synästhesien bei Menschen aus dem autistischen Spektrum sehr viel häufiger als bei neurotypischen Menschen. Laut seiner Studie erleben 18,9 % aller autistischen Menschen gegenüber 7,2 % in der neurotypischen Kontrollgruppe verschiedene Sinneseindrücke als miteinander verbunden, wie oben von Mukhopadhyay beschrieben.

Tatsächlich ist die Synästhesie nicht nur eine Form der Wahrnehmung, sondern auch Figur des poetischen Schreibens, die wir nicht unbedingt an das Erleben einer Autorin oder eines Autors knüpfen müssen. Sie findet sich beispielsweise in der Lyrik des britischen Dichters William Blake (1757–1827) oder des französischen Lyrikers Arthur Rimbaud (1854–1891). Für Rimbaud ist die Lyrik eine überdachte »Ausschweifung der Sinne« (»dérèglement de tous les senses«, 1871, S. 125, wörtlich übersetzt eine »Entregelung der Sinne«), die durch die lyrische Sprache durcheinandergebracht und wieder miteinander verbunden wird. In der Tat haben Tammets und Mukhopadhyays Beschreibungen synästhetischer Empfindungen etwas ausgesprochen Poetisches. Zur Verdeutlichung zitiere ich aus einem Ausschnitt aus Mukhopadays autobiografisch-lyrischem Text »How Can I Talk?« (2008). Hier beschreibt Mukhopadhyay seine Teilnahme an einem Sprachverstehenstest. Der testende Neurologe hat Zweifel daran, dass der »schwer autistische Mensch« (»›severely‹ autistic« Savarese et al., 2014, S. 27) Sprachkompetenz besitzt:

>»Claude read ... I saw the voice transform into long apple green and yellow strings, searching under the table for who knows what? Threads like raw silk forming from Claude's voice.
> Claude read. I watched those strings vibrate with different amplitudes as Claude tried to impress the silent beholders and serious researchers of autism with the varying tones of a near-to-perfection performance.
> Claude read. I watched those strings with stresses and strains, reaching their own elastic limits and snapping every now and then, when his voice reached a certain pitch. I saw those snapped strings form knots like entangled silk, the color of apple green and yellow.«
> (Mukhopadhyay, 2008, S. 200–201)

Mukhopadhyay lädt uns hier gewissermaßen ein, Sprache so zu empfinden, wie er sie empfindet: Als Klang, der sich in schwingende, apfelgrüne und gelbe Fäden verwandelt, die sich, als der Sprecher seiner Stimme mehr Ausdruck verleiht und den Klang variiert, um die seriösen Forschenden zu beeindrucken, zu reißen beginnen.

Auf einer sublimen Ebene bekommt Mukhopadhyay alles Wichtige mit: Er fühlt die Stimmung im Raum, die buchstäbliche Angespanntheit, die sich im Bild der gespannten Fäden manifestiert. Er nimmt die Unsicherheit des Lesenden Claude (möglicherweise der Assistent des Neurologen) wahr, der die anwesenden Ärzte beeindrucken möchte und den performativen Charakter des Settings. Er erfährt dies alles durch Farben und Bilder, die durch den Tonfall von Claudes Stimme vor seinem inneren Auge entstehen. Doch eines entgeht ihm: der Inhalt des Gelesenen. Entsprechend antwortet er auf die Frage, was denn vorgelesen wurde: »the beauty of the colour green« (S. 201), was der anwesende Experte ausschließlich als Evidenz dafür betrachtet, dass Mukhopadhyay am Sprachverständnis scheitert (Saravese et al., 2014, S. 27).

Dies ist besonders tragisch, vielleicht auch tragisch-komisch, da Mukhopadhyays Text zeigt, was für außerordentliche sprachliche Fähigkeiten er besitzt. Mukhopadhyay verwendet hier ein ganzes Register von rhetorischen Figuren, wie etwa Anaphern, d. h. Wiederholungen einzelner Wörter oder Satzteile (»Claude read«, »I watched«), Parallelismen, d. h. Wiederholung syntaktischer Strukturen, die Verben des Sehens enthalten (»I saw the voice«, »I watched those strings«) und gezielt gesetzte Absätze, die der Passage etwas Lyrisches verleihen. So entsteht ein langsamer Rhythmus, der von Bildern unterlegt wird. Als Lesende sehen wir zwar nicht dasselbe wie Mukhopadhyay, aber wir werden in seine synästhetische Wahrnehmungswelt eingeladen.

Neben der klanglichen Ästhetik fällt auf, dass Mukhopadhyay Beobachtungen einstreut, in denen er die Dynamik zwischen den Forschenden und Claude einfängt: »Claude tried to impress the silent beholders and serious researchers of autism with the varying tones of a near-to-perfection performance.« Der Ton, in dem er die Beobachtung schildert, hat etwas Augenzwinkerndes, vielleicht sogar etwas bissig-Sarkastisches an sich.[48] Tito Mukhopadhyay fängt hier das Machtgefälle

---

48 Man könnte freilich einwenden, dass der Sarkasmus nicht der Intention des Autors entspricht und nur von der neurotypischen Leserin »hineininterpretiert« wurde. Unter Umständen ist die Beschreibung auch ganz sachlich gemeint. Hier zeigt sich einmal mehr

zwischen den Wissenschaftlern und dem Assistenten sowie das Machtgefälle zwischen ihm selbst als Untersuchungsgegenstand und den »ernsthaften Autismus-Forschern« ein. Auch diese Subtilität entgeht den anwesenden Wissenschaftlern, die hier, ironischerweise, ohne dass sie es mitbekommen, selbst zum Objekt der Beschreibung werden. Sie merken offenkundig nicht, dass der Autist sie auf einer bestimmten Ebene sehr genau wahrnimmt und so den Blick umkehrt: So wie die Wissenschaftler den Autisten nur aus ihrer verengten Perspektive wahrnehmen, als unfähig, Sprachsemantik zu verstehen, so nimmt er sie aus seiner ureigenen Perspektive wahr, als Wesen, die Klänge produzieren, die bei ihm Bilder und Farben erzeugen, die Stimmungen aussenden und Macht ausüben, aber nicht als Sprecher im semantischen Sinne, als verbal kommunizierende Gegenüber.

9.8 Resümee

Autobiografisches Schreiben ist für autistische Autor:innen eine Form der Selbstermächtigung sowie der Kohärenzherstellung. Mitunter könnte es auch als ein Versuch, in Kommunikation zu treten, auf kontrollierte Weise Dinge aus dem Leben zu erzählen, die besonders einschneidend und wichtig waren, verstanden werden. Die Ich-Perspektive deutet dabei eine besondere Aufrichtigkeit und Authentizität an, lässt jedoch auch Raum für die Prozesshaftigkeit von Identität und Selbst, die sich beispielsweise anhand der kognitiven und zeitlichen Trennung zwischen erzählendem und erlebendem Ich zeigt. Diese allgemeinen Punkte sind, wie die Vergleichsanalysen gezeigt haben, »autistischen« und »neurotypischen« Autobiografien gemein.

Dennoch verwenden autistische Autor:innen die Textgattung der Autobiografie oft auch auf eine unkonventionelle, für neurotypische Lesegewohnheiten nicht immer »gefällige« Weise. Autistische Autobiografien sind häufig aufzählend narrativiert; beispielhaft dafür steht das Einstreuen von Listen und die gehäufte Verwendung der Konjunktion »und«. Das enumerative Erzählen kann mitunter wenig spannungserzeugend wirken und sich an neurotypischen Lesegewohnheiten reiben. Gleichzeitig bietet das Listenformat jedoch auch einen Fundus für ungewöhnliche Erzählformen und Bündelung von Informationen.

Ein weiteres besonderes Merkmal autistischer Autobiografien ist die Vermengung des Erzählens von sich mit Sachbuch-artigem Schreiben. Autistische Autobiografien handeln von einem Menschen, der sich in der neurotypischen Welt zurechtfinden muss, aber eben auch von Zahlen und linearen Ordnungen, von Tieren und deren Wahrnehmung, von besonderen Orten und Himmelskörpern. Kellerräumen, Heizkörpern, der Zahl 11, einer Milchkuh, einem gefangenen Go-

---

die Reibung zwischen neurotypischer und autistischer Sprachverarbeitung, die sich nicht ohne Weiteres auflösen lässt.

rilla im Zoo etc. und gewinnen, gesehen durch den Blickwinkel autistischer Autor:innen, eine Relevanz und Lebendigkeit, wie sie in neurotypischen Autobiografien nur Mitmenschen zugedacht wird.

Auch mit Blick auf die sprachliche Feinstruktur konnten interessante Besonderheiten festgestellt werden. Sprache wird häufig sinnlich-klanglich wahrgenommen und entsprechend verwendet. Besonders innovativ sind hier Axel Brauns und Tito Mukhopadhyay, die die Alltagssprache kreativ verdrehen und neu zusammensetzen und sich lyrischer Stilmittel wie Anaphern, Neologismen und Parallelismen bedienen. Besonders augenfällig im Falle von Mukhopadhyay ist die Häufung von synästhetischen Beschreibungen, die er einerseits tatsächlich als solche wahrnimmt, die andererseits jedoch auch als lyrische Sprachbilder fungieren, als kreative Verwirrung der Sinne.

Die Lektüre von Autobiografien von Menschen aus dem Autismus-Spektrum lohnt sich also gerade auch für neurotypische Menschen, jedoch aus anderen Gründen, als man vielleicht annehmen könnte. Abgesehen von »Buntschatten und Fledermäuse« lädt keiner der untersuchten Texte auf die typische Weise dazu ein, tief in die erzählte Welt einzutauchen, sich mit den Figuren zu identifizieren und Spannung zu erleben. Meines Erachtens tut dies auch nicht Not, und die Irritation durch das Fehlen dieser Merkmale kann sogar von großem Gewinn für die neurotypische Leser:innen sein, gerade weil sie sich mitunter befremdet fühlen. Autistische Menschen fühlen sich umgekehrt ja allzu oft von der Sprache und den Normen der neurotypisch funktionierenden Welt befremdet und überfordert. Wenn neurotypische Menschen ihrem Gefühl der Befremdung Raum lassen, ohne es sofort in Wertung zu gießen, kann Verbindung mit dem (aus neurotypischer Sicht) Fremden und Anderen entstehen. Das bedeutet nicht zwingend, dass autistische Literatur die Welt verbessert oder auch nur inklusiver macht. Aber sie bietet vielleicht eine kleine Dosis Gegengift zu polarisierenden Kämpfen um Anerkennung der je eigenen Identität, eine Einladung zum Innehalten und einen Anlass zur Reflexion über das Eigene und das Fremde und die möglichen Räume dazwischen.

9.9 Sekundärliteratur

Baron-Cohen, S., Johnson, D., Asher, J. et al. (2013). Is Synesthesia more Common in Autism? *Molecular Autism, 4*(40). https://doi.org/10.1186/2040-2392-4-40

Cohn, D. (1978). *Transparent Minds*. Princeton, NJ: Princeton University Press.

Couser, T. (2013). Disability, Life Narrative, and Representation. In L. Davi (Hrsg.), *The Disability Studies Reader* (pp. 456–460). Routledge.

Damrosch, D. (2003). *What is World Literature?* Princeton University Press.

Eakin, P. (1999). *How our Lives become Stories: Making Selves*. Ithaca.

Freeman Loftis, S. (2015). *Imagining Autism. Fiction and Stereotypes on the Spectrum*. Indiana University Press.

Frith, U. (2008). *Autism. A Very Short Introduction*. Oxford University Press.

Genette, G. (1980). *Narrative Discourse: An Essay in Method*. Übers. Jane E. Lewin. Cornell University Press.

Genette, G. (1993). *Fiction and Diction*. Übers. Catherine Porter. Cornell University Press.
Genette, G. (2001). *Paratexte. Das Buch vom Beiwerk des Buches*. Übers. Dieter Hornig. Suhrkamp.
Happe, F. (1995). Understanding Minds and Metaphors: Insights from the Study of Figurative Language in Autism. *Metaphor and Symbolic Activity*, 10(4), 275–295. https://doi.org/10.1207/s15327868ms1004_3
Hartl, M. (2010). *Emotionen und affektives Erlebne bei Menschen mit Autismus*. VS.
Iser, W. (1972). *Der implizite Leser: Kommunikationsformen des Romans von Bunyan bis Beckett*. Fink.
Iser, W. (1974). *Die Appellstruktur der Texte: Unbestimmtheit als Wirkungsbedingung literarischer Prosa*. Universitätsverlag Konstanz.
Lejeune, P. (1989). *On Autobiografy*. Hrsg. John Eakin. University of Minnesota Press.
Mainberger, S. (2003). *Die Kunst des Aufzählens. Elemente zu einer Poetik des Enumerativen*. De Gruyter.
Mallett, R., & Runswick-Cole, K. (2012). Commodifying Autism: The Cultural Contexts of ›Disability‹ in the Academy. In D. Goodley, B. Hughes & L. Davis (Hrsg.), *Disability and Social Theory: New Developments and Directions* (pp. 33–51). Palgrave Macmillan. http://doi.org/10.1057/9781137023001_3
Myung-Ok Lee, M. (2019). The Trouble with Autism in Novels. New York Times. Abgerufen am 4. Februar 2019 von https://www.nytimes.com/2019/02/04/books/review/autism-marie-myung-ok-lee.html
Rayson, P. (2008). From key words to key semantic domains. *International Journal of Corpus Linguistics*, 13(4), 519–549. https://doi.org/10.1075/ijcl.13.4.06ray
Riedel, A., Suh, H., Haser, V. et al. (2014). Freiburg Questionnaire of linguistic pragmatics (FQLP): psychometric properties based on a psychiatric sample. *BMC psychiatry*, 14, 374. https://doi.org/10.1186/s12888-014-0374-9
Rimbaud, A. (1871/2023). Lettre de Rimbaud à Paul Demeny 15 mai 1871. Arthur Rimbaud-Correspondance.
Rüggemeier, A. (2014). *Die relationale Autobiografie. Ein Beitrag zur Theorie, Poetik und Gattungsgeschichte eines neuen Genres in der englischsprachigen Erzählliteratur*. WVT Wissenschaftlicher Verlag Trier.
Rundblad, G. & Annaz, D. (2010). The Atypical Development of Metaphor and Metonymy Comprehension in Children with Autism. *Autism*, 14(1), 29–46. https://doi.org/10.1177/1362361309340667
Savarese, R. J. (2015). What Some Autistics Can Teach us about Poetry: A Neurocosmopolitan Approach. In The Oxford Handbook of Cognitive Literary Studies. Hrsg. L. Zunshine. Oxford University Press, S. 393–418.
Savarese, R. J., & Zunshine, L. (2014). The Critic as Neurocosmopolite; Or, What Cognitive Approaches to Literature Can Learn from Disability Studies: Lisa Zunshine in Conversation with Ralph James Savarese. *Narrative*, 22(1), 17–44. http://www.jstor.org/stable/24615408
Schwalm, H. (2014) *Autobiografy. The living handbook of narratology*. Abgerufen am 10. März 2023 von http://www.lhn.uni-hamburg.de/
Semino, E. (2014). Language, Mind and Autism in Mark Haddon's The Curious Incident of the Dog in the Night-Time. In M. Fludernik & D. Jacob (Hrsg.), *Linguistics and Literary Studies: Interfaces, Encounters, Transfers* (S. 279–278). De Gruyter.
Simner, J. and E. Hubbard, hgg. (2013). The Oxford Handbook of Synesthesia. Oxford University Press.
Stanzel, Franz. (1986). *A Theory of Narrative*. Trans. Charlotte Goeschde. Cambridge University Press.
Sukrow, B. (2016). *Der Fall des Falles: Literarische Phänomene in psychiatrischen, neurowissenschaftlichen und autobiografischen Fallgeschichten*. Georg Olms Verlag.
Tirrul-Jones, A. (1995). Book Review: Nobody Nowhere: The Extraordinary Autobiografy of an Autistic (1992) Somebody Somewhere: Breaking Free from the World of Autism (1994).

Canadian Journal of Occupational Therapy. 62(4), 224–224. https://doi.org/10.1177/000841749506200417

Von Contzen, E. (2017). Die Affordanzen der Liste. Zeitschrift für Literaturwissenschaft und Linguistik, 47, 317–326. https://doi.org/10.1007/S41244-017-0062-6

Walkowitz, R. (2017). *Born Translated. The Contemporary Novel in an Age of World Literature.* Columbia University Press.

Zipfel, F. (2009). Autofiktion. In S. Winko, F. Jannidis & G. Lauer, *Grenzen der Literatur* (S. 285–314). De Gruyter.

Zunshine, L. (2006). *Why We Read Fiction. Theory of Mind and the Novel.* Ohio State University Press.

Literatur

Achhammer, B. et al. (2016). *Forum Logopädie: Pragmatische Störungen im Kindes- und Erwachsenenalter* (Kap. 2 Erwerb pragmatischer Fähigkeiten, Kap. 3.1 Pragmatisch-kommunikative Störungen als Ungleichgewicht der pragmatischen Elemente). Stuttgart: Thieme Verlag.
Allen, M. L., Haywood, S., Rajendran, G. et al. (2011). Evidence for syntactic alignment in children with autism. *Developmental Science, 14*(3), 540–548. https://doi.org/10.1111/j.1467-7687.2010.01001.x
Altmann, G. T. & Kamide, Y. (1999). Incremental interpretation at verbs: restricting the domain of subsequent reference. *Cognition, 73*(3), 247–264.
American Psychiatric Association (2013). Diagnostic and statistical manual of mental disorders (5th ed.). Deutsche Ausgabe: Falkai, P., Wittchen, H. U. et al. (2015), Hogrefe: 2. Korr. Auslage 2018.
Asperger, H. (1944). Die »Autistischen Psychopathen« im Kindesalter. *Archiv für Psychiatrie und Nervenkrankheiten, 117*, 76–136.
Atlas, J. D., Levinson, S. (1981). It-clefts, informativeness, and logical form: Radical pragmatics. In P. Cole (Ed.), *Radical pragmatics* (pp.1–61). Academic Press.
Attardo, S. (2000). Irony as relevant inappropriateness. Journal of Pragmatics 32: 793–826.
Attardo, S., Eisterhold, J., Hay, J. et al. (2003). Multimodal markers of irony and sarcasm. *Humor 16*, 243–60.
Attwood, T. (2000) *Das Asperger-Syndrom. Ein Ratgeber für Eltern*. Stuttgart: Trias.
Austin, J. (1975[1962]). *How to do things with words*. Harvard University Press.
AWMF Online (2016a) Autismus-Spektrum-Störungen im Kindes-, Jugend- und Erwachsenenalter Teil 1: Diagnostik. Abruf 22. Februar 2024 von http://www.awmf.org/uploads/tx_szleitlinien/028-018l_S3_Autismus-Spektrum-Stoerungen_ASS-Diagnostik_2016-05.pdf.
AWMF Online (2016b). *Autismus-Spektrum-Störungen im Kindes-, Jugend- und Erwachsenenalter Teil 1: Diagnostik, in Überarbeitung*. https://register.awmf.org/de/leitlinien/detail/028-018, Zugriff am 15-03-2024.
AWMF Online (2021) *Autismus-Spektrum-Störungen im Kindes-, Jugend- und Erwachsenenalter Teil 2: Therapie*. https://register.awmf.org/de/leitlinien/detail/028-047
Baron-Cohen, S., Wheelwright, S., Robinson, J. et al. The Adult Asperger Assessment (AAA): A diagnostic method. *Journal of Autism and Developmental Disorders 35*, 807–819.
Bergau, M., Liebers, K. (2015). Pragmatisch-kommunikative Kompetenzen bei Kindern im Übergang vom Kindergarten in die Grundschule. Erste Befunde aus einer Längsschnittstudie. In Deutsche Gesellschaft für Sprachheilpädagogik e.V. (Hrsg.), *Forschung Sprache. E-Journal für Sprachheilpädagogik, Sprachtherapie und Sprachförderung* (Jahrgang 3, Ausgabe 1, S. 32–51). Idstein: Schulz-Kirchner Verlag.
BfArM. *ICD-10-German Modification (2025)*. https://klassifikationen.bfarm.de/icd-10-gm/kode-suche/htmlgm2025/index.htm, Abruf am 16.03.2025.
BfArM. *ICD-11 in Deutsch-Entwurfsfassung: Bundesinstitut für Arzneimittel und Medizinprodukte (BfArM)*, https://www.bfarm.de/DE/Kodiersysteme/Klassifikationen/ICD/ICD-11/uebersetzung/_node.html, Abruf am 28.03.2025
Bíró, S. & Russell, J. (2001). The execution of arbitrary procedures by children with autism. *Development and Psychopathology, 13*, 97–110.
Biscaldi-Schäfer, M., Riedel, A., Tebartz van Elst, L. (2023). Die Autismus-Spektrum-Störung. In L. Tebartz van Elst et al. (Hrgs.), *Entwicklungsstörungen*. Kohlhammer.

BNC, British National Corpus Consortium (2007). *The British National Corpus*, version 3 (BNC XML Edition).

Botinis, A., Granström, B., Möbius, B. (2001). Developments and paradigms in intonation research. *Speech Communication, 33*(4), 263–296. https://doi.org/10.1016/S0167-6393(00)00060-1

Branigan, H. P., Pickering, M. J., Cleland, A. A. (2000). Syntactic co-ordination in dialogue. *Cognition, 75*(2), B13–B25. https://doi.org/10.1016/s0010-0277(99)00081-5

Branigan, H. P., Tosi, A., Gillespie-Smith, K. (2016). Spontaneous lexical alignment in children with an autistic spectrum disorder and their typically developing peers. *Journal of Experimental Psychology: Learning, Memory, and Cognition, 42*(11), 1821–1831. https://doi.org/10.1037/xlm0000272

Brauns, A. (2004). *Buntschatten und Fledermäuse*. Goldmann.

Brennan, S. E., Clark, H. H. (1996). Conceptual pacts and lexical choice in conversation. *Journal of Experimental Psychology: Learning, Memory, and Cognition, 22*(6), 1482–1493. https://doi.org/10.1037/0278-7393.22.6.1482

Brock, J., Norbury, C., Einav, S. et al. (2008). Do individuals with autism process words in context? Evidence from language-mediated eye-movements. *Cognition, 108*, 896–904.

Büring, D. (2006). Intonation und Informationsstruktur. In H. Blühdorn, E.B. Breindl, U.H. Waßner (Eds.). *Text – Verstehen: Grammatik und darüber hinaus* (p. 144–163). Walter de Gruyter. https://doi.org/10.1515/9783110199963.1.144

Bußmann, H. (Ed.) (2008). *Lexikon der Sprachwissenschaft* (vierte, durchgesehene und bibliographisch ergänzte Auflage). Alfred Kröner Verlag.

Chahboun, S., Vulchanov, V., Saldaña, D. et al. (2017). Can you tell it by the prime? A study of metaphorical priming in high-functioning autism in comparison with matched controls: Metaphorical priming in high-functioning autism and matched controls. *International Journal of Language and Communication Disorders, 52*(6), 766–785.

Chartrand, T.L., Bargh, J.A. (1999). The chameleon effect: The perception–behavior link and social interaction. *Journal of Personality and Social Psychology, 76*(6), 893–910. https://doi.org/10.1037/0022-3514.76.6.893

Chouinard, B., Volden, J., Cribben, I. et al. (2017). Neurological evaluation of the selection stage of metaphor comprehension in individuals with and without autism spectrum disorder. *Neuroscience, 11*, 361:19–33.

Cicero, M. T. [2007] De oratore. Über den Redner. (Ed. & trans. by T. Nüßlein). Patmos.

Cohn, M., Predeck, K., Sarian, M., et al. (2021). Prosodic alignment toward emotionally expressive speech: Comparing human and Alexa model talkers. *Speech Communication, 66–75*, 135. https://doi.org/10.1016/j.specom.2021.10.003Duden »Phrase« (2025, February 13). Duden Webseite zu »Phrase« https://www.duden.de/rechtschreibung/Phrase

Colich, N. L., Wang, A. T., Rudie, J. D. et al. (2012). Atypical neural processing of ironic and sincere remarks in children and adolescents with autism spectrum disorders. *Metaphor and Symbol, 27*(1), 70–92.

Colle, L., Baron-Cohen, S., Wheelwright, S. et al. (2008). Narrative discourse in adults with high-functioning autism or Asperger syndrome. *Journal of Autism and Developmental Disorders, 38*, 28–40.

Colston, H. L. & Keller, S. B., (1998). You'll never believe this: irony and hyperbole in expressing surprise. *Journal of psycholinguistic research, 27*, 499–513.

Constantino, J. N., and Charman, T. (2016). Diagnosis of autism spectrum disorder: Reconciling the syndrome, its diverse origins, and variation in expression. *Lancet Neurology, 15*(3), 279–291.

Constantino, J. N., Gruber, C. B. (2005) Social Responsiveness Scale (SRS). Los Angeles: Western Psychological Services.

Cummings, L. (2009). *Clinical pragmatics*. Cambridge University Press.

Currie, G. (2006). Why irony is pretence. In S. Nichols (Ed.), *The Architecture of the Imagination* (pp. 111–133). Oxford: Oxford University Press.

Doubrovsky, S. (1977). *Fils: Roman*. Hrsg. Galilée.

Duden »Satzakzent« (2025, February 13). *Duden Webseite zu »Satzakzent«* https://www.duden.de/rechtschreibung/Satzakzent

Dynel, M. (2018). *Irony, deception and humour.* Mouton de Gruyter.
Dynel, M. (2013). Irony from a neo-Gricean perspective: on untruthfulness and evaluative implicature., *Intercultural Pragmatics 10,* 401–31
Dziobek, I., Fleck, S., Kalbe, E. et al. (2006) Introducing MASC: A Movie for the Assessment of Social Cognition. *Journal of Autism and Developmental Disorders 36,* 623–636.
Elordieta, G., Prieto, P. (Eds.) (2013). *Prosody and Meaning.* De Gruyter Mouton. https://doi.org/doi:10.1515/9783110261790
Emerich, D., Creaghead, N., Grether, S. et al. (2003). The comprehension of humorous materials by adolescents with high-functioning autism and Asperger›s syndrome. *Journal of Autism and Developmental Disorders, 33,* 253–257.
Fay, W. (1971). On normal and autistic pronouns. *Journal of Speech and Hearing Disorders, 36,* 242–9.
First, M. B., Gaebel, W., Maj, M. et al. (2020). An organization- and category-level comparison of diagnostic requirements for mental disorders in ICD-11 and DSM-5. *World Psychiatry 20*(1): 34–51.
Fisseni, B. (2011). *Focus: Interpretation? Empirical Investigations on Focus Interpretation.* [Doctoral dissertation, Universität Duisburg-Essen]. Universitätsverlag Rhein-Ruhr.
Fitzgerald, M. (2000a) Did Ludwig Wittgenstein have Asperger's syndrome? *Eur Child Adolesc Psychiatry.* 2000 Mar;9(1):61–5. doi: 10.1007/s007870050117.
Fitzgerald, M. (2000b) Ludwig Wittgenstein: autism and philosophy. *J Autism Dev Disord. 30*(6):621–2. doi: 10.1023/a:1005655930819.
Fowler, C. A., Brown, J. M., Sabadini, L. et al. (2003). Rapid access to speech gestures in perception: Evidence from choice and simple response time tasks. *Journal of Memory and Language,* 49(3): 396–413. https://doi.org/10.1016/S0749-596X(03)00072-X
Frith, U. (2003). *Autism: Explaining the enigma.* Blackwell.
Frith, U., Snowling, M. (1983). Reading for meaning and reading for sound in autistic and dyslexic children. *British Journal of Developmental Psychology, 1,* 329–342.
Fusaroli, R., Bahrami, B., Olsen, K. et al. (2012). Coming to terms: Quantifying the benefits of linguistic coordination. *Psychological Science,* 23(8), 931–939. https://doi.org/10.1177/0956797612436816
Fusaroli, R., Weed, E., Rocca, R. et al. (2023). Caregiver linguistic alignment to autistic and typically developing children: A natural language processing approach illuminates the interactive components of language development. *Cognition,* 236, 105422. https://doi.org/10.1016/j.cognition.2023.105422
Garmendia, J. (2010). Irony is critical. *Pragmatics and Cognition 18,* 397–421.
Garrod, S., Pickering, M. (2004). Why is conversation so easy? *Trends in Cognitive Sciences,* 8(1), 8–11. https://doi.org/10.1016/j.tics.2003.10.016
Gerland, G. (1998). *Ein richtiger Mensch sein. Autismus – das Leben von der anderen Seite.* Verlag Freies Geistesleben.
Gernsbacher, M. A., Pripas-Kapit, S. R. (2012). Who's missing the point? A commentary on claims that autistic persons have a specific deficit in figurative language comprehension. *Metaphor and Symbol,* 27(1), 93–105.
Giles, H. (Ed.) (2016). *Communication Accommodation Theory. Negotiating Personal Relationships and Social Identities across Contexts.* Cambridge University Press.
Giles, H., Ogay, T. (2007). Communication Accommodation Theory. In B. B. Whaley & W. Samter (Eds.), *Explaining communication: Contemporary theories and exemplars* (pp. 293–310). Lawrence Erlbaum Associates Publishers.
Giora, R., Gazal, O., Goldstein, I. et al. (2012). Salience and context: Interpretation of metaphorical and literal language by young adults diagnosed with Asperger's Syndrome. *Metaphor and Symbol, 27,* 22–54.
Godfrey, J. J., Holliman, E. C., Mc-Daniel, J. (1992). Switchboard: telephone speech corpus for research and development. *Proceedings of IEEE International Conference on Acoustics, Speech, and Signal Processing. Volume 1.* San Francisco, CA, USA, 517–520. https://doi.org/10.1109/ICASSP.1992.225858

Gold, R., & Faust, M. (2010). Right hemisphere dysfunction and metaphor comprehension in young adults with Asperger Syndrome. *Journal of Autism and Developmental Disorders, 40*, 800–811.

Gold, R., Faust, M., Goldstein, A. (2010). Semantic integration during metaphor comprehension in Asperger syndrome. *Brain and Language, 113*(3), 124–134.

Grammis (2025, February 13). *IDS – Grammatische Informationssystem* https://grammis.ids-mannheim.de/progr@mm/4814

Grandin, T. (2005). *Animals in Translation.* Scribner.

Grandin, T. (2006) Thinking in Pictures, and other Reports from my Life with Autism. 2. Auflage, Bloomsbury, London.

Gravano, A. (2009). *Turn-taking and affirmative cue words in task-oriented dialogue* (Doctoral dissertation, Columbia University). Columbia University Libraries. https://doi.org/10.7916/D8QN6DKZ

Gravano, A., Hirschberg, J., Beňuš, Š. (2012). Affirmative Cue Words in Task-Oriented Dialogue. *Computational Linguistics, 38*(1): 1–39. https://doi.org/10.1162/COLI_a_00083

Gregoromichelaki, E. & Kempson, R. (2016). Reporting, Dialogue, and the Role of Grammar. *Indirect Reports and Pragmatics*, 115–150.

Grice P. (1989[1978])a. Further notes on logic and conversation. In P. Grice, *Studies in the Way of Words* (pp. 41–57). Harvard University Press.

Grice, M., Baumann, S. (2007). An Introduction to Intonation – Functions and Models. In J. Trouvain & U. Gut (Eds.), *Non-Native Prosody. Phonetic Description and Teaching Practice* (pp. 25–52). De Gruyter. https://doi.org/10.1515/9783110198751.1.25

Grice, P. (1989[1975])a. Logic and conversation. In P. Grice, *Studies in the way of words* (pp. 22–40). Harvard University Press.

Grice, P. (1989[1978])b. Further notes on logic and conversation. In: P. Grice, *Studies in the Way of Words* (pp. 41–57). Harvard University Press.

Grimm, H. and Schöler, H. (1991). *Heidelberger Sprachentwicklungstest – HSET.* 2., verbesserte Auflage. Testzentrale.

Grimm, H., Doil, H., Aktas, M. et al. (2019). *Elternfragebögen für die Früherkennung von Risikokindern* (3., überarbeitete Auflage). Göttingen: Hogrefe.

Groenendijk, J., Stokhof, M. (1984). *Studies on the Semantics of Questions and the Pragmatics of Answers.* [Doctoral dissertation: University of Amsterdam]

Gussenhoven, C., Chen, A. (Eds.) (2020). *The Oxford handbook of language prosody.* (Oxford Handbooks in Linguistics.) online edn, Oxford Academic. https://doi.org/10.1093/oxfordhb/9780198832232.001.0001

Haddon, M. (2003). *Supergute Tage oder die sonderbare Welt des Christopher Boone.* Übers. Sabine Hübner. Blessing.

Haddon, M. (2003). *The Curious Incident of the Dog in the Nighttime.* Vintage.

Happé, F. (1993). Communicative competence and theory of mind in autism: A test of relevance theory. *Cognition, 48*, 101–19.

Heider, F., Simmel, M. (1944) An experimental study of apparent behavior. *Am J Psychol 57*: 243.

Hermann, I., Haser, V., Tebartz van Elst, L. et al. (2013). Automatic metaphor processing in adults with Asperger syndrome: a metaphor interference effect task. *European Archives of Psychiatry and Clinical Neuroscience:* 263 Suppl 2: 177–87.

Hirschberg, J. (2002). Communication and prosody: Functional aspects of prosody. *Speech Communication, 36*(1–2), 31–43. https://doi.org/10.1016/S0167-6393(01)00024-3

Hirschberg, J. (2011). Speaking more like you: entrainment in conversational speech. *Proceedings of Interspeech 2011.* Florence, Italy, 4001.

Hopkins, Z.L., Yuill, N., Keller, B. (2016). Children with autism align syntax in natural conversation. *Applied Psycholinguistics*, 37(2), 347–370. https://doi.org/10.1017/S0142716414000599

Horn, L. (1984). Toward a new taxonomy for pragmatic inference: Q-based and R-based implicature. In D. Schiffrin (Ed.), *Meaning, form, and use in context: Linguistic applications* (pp. 11–42). Georgetown University Press.

Horn, L. (1993). Economy and redundancy in a dualistic model of natural language. In S. Shore & M. Vilkuna (Eds.), *SKY1993.1993 Yearbook of the Linguistic Association of Finland* (pp. 33–72). Suomen klelitieteellinen yhdistys.

Horn, L. (2004). Implicature. In L. Horn & G. Ward (Eds.), *The handbook of pragmatics* (pp. 3–28). Blackwell.

Horn, L. (2006). The border wars: A neo-Gricean perspective. In T. Turner & K. von Heusinger (Eds.), *Where semantics meets pragmatics* (pp. 21–48). Elsevier.

ICD-11 in Deutsch-Entwurfsfassung: Bundesinstitut für Arzneimittel und Medizinprodukte (BfArM), https://www.bfarm.de/DE/Kodiersysteme/Klassifikationen/ICD/ICD-11/uebersetzung/_node.html, Abruf am 28.03.2025

Imo, W., Lanwer, J. (2019). *Interaktionale Linguistik. Eine Einführung.* J.B. Metzler.

Jaeger, T.F. (2010). Redundancy and reduction: Speakers manage syntactic information density. *Cognitive Psychology*, 61(1), 23–62. https://doi.org/10.1016/j.cogpsych.2010.02.002

Järvinen-Pasley, A., Pasley, J., Heaton, P. (2008). Is the linguistic content of speech less salient than its perceptual features in autism? *Journal of Autism and Developmental Disorders*, 38(2), 239–248.

Jolliffe, T., Baron-Cohen, S. (1999). Linguistic processing in high-functioning adults with Autism or Asperger syndrome. Can local coherence be achieved? A test of central coherence theory. *Cognition*, 71, 149–185.

Jung, C. G. (1985) *Erinnerungen, Träume, Gedanken von C.G. Jung*, herausgegeben von Aniela Jaffé, S. 136 f., 3. Auflage, Olten und Freiburg i. Br.: Walter.

Kalandadze, T., Braeken, J., Brynskov, C. et al. (2022). Metaphor comprehension in individuals with autism Spectrum disorder: Core language skills matter. *Journal of Autism and Developmental Disorders*, 52(1), 316–326.

Kalandadze, T., Norbury, C., Nærland, T. et al. (2018). Figurative language comprehension in individuals with autism spectrum disorder: A meta-analytic review. *Autism: The International Journal of Research and Practice*, 22(2), 99–117.

Kamide, Y., Altmann, G., Haywood, S. L. (2003). The time-course of prediction in incremental sentence processing: Evidence from anticipatory eye movements. Journal of Memory and Language 49, 133–156.

Kanner, L. (1943). Autistic disturbances of affective contact. *Nervous Child*, 2, 217–250.

Kanner, L. (1946). Irrelevant and metaphorical language in early infantile autism. *Am J Psychiatry*, 103(2), 242–6.

Kaufer, D. 1981. Understanding ironic communication. Journal of Pragmatics 5: 495–510.

Kendon, A. (1980). Gesticulation and speech: two aspects of the process of utterance. In M. R. Key (Ed.), *The Relationship of Verbal and Nonverbal Communication and Language* (pp. 207–227). De Gruyter Mouton. https://doi.org/10.1515/9783110813098.207

Kerbel, D., Grunwell, P. (1998). A study of idiom comprehension in children with semantic-pragmatic difficulties. Part II: Between-groups results and discussion. *International Journal of Language and Communication Disorders*, 33, 23–44.

Klages, L. (1936). *Grundlegung der Wissenschaft vom Ausdruck.* Leipzig: Johann Ambrosius Barth.

Kopp, S., Bergmann, K. (2013). Automatic and strategic alignment of co-verbal gestures in dialogue. In I. Wachsmuth, J. de Ruiter J., S. Kopp, P. Jaecks (Eds.), *Alignment in Communication: Towards a New Theory of Communication.* Advances in Interaction Studies 6. John Benjamins Publishing Company, 87–108. https://doi.org/10.1075/ais.6.05kop

Kose, L. K., Fox, L., & Storch, E. A. (2018). Effectiveness of Cognitive Behavioral Therapy for Individuals with Autism Spectrum Disorders and Comorbid Obsessive-Compulsive Disorder: A Review of the Research. *Journal of developmental and physical disabilities*, 30(1), 69–87. https://doi.org/10.1007/s10882-017-9559-8

Kruyt, J., Beňuš, Š. (2021). Prosodic entertainment in individuals with autism spectrum disorder. *Topics in Linguistics*, 22(2), 47–61. https://doi.org/10.2478/topling-2021-0010

La Valle, C., Plesa-Skwerer, D., & Tager-Flusberg, H. (2020). Comparing the Pragmatic Speech Profiles of Minimally Verbal and Verbally Fluent Individuals with Autism Spectrum Disorder. *Journal of autism and developmental disorders*, 50(10), 3699–3713.

Lampri, S., Peristeri, E., Marinis, T. et al. (2024). Figurative language processing in autism spectrum disorders: A review. *Autism Research, 17*(4): 67–689.

Landa, R. J., Goldberg, M. C. (2005). Language, social, and executive functions in high functioning autism: A continuum of performance. *Journal of Autism and Developmental Disorders, 35*(5), 557–573.

Larrouy-Maestri, P., Kegel, V., Schlotz, W. et al. (2023). Ironic Twists of Sentence Meaning Can Be Signaled by Forward Move of Prosodic Stress. *Journal of Experimental Psychology: General.* Advance online publication.

Larrouy-Maestri, P., Poeppel, D., Pell, M.D. (2024). The Sound of Emotional Prosody: Nearly 3 years of Research and Future Directions. *Perspectives on Psychological Science, 0*(0). https://doi.org/10.1177/17456916231217722

Lee, C. C., Black, M., Katsamanis, A. et al. (2010). Quantification of prosodic entrainment in affective spontaneous spoken interactions of married couples. *Proceedings of Interspeech 2010*, Chiba, Japan, 793–796. https://doi.org/10.21437/Interspeech.2010-287

Lehnert-LeHouillier, H., Terrazas, S., Sandoval, S. (2020). Prosodic Entrainment in Conversations of Verbal Children and Teens on the Autism Spectrum Disorder. *Frontiers in Psychology,* 11, 582221. https://doi.org/10.3389/fpsyg.2020.582221

Levinson, S. (1983). *Pragmatics.* Cambridge University Press.

Levinson, S. (2000). *Presumptive meanings.* Cambridge University Press.

Levitan, R., Beňuš, Š., Gravano, A. et al. (2015). Entrainment and Turn-Taking in Human-Human Dialogue. *Proceedings of the AAAI Spring Symposium on Turn-Taking and Coordination in Human-Machine Interaction 2015.* Stanford, CA, USA, 44–51.

Levitan, S.I., Xiang, J., Hirschberg, J. (2018). Acoustic-Prosodic and Lexical Entrainment in Deceptive Dialogue. *Proceedings of Speech Prosody 2018.* Poznań, Polen, 532–536, https://doi.org/10.21437/SpeechProsody.2018-108

Liddicoat, A. (2022). *An introduction to conversation analysis* (3rd edition). Bloomsbury Academic.

Lindmeier, C., Sallat, S., Ehrenberg, K. (Hrsg.). (2023). *Sprache und Kommunikation bei Autismus.* (Reihe: Pädagogik im Autismus-Spektrum. Band 2). Kohlhammer.

Lubold, N., Pon-Barry, H. (2014). Acoustic-Prosodic Entrainment and Rapport in Collaborative Learning Dialogues. *Proceedings of the 2014 ACM Workshop on Multimodal Learning Analytics and Grand Challenge,* Istanbul, Turkey, 5–12. https://doi.org/10.1145/2666633.2666635

Ludusan, B, Wagner, P. (2022). Laughter entrainment in dyadic interactions: Temporal distribution and form. *Speech Communication,* 136, 42–52. https://doi.org/10.1016/j.specom.2021.11.001McNeill, D. (1985). So you think gestures are nonverbal? *Psychological Review,* 92(3), 350–371. https://doi.org/10.1037/0033-295X.92.3.350

Marchena A, de, Eigsti, I. (2010). Conversational gestures in autism spectrum disorders: Asynchrony but not decreased frequency. *Autism Research,* 3, 311–322.

Martin, I., McDonald, S. (2003). Weak coherence, no theory of mind, or executive dysfunction? Solving the puzzle of pragmatic language disorders. *Brain and Language, 85*(3), 451–466.

Mashal, N., Kasirer, A. (2011). Thinking maps enhance metaphoric competence in children with autism and learning disabilities. *Research in Developmental Disabilities, 32*(6), 2045–2054.

Matthews, B., Shute, R., Rees, R. (2001). An analysis of stimulus oversensitivity in adults with autism. *Journal of Intellectual and Developmental Disability* 26, 161–176.

McCawley, J. (1978). Conversational implicature and the lexicon. In P. Cole (Ed.), *Syntax and semantics 9: Pragmatics* (pp. 245–259). Academic Press.

McFayden, T. C., Rutsohn, J., Cetin, G. et al. IBIS Network (2024). White matter development and language abilities during infancy in autism spectrum disorder. *Molecular psychiatry,* 10.1038/s41380-024-02470-3.

Melogno, S., Pinto, M. A., Levi, G. (2012). Metaphor and metonymy in ASD children: A critical review from a developmental perspective. *Research in Autism Spectrum Disorders,* 6(4), 1289–1296.

Menenti, L., Pickering, M.J., Garrod, S.C. (2012). Toward a neural basis of interactive alignment in conversation. *Frontiers in Human Neuroscience*, 6,185. https://doi.org/10.3389/fnhum.2012.00185

Menshikova, A., Kocharov, D., Kachkovskaia, T. (2021). Lexical Entrainment and Intra-Speaker Variability in Cooperative Dialogues. *Proceedings of Interspeech 2021*. Brno, Czech Republic, 1957–1961. https://doi.org/10.21437/Interspeech.2021-1441

Meyer, J. (1997). Intonation und Bedeutung: Aspekte der Prosodie-Semantik-Schnittstelle im Deutschen. [Dissertation: Universität Stuttgart].

Milanowicz, A., Tarnowski, A., Bokus, B. (2017). When sugar-coated words taste dry: The relationship between gender, anxiety, and response to irony. *Frontiers in Psychology 8*, 1–17.

Möbius, B. (1993). *Ein quantitatives Modell der deutschen Intonation. Analyse und Synthese von Grundfrequenzverläufen.* Max Niemeyer Verlag. https://doi.org/10.1515/9783111355870

Mukhopadhyay, T. R. (2008). *How Can I Talk If My Lips Don't Move? Inside My Autistic Mind.* Arcade Publishing.

Mukhopadhyay, T. R. (2010). Five Poems. *Disability Studies Quarterly*, 30(1). http://dsq-sds.org/issue/view/43

Mukhopadhyay, T. R. (2012). *I Am Not a Poet, But I Write Poetry: Poems From My Autistic Mind.* Xlibris Corporation.

Muris, P. & Ollendick, T. H. (2021). Selective Mutism and Its Relations to Social Anxiety Disorder and Autism Spectrum Disorder. *Clinical child and family psychology review, 24*(2), 294–325.

Nenkova, A., Gravano, A., Hirschberg, J. (2008). High Frequency Word Entrainment in Spoken Dialogue. *Proceedings of the 46th Annual Meeting of the Association for Computational Linguistics on Human Language 2008.* Columbus, Ohio, USA, 169–172. http://www.aclweb.org/anthology/P08-2043 [letzter Zugriff: 01.10.2024]

NICE Online (2021) Autism spectrum disorder in adults: diagnosis and management, Clinical guideline [CG142]. Abruf 22. Februar 2024 von https://www.nice.org.uk/Guidance/CG142.

Noens, I., van Berckelaer-Onnes, I. (2005). Captured by details: Sense-making, language and communication in autism. *Journal of Communication Disorders, 38*, 123–41.

Norbury, C. (2005). Barking up the wrong tree? Lexical ambiguity resolution in children with language impairments and autistic spectrum disorders. *Journal of Experimental Child Psychology, 90*, 142–171.

Norbury, C. (2014). Practitioner review: Social (pragmatic) communication disorder conceptualization, evidence and clinical implications. *Journal of child psychology and psychiatry, and allied disciplines, 55*(3), 204–216.

Ochi, K., Ono, N., Owada, K. et al (2019). Quantification of speech and synchrony in the conversation of adults with autism spectrum disorder. *PLoS One, 14*(12), e0225377. https://doi.org/10.1371/journal.pone.0225377

Pardo, S. P., Gibbons, R., Suppes, A., et al. (2012). Phonetic convergence in college roommates. *Journal of Phonetics, 40*(1), 190–197. https://doi.org/10.1016/j.wocn.2011.10.001

Partington, A. (2006). *The linguistics of laughter.* Routledge.

Partington, A. (2007). Irony and reversal of evaluation. *Journal of Pragmatics, 39*, 1547–1569

Patel, S. P., Cole, J., Lau, J. C. Y. et al. (2022). Verbal entrainment in autism spectrum disorder and first-degree relatives. *Scientific Reports*, 12, 11496. https://doi.org/10.1038/s41598-022-12945-4

Patel, S.P., Kim, J. H., Larson, C.R., Losh, M. (2019). Mechanisms of voice control related to prosody in autism spectrum disorder and first-degree relatives. *Autism Research, 12*(8):1192–1210. https://doi.org/10.1002/aur.2156

Paul, R. (2007). Communication and its development in autism spectrum disorders. In F. Volkmar (Ed.), *Autism and pervasive developmental disorders* (2nd ed., pp. 129–155). Cambridge University Press.

Paul, R., Augustyn, L., Klin A., et al. (2005). Perception and production of prosody by speakers with autism spectrum disorders. *Journal of Autism and Developmental Disorders, 35*, 205–220.

Paul, R., Orlovski, S., Marcinko, H., Volkmar, F. (2009). Conversational behaviors in youth with high-functioning ASD and Asperger Syndrome. *Journal of Autism and Developmental Disorders, 39,* 115–125.

Pellicano, E., & Burr, D. (2012). When the world becomes ›too real‹: a Bayesian explanation of autistic perception. *Trends in cognitive sciences, 16*(10), 504–510.

Perkins, M. (2007). *Pragmatic impairment.* Cambridge University Press.

Pickering, M. J., Garrod, S. (2004). The interactive-alignment model: Developments and refinements. *Behavioral and Brain Sciences, 27*(2), 212–225.

Pickerring, M., Garrod, S. (2006). Alignment as the basis for successful communication. *Research on Language and Computation 4,* 203–228.

Pompino-Marschall, B. (2020). *Einführung in die Phonetik,* Reprint 2020. Walter de Gruyter.

Poustka, L., Rühl, D., Feineis-Matthews, S. et al. (2015) ADOS-2. *Diagnostische Beobachtungsskala für Autistische Störungen.* Deutschsprachige Fassung der Autism Diagnostic Observation Schedule – 2 von C. Lord, M. Rutter, P. C. Dilavore et al. (Module 1–4) bzw. C. Lord, R. J. Luyster, K. Gotham et al. (Toddler Modul). Bern: Huber.

Prieto, P. (2015). Intonational meaning. *Wiley Interdiscip Rev Cogn Sci.,* 6(4): 371–381 https://doi.org/10.1002/wcs.1352

Prieto, P., Esteve-Gibert, N. (Eds.) (2018). *The development of prosody in first language acquisition.* Amsterdam, John Benjamins Publishing Company. https://doi.org/10.1075/tilar.23

Prince-Hughes, D. (2004). *Songs of the Gorilla Nation.* The Rivers Press.

Prince-Hughes, D. (2005). *Heute singe ich mein Leben.* Ullstein.

Quintilian, M.F. [1970]. Institutio Oratoriae Libri Duodecim. (Ed. by M. Winterbottom). Clarendon.

Rayner, K., & Clifton, C. (2009). Language processing in reading and speech perception is fast and incremental: Implications for event-related potential research. *Biological Psychology, 80*(1), 4–9.

Reichelt, A.; Tebartz van Elst L.; Ferstl, E.; Riedel, A. (2025) *Humor in ASD: a differentiation between text comprehension difficulties and humor appreciation.* Humor *(accepted)*

Reitter, D., Moore, J. D. (2014). Alignment and task success in spoken dialogue. *Journal of Memory and Language, 76,* 29–46. https://doi.org/10.1016/j.jml.2014.05.008

Remschmidt, H., Schmidt, M., Poustka, F. (2017). *Multiaxiales Klassifikationsschema für Psychische Störungen des Kindes- und Jugendalters nach ICD-10 und DSM-5.* (7. Auflage). Hogrefe: 2. Nachdruck 2020.

Riedel, A. (2021) Klinische Diagnostik. In: L. Tebartz van Elst (Hrsg.) *Das Asperger-Syndrom im Erwachsenenalter – und andere hochfunktionelle Autismus-Spektrum-Störungen.* 3. Aufl. Berlin: Medizinisch-Wissenschaftliche Verlagsgesellschaft.

Riedel, A., Suh, H., Haser, V. et al. (2014) Freiburg Questionnaire of linguistic pragmatics (FQLP): psychometric properties based on a psychiatric sample. *BMC Psychiatry* 24;14:374.

Rooth, M. (1996). On the Interface Principles for Intonational Focus. *Proceedings of the Semantics and Linguistic Theory conference VI.* Ithaca, NY, USA, 202–226. https://doi.org/10.3765/salt.v6i0.2767

Rühl, D., Bölte, S., Feineis-Matthews, S. et al. (2016) *Diagnostische Beobachtungsskala für Autistische Störungen* (ADOS-2). Bern: Huber.

Rutter, M. (1972): Childhood schizophrenia reconsidered. In: *Journal of Autism and Childhood Schizophrenia 2,* S. 315–337.

Rutter, M. (2011). Research review: Child psychiatric diagnosis and classification: concepts, findings, challenges and potential. *Journal of Child Psychology and Psychiatry* 52(6): 647-60.

Rutter, M., Bailey, A., Lord, C. (2003a) *Social Communication Questionnaire (SCQ).* Los Angeles: Western Psychological Services.

Rutter, M., Le Couteur, A., Lord, C. (2003b) Autism Diagnostic Interview – Revised (ADI-R). Los Angeles: Western Psychological Services.

Saalfrank, B. (2019). *Autistin und Psychotherapeutin.* Patmos.

Saban-Bezalel, R., Dolfin, D., Laor, N. et al. (2019). Irony comprehension and mentalizing ability in children with and without autism spectrum disorder. *Research in Autism Spectrum Disorders, 58,* 30–38.

Sager, S.F. (2001). Bedingungen und Möglichkeiten nonverbaler Kommunikation. In: K. Brinker (Ed.): *Text- und Gesprächslinguistik, 2. Halbband: Ein internationales Handbuch zeitgenössischer Forschung* (pp. 1132–1141). Walter de Gruyter. https://doi.org/1 0.1515/9783110169188.2.17.1132

Schaeffer, J., Abd El-Raziq, M., Castroviejo, E. et al. (2023). *Language in autism: domains, profiles and co-occurring conditions. Journal of neural transmission, 130*(3), 433–457.

Schäfer, S. (1997). *Sterne, Äpfel und rundes Glas. Mein Leben mit Autismus.* Verlag Freies Geistesleben.

Scharrer, L., & Christmann, U. (2011). Voice modulations in German ironic speech. *Language and Speech, 54,* 435–465.

Schulz von Thun, F. (2010). *Miteinander reden 1 – Störungen und Klärungen: Allgemeine Psychologie der Kommunikation.* Rowohlt Taschenbuch Verlag, Reinbek bei Hamburg.

Schumacher, P. B. (2013). Content and context in incremental processing: »the ham sandwich« revisited. *Philosophical Studies, 168(1),* 151–165.

Searle, J. (1979). *Expression and meaning.* Cambridge University Press.

Selimis, S., Katis, D. (2010). The emergence of nonliterality in spontaneous child speech: The case of Greek and English motion verbs. In S. Rice & J. Newman (Eds.), *Experimental & empirical methods in cognitive/functional research* (pp. 127–142). CSLI Publications.

Semrud-Clikeman, M., Glass, K. (2010). The relation of humor and child development: Social, adaptive, and emotional aspects. *Journal of Child Neurology, 25,* 1248–1260.

Seto, K. 1998. On non-echoic irony. In R. Carston & S. Uchida (Eds.), Relevance theory: Applications and *implications* (pp. 239–55). Benjamins.

Slocombe, K.E., Alvarez, I., Branigan, H.P. et al. (2013). Linguistic alignment in adults with and without Asperger's syndrome. *Journal of Autism and Developmental Disorders,* 43, 1423–1436. https://doi.org/10.1007/s10803-012-1698-2

Spektrum – Metzler Lexikon Philosophie (2025, February 13). https://www.spektrum.de/lexi kon/philosophie/epistemisch/584

Sperber, D. & Wilson, D. (1998). Irony and relevance: A reply to Seto, Hamamoto and Yamanashi. In R. Carston & S. Uchida (Eds.), *Relevance theory: Applications and implications* (pp. 283–93). Benjamins.

Sperber, D., Wilson, D. (1981). Irony and the use-mention distinction. In P. Cole (ed.), *Radical pragmatics* (pp. 295–318). Academic Press.

Sperber, D., Wilson, D. (1995). *Relevance: Communication and cognition* (2nd edition). Blackwell.

Spreer, M.und Sallat, S. (2015). Pragmatikdiagnostik im Kindesalter. *Forum Logopädie 3*(29), 12–19.

Ssucharewa, G. E. (1926). Die schizoiden Psychopathien im Kindesalter. *Monatsschrift Psychiatrie und Neurologie,* 60. 235–247.

Stabile, M., Eigsti, I.-M. (2022). Lexical Alignment and Communicative Success in Autism Spectrum Disorder. *Journal of Speech, Language, and Hearing Research, 65*(11), 4300–4305. https://doi.org/10.1044/2022_JSLHR-22-00314

Steffenburg, H., Steffenburg, S., Gillberg, C. et al. (2018). Children with autism spectrum disorders and selective mutism. *Neuropsychiatric disease and treatment, 14,* 1163–1169.

Suffill, E., Kutasi, T., Pickering, M., & Branigan, H. (2021). Lexical alignment is affected by addressee but not speaker nativeness. *Bilingualism Language and Cognition,* 24(4), 746–757. https://doi.org/10.1017/S1366728920000826

Szabolcsi, A. (1980). The semantics of topic-focus articulation. In J.A.G. Groenendijk, T.M.V. Janssen, M.B.J, Stockhof (Eds.): *Formal methods in the study of language,* volume 2 (pp. 513–540]. Mathematical Centre Tracts.

Tager-Flusberg, H., & Joseph, R. M. (2003). Identifying neurocognitive phenotypes in autism. *Philosophical Transactions of the Royal Society of London. Series B, Biological Sciences, 358* (1430), 303–314.

Tammet, D. (2006). *Born on a Blue Day.* Hodder.

Tammet, D. (2008). *Elf ist freundlich und Fünf ist laut.* Heyne.

Tebartz van Elst, L. (2023) *Autismus, ADHS und Tics. Zwischen Normvariante, Persönlichkeitsstörung und neuropsychiatrischer Krankheit.* 3. Auflage. Kohlhammer.

Tebartz van Elst, L., Biscaldi-Schäfer, M., Riedel, A. (2021) Asperger-Syndrom, Autismus-Spektrum-Störungen und Autismusbegriff: historische Entwicklung und moderne Nosologie. In: Tebartz van Elst L (Hrsg.) *Autismus-Spektrum-Störungen im Erwachsenenalter*. (3. Aufl.) Berlin: Medizinisch Wissenschaftliche Verlagsgesellschaft.

Tonhauser, J. (2019). Prosody and Meaning. In: C. Cummins & N. Katsos (Eds.): *The Oxford Handbook of Experimental Semantics and Pragmatics*; online edn (pp. 494–511). Oxford Academic. https://doi.org/10.1093/oxfordhb/9780198791768.013.30

Van de Cruys, S., Evers, K., Van der Hallen, R. et al. (2014). Precise minds in uncertain worlds: predictive coding in autism. *Psychological review*, 121(4), 649–675.

Van Herwegen, J., Rundblad, G. (2018). A cross-sectional and longitudinal study of novel metaphor and metonymy comprehension in children, adolescents, and adults with autism Spectrum disorder. *Frontiers in Psychology*, 9, 945.

Velichko, A., Markitantov, M., Kaya, H. et al. (2022). Complex Paralinguistic Analysis of Speech: Predicting Gender, Emotions and Deception in a Hierarchical Framework. *Proceedings of Interspeech 2022*, Incheon, Korea, 4735–4739. https://doi.org/10.21437/Interspeech.2022-11294

Volden, J., Coolican, J., Garon, N. et al. (2009). Brief report: Pragmatic language in autism spectrum disorder: Relationships to measures of ability and disability. *Journal of Autism and Developmental Disorders*, 39(2), 388–393.

Vulchanova, M., Saldaña, D., Chahboun, S. et al. (2015). Figurative language processing in atypical populations: The ASD perspective. *Frontiers in Human Neuroscience*, 9, 24.

Vulchanova, M., Talcott, J. B., Vulchanov, V., Stankova, M., Eshuis, H. (2012). Morphology in autism spectrum disorders: Local processing bias and language. *Cognitive Neuropsychology*, 29(7–8), 584–600.

Wagner, P., Malisz, Z., Inden, B. et al. (2013). Interaction phonology - a temporal co-ordination component enabling representational alignment within a model of communication. In: I. Wachsmuth, J. de Ruiter, P. Jaecks et al. (Eds.) *Alignment in Communication: Towards a New Theory of Communication*; Advances in Interaction Studies, 6 (pp. 109–132). Benjamins. https://doi.org/10.1075/ais.6.06wag

Weise, A., Silber-Varod, V., Lerner, A. et al. (2021). Talk to me with left, right, and angles: Lexical entrainment in spoken Hebrew dialogue. *Proceedings of the 16th Conference of the European Chapter of the Association for Computational Linguistics*, online conference, main volume, 292–299. https://doi.org/10.18653/v1/2021.eacl-main.23

Wells, M. (2017). *All Systems Red: The Murderbot Diaries*. Van Haren Publishing.

Weltgesundheitsorganisation (WHO) (1986). *Die ICD-10-Klassifikation psychischer und Verhaltensstörungen*.

Weltgesundheitsorganisation (WHO) (2019). *Die ICD-10-Klassifikation psychischer und Verhaltensstörungen*. https://www.dimdi.de/static/de/klassifikationen/icd/icd-10-who/kode-suche/htmlamtl2019/ Zugriff am 04. 09. 2024.

Whyte, E. M., Nelson, K. E. (2015). Trajectories of pragmatic and nonliteral language development in children with autism spectrum disorders. *Journal of Communication Disorders*, 54, 2–14.

Wiig, E. H., Semel, E., Secord, W. A. (2013). *Clinical Evaluation of Language Fundamentals – 5th edition (CELF-5)*. Deutsche Ausgabe: M. J.W.Angermaier. 5. Auflage 2020. Pearson.

Williams, D. (1990). *Nobody, Nowhere*. Avon Books.

Williams, D. (1994). *Ich könnte verschwinden, wenn du mich berührst*. Übers. Sabine Schulte. Knaur.

Williams, D. (1998). *Autism and Sensing. The Unlost Instinct*. Kingsley Publishing.

Wilson, D. & Sperber, D. (2012). Explaining irony. In D. Wilson, D. Sperber (Eds.). *Meaning and Relevance* (pp. 123–146). Cambridge University Press.

Witkin, H. A., Oltman, P. K., Raskin, E. et al. (1971) *A manual for the Group Embedded Figures Test*. Menlo Park, CA: Mind Garden, Inc.

Wittgenstein, L. (2001 (1953)). *Philosophische Untersuchungen*. Suhrkamp.

Wollermann, C. (2012). *Prosodie, nonverbale Signale, Unsicherheit und Kontext – Studien zur pragmatischen Fokusinterpretation*. [Doctoral dissertation, Universität Duisburg-Essen].

World Health Organisation (WHO) (2024) *International Classification of Diseases: ICD-11* https://icd.who.int/browse/2024-01/mms/en Zugriff am 15.03.2024.

Wynn, C. J., Borrie, S. A., Sellers, T. P. (2018). Speech Rate Entrainment in Children and Adults With and Without Autism Spectrum Disorder. *American Journal of Speech-Language Pathology*, 27(3), 965–974. https://doi.org/10.1044/2018_AJSLP-17-0134

Xu, Y., Reitter, D. (2016). Convergence of Syntactic Complexity in Conversation. *Proceedings of the 54th Annual Meeting of the Association for Computational Linguistics*, Volume 2. Berlin, 443–448. https://doi.org/10.18653/v1/p16-2072

Zipf, G. K. (1949). *Human behavior and the principle of least effort.* Addison-Wesley.

Autorenverzeichnis

Bellinghausen, Charlotte Dr. phil.
Wissenschaftliche Mitarbeiterin
Institut für Germanistik, Linguistik
Universität Duisburg-Essen
Universitätsstr. 12, D-45141 Essen
charlotte.bellinghausen@uni-due.de

Biscaldi-Schäfer, Monica, Priv.-Doz. Dr. med.
Leitende Oberärztin (Komm.)
Klinik für Psychiatrie, Psychotherapie und Psychosomatik im Kindes- und Jugendalter
Universitätsklinikum Freiburg
Hauptstr. 8, D-79104 Freiburg i. Breisgau
monica.biscaldi-schaefer@uniklinik-freiburg.de

Haser, Verena, Dr. phil.
Wissenschaftliche Mitarbeiterin
Englisches Seminar
Universität Freiburg
Rempartstr. 15, D-79085 Freiburg i. Breisgau
vhaser@me.com

Huber, Matthias, M.Sc.
Autismusspezialist
Autismusberatungsstelle der Stiftung Kind & Autismus
Schönenwerdstr. 7, CH-8902 Urdorf
matthias.huber@kind-autismus.ch

Nandi, Miriam C., Prof. Dr. phil.
Professur für neuere und neueste britische Literatur im globalen Rahmen
Institut für Anglistik
Geisteswissenschaftliches Zentrum (GWZ)
Universität Leipzig
Beethovenstr. 15, R. H5. 3.07, D-04107 Leipzig
miriam.nandi@uni-leipzig.de

Riedel, Andreas, Priv.-Doz. Dr. med. Dr. phil.
Leitender Arzt und stellvertretender Chefarzt
Ambulante Dienste
Luzerner Psychiatrie AG
Löwengraben 20, CH-6004 Luzern
andreas.riedel@lups.ch

Stichwortverzeichnis

A

Absprache 116
ADOS 35, 75, 84–87, 133–136, 196
Akustisch 61, 74, 90
Akzent 61
Akzentuierung 63
Alexithymie 136
Alignment 55, 77, 100–103
Antwortlatenz 85
Artikulationsstörung 31, 32
Asperger 18, 21, 23, 25–27, 35, 80, 85, 132, 173, 191
Aufmerksamkeit
– Geteilte 83, 86, 133, 143
Aussage 13, 23, 38, 61, 78, 79, 99, 108, 115, 126, 129, 147, 151, 169
Autobiografie 158, 159, 161, 163, 165

B

Begriff 68, 125, 129, 160
Begrüßung 93, 98, 115, 144

D

Dazwischenreden 142
Deiktisch 56
Deutung 15, 47, 94, 136, 149
Dialog 15, 54, 61, 73, 84, 89, 123, 129, 132, 146

E

Echo 46, 49–52, 100, 102
Echolalie 18, 179, 181
Ellipse 40
Eloquenz 87
Emotion 46, 61, 64, 89, 154, 165, 175
Emotional 19, 20, 23, 61, 86, 102, 144–147, 174
Entrainment 15, 60, 64
Entwicklung
– Intellektuelle 133
Entwicklungsstörung 25, 31, 32, 34, 37, 84
Erzählen
– Enumeratives 165
Exekutivfunktion 57, 58

F

Flexibilität
– Kognitive 58
Fragebogen
– Freiburger 108, 138
Fremdwort 13

G

Gesprächspartner 15, 55, 66, 67, 69, 73, 74, 81, 85, 90, 95, 96, 104, 108, 109, 114, 115, 119, 120, 140
Gestik 22, 23, 28, 34, 60, 85, 101, 135, 147
Grammatik 13, 18, 31, 35, 39, 85, 127, 152, 163
Gruß 47, 93, 95

H

Höflichkeitsfloskel 47, 54
Humor 56, 57, 89, 99, 177

I

Idiosynkratisch 26, 135
Implikatur 40, 42, 46, 115
Information 18, 24, 40, 44, 68, 80, 90, 95, 139, 158, 183
Interjektion 53
Intonation 45, 48, 57, 61–64
Ironie 13, 41, 46, 56, 58, 79, 89, 99, 111, 136, 138, 139, 145, 150, 153, 177, 180

K

Kohärenz
- Zentrale   35, 57, 58, 135

Kommunikation   13, 19, 23, 28, 35, 38, 42, 60, 66, 73, 77, 81, 90, 91, 93, 98, 104, 115, 123, 131, 137, 143, 147, 152, 170, 185
- Autistische   73
- Gestützte   144

Kompensation   93, 150, 151
Kompensationsleistungen   135
Kompensationsstrategie   113, 140
Konjunktion   41, 167, 174, 185
Konkretismus   86, 104, 105, 140, 142, 147
Konversation   13, 64, 68, 83, 84, 86, 90, 144, 146
Konversationsmaxime   40
Konzeptualisierung   37, 67

L

Lautbildung   31, 83, 84
Lautstärke   62, 75
Leseerwartung   176
Leser
- Impliziter   175

Lexikalisch   64, 66, 77, 82
Lexikon   108, 140

M

Masking   145
Medikation   110
Mehrdeutigkeit   56, 59, 138
Memoir   159, 161
Metakommunikation   80
Metapher   39, 41, 47, 56, 57, 86, 92, 109, 136, 139, 140, 142, 145, 169, 182
Metaphorisch   20, 21, 145
Metonymie   56, 108
Mimik   22, 23, 28, 34, 84, 85, 101, 136, 152, 153
Missverständnis   14, 95, 98, 109, 149, 150, 154, 155
Monologisieren   85, 91
Morphosyntaktisch   31
Mutismus
- Selektiver   84, 134

N

Nachahmung   32, 67, 69, 80
Nachfragen   118
Neologismus   13, 86, 117, 181, 186

P

Paranoid   110, 112, 149
Partizipation   132
Pause   61, 63, 64, 69, 72, 75
Persönlichkeitsstörung   137, 142
Phonetisch   20, 66
Pragmatik   14, 23, 38, 39, 42, 43, 45, 55–57, 78
Pronomen   45, 57, 85, 169
Pronominalumkehr   18
Prosodie   15, 65, 69, 75, 83, 95, 101, 133
Psychodynamisch   136
Psychotherapeut   119, 148, 159
Psychotherapie   14, 81, 98, 144, 152, 154, 155

R

Rätsel   102, 104, 153
Redewendung   56, 139, 142
Reizüberflutung   101, 108
Relevanztheorie   42
Resonanz   91, 114, 146, 154
Rigidität   94, 137
Ritual
- Verbal   33, 83

S

Satzbau   23, 31, 33
Selbstwahrnehmung   59, 79, 105, 107
Semantik   13, 18, 20, 22, 33, 38, 39, 62, 69, 75, 78, 80, 82, 90, 92, 95, 104, 109, 119, 137, 138, 172, 181
Smalltalk   95–97, 100, 114, 135, 151, 153
Sprachentwicklungsstörung   25, 29, 33, 35, 134
Spracherwerb   13, 15, 20
Sprachgebrauch   53, 55, 68, 73, 104, 141, 166, 178
Sprachmelodie   15, 61, 63
Sprachpragmatik   18, 23, 27, 30, 32, 35, 36, 55, 78, 79, 108, 132, 134, 138, 141, 144
Sprachstörung   30, 34
Sprachstruktur   42, 49
Sprachverarbeitung   48, 49, 53, 185

Sprachverständnis   31, 55, 59, 105, 134, 138, 140, 184
Sprechakt   40, 76, 94, 100, 101, 109, 115, 140
Sprecherwechsel   23, 57, 142
Sprechgeschwindigkeit   23, 60, 74
Sprichwort   56, 138, 140
Stereotyp
– Verbal   83
Synästhesie   183
Synchronisation   15, 60
Synonym   64, 161
Syntaktisch   46, 66, 68, 82, 178
Syntax   14, 60, 64, 69, 75, 182

T

Täuschung   52
Telefonieren   114
Theory of Mind   28, 33, 51, 57, 100, 152, 180

Tonhöhe   61, 62, 75, 83, 144, 147
Turn-Taking   60, 69

U

Übertreibung   50

V

Versprechen   45, 150, 159, 161
Versprecher   142
Vorbeireden   119

W

Witz   99, 139, 150
Wortschatz   13, 31

Anhang

Sprachpragmatikfragebogen

Nach- und Vorname: _____
Das heutige Datum: _____
Geboren am: _____
Geschlecht: ☐ weiblich ☐ männlich
Schulabschluss: _____
Hochschulabschluss/Berufsausbildung: _____
Muttersprache: _____

Freiburger Fragebogen zur Sprachpragmatik
Im Folgenden finden Sie einige Aussagen über verschiedene Aspekte von Sprache. Bitte lesen Sie sich die Aussagen durch und entscheiden Sie inwieweit die jeweilige Aussage für Sie zutrifft. Sie haben folgende Antwortmöglichkeiten zur Auswahl:

ich stimme zu	*ich stimme eher zu*	*ich stimme eher nicht zu*	*ich stimme nicht zu*
☐	☐	☐	☐

Bitte machen Sie je ein Kreuz in das jeweilige Antwortkästchen. Lassen Sie bitte keine Aussage aus und kreuzen Sie im Zweifelsfall die Antwortmöglichkeit an, die noch am ehesten auf Sie zutrifft.
Zum Beispiel:
»Mein Sprachverständnis unterscheidet sich von dem anderer Menschen«

☐	☐	X	☐

In diesem Fall ist das Kästchen mit der Ausprägung »Ich stimme eher nicht zu« angekreuzt, was bedeutet, dass sich Ihr Sprachverständnis Ihrer Einschätzung nach eher nicht von dem anderer Menschen unterscheidet.
Weiterhin werden Ihnen drei Sätze vorgegeben, die Sie in einer Freitextantwort in eigenen Worten erklären sollen. Tragen Sie Ihre Freitextantwort auf der durchgezogenen Linie ein und versuchen Sie bitte, für jeden Satz eine Erklärung aufzuschreiben, auch wenn Sie die Bedeutung des Satzes nicht kennen oder sich nicht sicher sind, ob Ihre Erklärung richtig ist.

1. Mein Sprachverständnis unterscheidet sich von dem anderer Menschen

☐	☐	☐	☐

2. Ich verstehe oft nicht, was andere mir sagen wollen

☐	☐	☐	☐

ich stimme zu	ich stimme eher zu	ich stimme eher nicht zu	ich stimme nicht zu
☐	☐	☐	☐

3. Bei schönem Wetter gehe ich gerne ins Freibad
   ☐ ☐ ☐ ☐
4. Im Gespräch finde ich Metaphern[49] und/oder Sprichwörter[50] irritierend
   ☐ ☐ ☐ ☐
5. Mir nicht bekannte Metaphern und/oder Sprichwörter erschließen sich mir intuitiv
   ☐ ☐ ☐ ☐
6. Metaphern und/oder Sprichwörter halte ich für unnötig
   ☐ ☐ ☐ ☐
7. Metaphern und/oder Sprichwörter rufen bildhafte Vorstellungen bei mir hervor
   ☐ ☐ ☐ ☐
8. Ich erkenne nicht-wörtlich gemeinte Ausdrücke daran, dass ich sie in der Vergangenheit schon einmal gehört und damals missverstanden habe
   ☐ ☐ ☐ ☐
9. Ironie[51] erkenne ich meistens ohne Probleme
   ☐ ☐ ☐ ☐
10. Ich lege Wert auf eine ausgewogene Ernährung
    ☐ ☐ ☐ ☐
11. In der Schulzeit habe ich Aussagen meiner Lehrer und Mitschüler häufig missverstanden
    ☐ ☐ ☐ ☐
12. Ich habe bewusst daran gearbeitet, Metaphern/Sprichwörter besser zu verstehen
    ☐ ☐ ☐ ☐
13. Ich erschließe mir die Bedeutungen von Metaphern etc. durch rationales Analysieren
    ☐ ☐ ☐ ☐
14. Ein Satz ist für mich die Summe seiner Worte
    ☐ ☐ ☐ ☐
15. In einer idealen Sprache gibt es keine Zwei- oder Mehrdeutigkeiten
    ☐ ☐ ☐ ☐
16. Im Deutschunterricht in der Schule waren meine durchschnittlichen Noten in ...
    sehr gut   gut   befriedigend   ausreichend   mangelhaft   ungenügend

---

[49] Metapher: bildhafte Umschreibung. Beispiel: »Du bist ein Fuchs!« → »Du bist listig/schlau/etc.«

[50] Sprichwort: Feste Wendung mit lehrhafter Tendenz. Beispiel: »Morgenstund hat Gold im Mund«.

[51] Ironie (vereinfacht): Verkehrung ins Gegenteil. Zum Beispiel »schönes Wetter!«, wenn offensichtlich schlechtes Wetter ist.

a) Diktaten
□   □   □   □   □   □
b) Erörterung
□   □   □   □   □   □
c) Gedichtinterpretation
□   □   □   □   □   □
d) Fantasiegeschichten erfinden
□   □   □   □   □   □

17. Wenn Sie eine bildhafte Vorstellung von Metaphern, Sprichwörtern oder Redewendungen haben, in welcher Reihenfolge treten die Eindrücke meistens auf?
    a) zuerst Bild, dann Bedeutung   □
    b) Bild und Bedeutung gleichzeitig   □
    c) zuerst Bedeutung, dann Bild   □
    d) Ich habe keine bildhafte Wahrnehmung von Sprache   □
    e) weder noch (bitte beschreiben): _____

18. Bitte beschreiben Sie in eigenen Worten, was der folgende Satz für eine Bedeutung hat oder haben könnte. Versuchen Sie auch dann etwas aufzuschreiben, wenn Sie den Satz sinnlos finden. Es gibt kein richtig oder falsch!
    a) »Ein langer Spaziergang macht noch keinen großen Wald.«
    _____
    _____

    b) »Wer ein Pferd hat, soll es auch reiten.«
    _____
    _____

    c) »Wer im Glashaus sitzt, soll nicht mit Steinen werfen.«
    _____
    _____

Bitte lesen Sie sich die folgenden Sätze durch und entscheiden Sie, was am ehesten für Sie zutrifft. Versuchen Sie dabei, die Situationen zunächst rein intuitiv zu beurteilen.

19. Frau Fischer sagt im Abteilungsflur zu ihrer Kollegin Frau Meyer: »Die neue Praktikantin ist eine blöde Ziege!« Frau Meyer antwortet darauf: »Schönes Wetter heute, nicht wahr?«
    □ Frau Meyers Antwort ergibt für mich intuitiv Sinn, nämlich:
    _____

    □ Frau Meyers Antwort ergibt für mich intuitiv keinen Sinn. Warum nicht?
    _____

    □ Frau Meyers Antwort ergibt für mich nach längerem Nachdenken Sinn, nämlich:
    _____

20. Peter fragt Anna, die Gastgeberin: »Wie viel Uhr ist es?« Anna antwortet darauf: »Manche Gäste sind schon gegangen.«

Anhang

☐ Annas Antwort ergibt für mich intuitiv Sinn, nämlich:

☐ Annas Antwort ergibt für mich intuitiv keinen Sinn. Warum nicht?

☐ Annas Antwort ergibt für mich nach längerem Nachdenken Sinn, nämlich:

21. Die Mutter sagt zu ihrem Sohn Daniel: »Es ist ein wenig kühl, nicht wahr?« Daniel steht auf und schließt das Fenster.
☐ Daniels Reaktion ergibt für mich intuitiv Sinn, nämlich:

☐ Daniels Reaktion ergibt für mich intuitiv keinen Sinn. Warum nicht?

☐ Daniels Reaktion ergibt für mich nach längerem Nachdenken Sinn, nämlich:

22. Thomas schlägt vor: »Lass uns ins Kino gehen!« Kathrin antwortet: »Ich muss auf die Kinder aufpassen.«
☐ Kathrins Antwort ergibt für mich intuitiv Sinn, nämlich:

☐ Kathrins Antwort ergibt für mich intuitiv keinen Sinn. Warum nicht?

☐ Kathrins Antwort ergibt für mich nach längerem Nachdenken Sinn, nämlich:

23. Matthias fragt Kevin: »Warum funktioniert Dein Radio denn nicht?« Kevin antwortet: »Es sollte endlich einmal aufhören zu regnen, damit ich das Rosenkohlbeet umgraben kann.«
☐ Kevins Antwort ergibt für mich intuitiv Sinn, nämlich:

☐ Kevins Antwort ergibt für mich intuitiv keinen Sinn. Warum nicht?

☐ Kevins Antwort ergibt für mich nach längerem Nachdenken Sinn, nämlich:

24. Christoph fragt in der Schulpause seinen Freund Ralf: »Finnland ist das dichtbesiedelste Land der Erde, oder?« Ralf antwortet: »Und ich bin der Papst.«
☐ Ralfs Antwort ergibt für mich intuitiv Sinn, nämlich:

☐ Ralfs Antwort ergibt für mich intuitiv keinen Sinn. Warum nicht?

☐ Ralfs Antwort ergibt für mich nach längerem Nachdenken Sinn, nämlich:

25. Susanne fragt ihre Freundin Nina in der Mensa: »Wie war die Vorlesung?« Nina antwortet darauf: »Einige sind gegangen, bevor sie vorbei war.«
☐ Ninas Antwort ergibt für mich intuitiv Sinn, nämlich:

☐ Ninas Antwort ergibt für mich intuitiv keinen Sinn. Warum nicht?

☐ Ninas Antwort ergibt für mich nach längerem Nachdenken Sinn, nämlich:

26. Satz a: Es ist wahrscheinlich, dass Susanne sich verspätet.
    Satz b: Es ist nicht unwahrscheinlich, dass Susanne sich verspätet.
    ☐ Die Sätze a und b haben intuitiv die gleiche Bedeutung für mich.
    ☐ Ich erkenne intuitiv einen Unterschied zwischen den beiden Sätzen, nämlich:

    ☐ Nach längerem Nachdenken erkenne ich einen Unterschied zwischen den Sätzen:

Vielen Dank für das Ausfüllen des Fragebogens!

Auswertungsalgorithmus Freiburger Sprachpragmatikfragebogen

Teil 1

Verwertet werden die Items 1, 2, 4, 5, 6, 8, 9, 11, 12, 13, 15.

> Punktvergabe:
> Ich stimme zu: 1 Punkt
> Ich stimme eher zu: 2 Punkte
> Ich stimme eher nicht zu: 3 Punkte
> Ich stimme nicht zu: 4 Punkte

Die Items 5 und 9 werden umgekehrt gepolt, also bei Zustimmung 4 Punkte, bei Nicht-Zustimmung 1 Punkt.

Es ergibt sich ein Summenscore zwischen 11 und 44 Punkten.

Normalpersonen erreichten durchschnittlich 36 Punkte.

Psychiatrisch erkrankte Personen ohne Autismus erreichten durchschnittlich 34 Punkte.

Autistische Personen erreichten durchschnittlich 19 Punkte.

Ein möglicher Cut-off liegt bei 27 Punkten (über 80% der ASS-Patienten liegen darunter). Dieser Wert ist als vorläufig zu betrachten und sollte natürlich keinesfalls zu automatischen Diagnosestellungen oder Diagnoseausschlüssen führen.

Teil 2 (Item 16–18)

Qualitative Auswertung:

AS: Häufige Probleme mit der Interpretation von Gedichten und mit dem Erfinden von Phantasiegeschichten.

AS: Häufig primär bildliche Verarbeitung von Metaphern etc.

AS: »Übersetzung« von übertragener Sprache oft erschwert, die übertragene Bedeutung wird unzureichend beschrieben.

Teil 3 (Item 19–26)

Qualitative Auswertung:

AS: Der Sinn der angebotenen Dialoge wird häufig nicht (oder nicht intuitiv, sondern erst durch Nachdenken) hinreichend erfasst (und zum Teil überinterpretiert, z.B. bei 23 – bei diesem Item besteht kein Zusammenhang zwischen den Sätzen).